高职高专医药院校护理类专业书证融通系列教材

数字案例版

▶ 供护理、助产等专业使用

急危重症护理

（数字案例版）

U0193820

主　编　孙志强

副主编　银　杏　江锦芳

编　者　（以姓氏笔画为序）

马成华　长治医学院附属和平医院

刘　博　聊城市东昌府人民医院

江锦芳　广西医科大学附属肿瘤医院

孙志强　聊城职业技术学院

李　磊　贵港市人民医院

郭　杰　聊城市中医医院

银　杏　肇庆医学高等专科学校

华中科技大学出版社
http://www.hustp.com
中国·武汉

内 容 简 介

本书是高职高专医药院校护理类专业书证融通系列教材(数字案例版)。

本书共九章,内容包括绪论、院前急救、急诊科管理、心搏骤停与心肺脑复苏、重症监护、临床常见急症、急性中毒、意外伤害患者的紧急救护,以及常用救护技术。书中穿插大量与教学内容有关的数字资源,各章节及附录配以彩色图片及与全国职业院校护理技能大赛相关的操作视频以方便师生使用,可以更为有效地激发学生的学习热情和兴趣。

本书可供护理、助产及相关专业使用。

图书在版编目(CIP)数据

急危重症护理:数字案例版/孙志强主编.—武汉:华中科技大学出版社,2020.1(2024.1 重印)
高职高专医药院校护理类专业书证融通系列教材:数字案例版
ISBN 978-7-5680-5728-8

Ⅰ.①急… Ⅱ.①孙… Ⅲ.①急性病-护理-高等职业教育-教材 ②险症-护理-高等职业教育-教材 Ⅳ.①R472.2

中国版本图书馆 CIP 数据核字(2020)第 003062 号

急危重症护理(数字案例版) 孙志强 主编
Jiwei Zhongzheng Huli(Shuzi Anli Ban)

策划编辑:史燕丽
责任编辑:张 琳
封面设计:原色设计
责任校对:刘 竣
责任监印:周治超
出版发行:华中科技大学出版社(中国·武汉) 电话:(027)81321913
　　　　　武汉市东湖新技术开发区华工科技园 邮编:430223
录　排:华中科技大学惠友文印中心
印　刷:武汉科源印刷设计有限公司
开　本:889mm×1194mm　1/16
印　张:13　插页:1
字　数:312 千字
版　次:2024 年 1 月第 1 版第 4 次印刷
定　价:49.80 元

本书若有印装质量问题,请向出版社营销中心调换
全国免费服务热线:400-6679-118　竭诚为您服务
版权所有　侵权必究

高职高专医药院校护理类专业书证融通系列教材（数字案例版）

编委会

丛书学术顾问　文历阳　胡　野

委员（按姓氏笔画排序）

王　兵	湖南交通工程学院
王高峰	贵州工程职业学院
卢　兵	镇江市高等专科学校
朱　红	山西同文职业技术学院
刘义成	汉中职业技术学院
孙凯华	广东岭南职业技术学院
杨美玲	宁夏医科大学继续教育学院
邹金梅	四川卫生康复职业学院
张　捷	上海中侨职业技术学院
陈小红	铜仁职业技术学院
陈丽霞	泉州医学高等专科学校
陈国富	泰州职业技术学院
陈晓霞	肇庆医学高等专科学校
武　江	镇江市高等专科学校
林爱琴	郑州铁路职业技术学院
金庆跃	上海济光职业技术学院
郑纪宁	承德医学院
费素定	宁波卫生职业技术学院
唐忠辉	漳州卫生职业学院
桑末心	上海东海职业技术学院
黄　涛	黄河科技学院
黄岩松	长沙民政职业技术学院
黄绪山	安康职业技术学院
曹新妹	上海交通大学医学院附属精神卫生中心
程红萍	长治医学院
雷良蓉	随州职业技术学院
戴　波	聊城职业技术学院

网络增值服务使用说明

欢迎使用华中科技大学出版社医学服务网yixue.hustp.com

1.教师使用流程

（1）登录网址：http://yixue.hustp.com（注册时请选择教师用户）

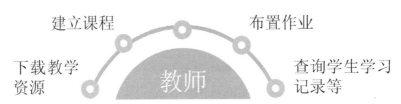

（2）审核通过后，您可以在网站使用以下功能：

管理学生

建立课程　　　　　　　　　布置作业

下载教学
资源　　　　　　教师　　　　查询学生学习
　　　　　　　　　　　　　　记录等

2.学员使用流程

　建议学员在PC端完成注册、登录、完善个人信息的操作。

（1）　PC端学员操作步骤

　　　①登录网址：http://yixue.hustp.com（注册时请选择普通用户）

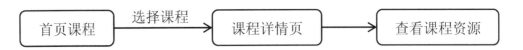

　　　② 查看课程资源

　　　　如有学习码，请在个人中心-学习码验证中先验证，再进行操作。

首页课程　→选择课程→　课程详情页　→　查看课程资源

（2）　手机端扫码操作步骤

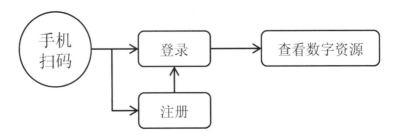

总　序

2019 年国务院正式印发《国家职业教育改革实施方案》(下文简称《方案》),对职业教育改革提出了全方位设想。《方案》明确指出,职业教育与普通教育是两种不同教育类型,具有同等重要地位,要将职业教育摆在教育改革创新和经济社会发展中更加突出的位置。职业教育的重要性被提高到了"没有职业教育现代化就没有教育现代化"的地位,作为高等职业教育重要组成部分的高等卫生职业教育,同样受到关注。

高等卫生职业教育既具有职业教育的普遍特性,又具有医学教育的特殊性。其中,护理专业的专科人才培养要求以职业技能的培养为根本,以促进就业和适应产业发展需求为导向,与护士执业资格考试紧密结合,突出职业教育的特色,着力培养高素质复合型技术技能人才,力求满足学科、教学和社会三方面的需求。

为了进一步贯彻落实文件精神,适应护理专业高职教育改革发展的需要,满足"健康中国"对高素质复合型技术技能人才培养的需求,充分发挥教材建设在提高人才培养质量中的基础性作用。经调研后,在全国卫生职业教育教学指导委员会专家和部分高职高专示范院校领导的指导下,华中科技大学出版社组织了全国近 50 所高职高专医药院校的 200 多位老师编写了这套高职高专医药院校护理类专业书证融通系列教材(数字案例版)。

本套教材强调以就业为导向、以能力为本位、以岗位需求为标准的原则。按照人才培养目标,遵循"三基"(基本理论、基本知识、基本技能)、"五性"(思想性、科学性、先进性、启发性、适应性)、"三特定"(特定目标、特定对象、特定限制)的编写原则,充分反映各院校的教学改革成果和研究成果,教材编写体系和内容均有所创新,在编写过程中重点突出以下特点。

(1)紧跟教改,接轨"1+X"制度。紧跟高等卫生职业教育的改革步伐,引领职业教育教材发展趋势,注重体现"学历证书+若干职业技能等级证书"制度("1+X 证书"制度),提升学生的就业竞争力。

(2)坚持知行合一、工学结合。教材融传授知识、培养能力、提高技能、提高素质为一体,注重职业教育人才德能并重、知行合一和崇高职业精神的培养。

(3)创新模式,提高效用。教材大量应用问题导入、案例教学、探究教学等编写理念,将案例作为基础与临床课程改革的逻辑起点,引导课程内容的优化与传授,适应当下短学制医学生的学习特点,提高教材的趣味性、可读性、简约性。

(4)纸质数字,融合发展。教材对接科技发展趋势和市场需求,将新的教学技术融入教材建设中,开发多媒体教材、数字教材等新媒体教材形式,推进教材的数字化建设。

(5)紧扣大纲,直通护考。紧扣教育部制定的高等卫生职业教育教学大纲和最新护士执业资格考试要求,随章节配套习题,全面覆盖知识点和考点,有效提高护士执业资格考试通过率。

本套教材得到了专家和领导的大力支持与高度关注,我们衷心希望这套教材能在相关课程的教学中发挥积极作用,并得到读者的青睐。我们也相信这套教材在使用过程中,通过教学实践的检验和实际问题的解决,能不断得到改进、完善和提高。

高职高专医药院校护理类专业书证融通系列教材 (数字案例版)编写委员会

急危重症护理是一门综合性、实践性很强的护理专业核心课程,是研究各类急性病、急性创伤、慢性病急性发作及危重患者抢救与护理的跨学科综合性应用课程。急危重症护理重在培养学生的急救意识,使学生掌握危重患者的抢救与监护技能,这是其他课程所无法替代的,对学生职业能力培养和职业素养形成起主要支撑作用。

编者参考国内外急危重症护理最新理论和技术,结合编者丰富的临床和教学经验,从教学和临床工作实际出发,遵循急诊救护规律对本书进行了编写。本书内容对接职业标准和岗位要求,充分体现行业发展需求,体现教学改革和专业建设最新成果,对急危重症患者的发病机理、临床特征、现场抢救到院内救护和病情监护逐一阐述,注重理论与实践相结合,使学生不但掌握急危重症护理的基本理论、基本知识和基本技能,而且具有较强的急救意识和初步处理急危重症患者的能力。

全书共九章,内容包括绪论、院前急救、急诊科管理、心搏骤停与心肺脑复苏、重症监护、临床常见急症、急性中毒、意外伤害患者的紧急救护和常用急救技术。本书把培养学生的实际应用能力和综合素质放在首位,结合国内和国际最新临床急救指导意见,修订相关内容;以临床案例引入知识点,培养学生的临床思维能力;搭配医院相关照片,便于学生理解记忆;增加直通护考,对接护考重要知识点。

在本书编写过程中,参考了医护领域一些专家、学者和同行的著作,得到了各参编单位以及华中科技大学出版社的热情指导和悉心帮助,在此表示衷心的感谢! 由于编者水平有限,书中不妥之处敬请读者指正并提出宝贵意见,使本书能日臻完善。

孙志强

目　录

MULU

第一章 绪 论

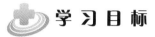
学习目标

1. 掌握：急危重症护理工作范畴。
2. 熟悉：急救警示标志及急救医疗服务体系的组成、管理、特点与人员素质要求。
3. 了解：急危重症护理的起源和发展。
4. 初步形成"生命第一，时效为先"的急救理念。
5. 具有正确运用急诊医疗服务体系的能力。

第一节 概 述

急危重症护理（emergency and critical care nursing）是以挽救患者生命、提高抢救成功率、促进患者康复、减少伤残率、提高生命质量为目的，以现代医学科学、护理学专业理论为基础，研究各类急性病、急性创伤、慢性病急性发作及危重症患者的抢救、护理和科学管理的一门综合性应用学科。

一、急危重症护理的起源与发展

（一）急危重症护理的起源

急危重症护理的起源可追溯到 19 世纪中叶，即国际护理事业的先驱者弗罗伦斯·南丁格尔（Florence Nightingale）生活的年代。1854—1856 年，英国、俄国、土耳其爆发了克里米亚战争，为了减轻前线伤病战士的痛苦，南丁格尔毅然放弃优越的生活，率领 38 名护士抵达前线，克服了重重困难，在战地医院对英国伤病员实施救护，使战伤士兵死亡率从 42% 下降到 2.2%。这充分说明有效的抢救及精心的护理对伤病员的救护成功率起到非常重要的作用。

（二）国际急危重症护理的发展

作为一门独立的学科，急危重症护理的发展是随着急诊医学和危重症医学的建立而发展起来的。美国是急救医学的发源地。1923 年，美国约翰·霍普金斯医学院建立了神经外科术后病房。1952 年，北欧暴发流行性脊髓灰质炎，出现大量因呼吸肌麻痹不能自主呼吸的患者，当时把抢救器械和这些危重患者集中在一处，辅以"铁肺"治疗，并配合相应的特殊护理技术，效果良好。这是世界上最早用于监护和治疗

1

呼吸衰竭患者的"监护病房"。此后各大医院开始建设类似的监护单元。到 20 世纪 60 年代末,大部分美国医院至少有一个 ICU。1963 年,美国耶鲁纽黑文医院急诊科首次运用分诊技术。1966 年,美国颁布了《公路安全法案》规定要重视现场急救,并为此培训急救人员及非医务工作者的初级急救技术,取得了较好效果。

随着电子仪器设备的发展,危重症的监护治疗进入一个飞速发展时期。心电图、电除颤仪、人工呼吸机、血液透析机的应用,使急危重症护理的理论与技术得到相应发展。1972 年美国医学会正式承认急危重症护理是医学领域中一门独立的新学科。20 世纪 70 年代中期,在国际红十字会的参与下,在西德召开了医疗会议,提出了急救事业国际化、互助化和标准化,要求救护车装备必要的仪器,国际统一呼救电话及交流急救经验。1979 年美国医学会和美国医学专业委员会批准急救医学为第 23 个专业专科,并开始资格考试,标志着急救医学作为一门独立医学学科被国际所正式承认。到 20 世纪 90 年代,急救医疗服务体系得到迅猛发展,研究拓展至院前急救、院内急诊、危重症救治、灾害医学等内容。

知识拓展

铁 肺

1864 年,阿尔弗勒德·约翰研制出第一台"铁肺"。"铁肺"是一个连接着泵的严密封闭金属筒,患者躺在筒内,只剩下头部露于外面。当"铁肺"的泵吸入及抽出空气时,由于筒内气压的改变,使患者的胸廓产生相应膨胀或压缩,令患者能够进行被动性呼吸运动。

(三) 我国急危重症护理的建立与发展

春秋战国时期的《黄帝内经》是最早记载中医急症理论、护理内容的医学巨著;东汉张仲景的《伤寒杂病论》开创了急诊辨证施护的先河,并首创人工呼吸急救法用于抢救自缢者;唐朝孙思邈的《备急千金要方》首创葱管导尿法等并记载了多种急症医方和救治方法。这些中医学的急诊理论和急救方法,为我国急救医学和危重症护理学的发展奠定了基础,是古人留给我们的珍贵的医学遗产。我国现代急危重症护理起步于 20 世纪 50 年代,这个时期,开始在大中城市建立急救站,但限于当时国家财力和认识水平,急救站的规模小,设备简陋,救护车数量不多,救护车内除担架外,几乎没有其他装备,没有配备医生和司机,只是起到转运伤病员的作用。入院后,医生常常将危重患者集中安置在危重病房,靠近护士站,以便护士密切观察病情和护理。20 世纪 70 年代末期,心脏手术的开展推动了心脏术后监护病房的建立,各专科或综合监护病房相继成立。1980 年 10 月卫生部颁发了《关于加强城市急救工作的意见》;1984 年 6 月又颁发了《关于发布〈医院急诊科(室)建设方案(试行)〉的通知》,推动了我国大中城市急诊医疗体系及综合医院急诊科(室)的建立和发展。目前,绝大多数县级以上医院建立了急诊科(室),大医院都建立了重症监护病房,配备了一定的专业队伍。统一急救电话号码为"120"。国务院学位评定委员会也批准设立急诊医学硕士研究生点,目前医学类本专科院校已将急危重症护理列为护理学专业的必修课程。

二、急危重症护理的范畴

（一）院前急救

院前急救是指急、危、重症伤病员进入医院之前的医疗救护，包括患者发生伤病现场目击者对医疗救护的呼救、现场救护、途中监护和运送等环节。及时有效的院前急救，对维持患者生命、防止再损伤、减轻患者痛苦、提高抢救成功率、减少伤残率具有极其重要的意义，为进一步诊治创造条件。

把医院的急救医疗延伸到院外，对急危重症患者进行现场救护，并与消防、公安、军队等救援人员配合，共同完成救援任务，通过普及和提高公众的救护知识和急救基本技能，使在突发现场能有更多的第一目击者参与初步急救，有效的初步急救是获取抢救时机、提高抢救成功率非常重要的一步。

（二）急诊科救护

医院急诊科是急危重症患者最集中、病种最多的科室，是院内急救的重要场所，24 小时随时应诊，接受紧急就诊的各种患者。除承担急诊就诊和院外转运的抢救工作外，急诊科同时承担灾害事故的急救工作。急诊科除应具备急诊独立小区和合格的装备外，还要具有足够的、固定的编制及高素质的医护人员，以提高急诊抢救的水平及应急应变能力。

（三）重症监护

重症监护病房（intensive care unit，ICU）是以救治急危重症患者为中心的医疗组织形式，是急救医疗服务系统的重要部分，是收治危重患者的主要场所之一。ICU的管理特点是强化与集中，ICU的工作实质是脏器功能支持和原发病控制。集中训练有素的医生和护士，集中最先进的医疗监测和治疗设备，集中随时可能出现危及生命等情况的急危重症患者，并对其进行持续的、准确的动态监测，并对生命器官功能进行紧急或延续性支持治疗。

（四）灾难救护

灾难救护是灾难医学的实践。灾难医学是研究如何有效、迅速地组织抢险救灾，为受灾伤病员提供医疗服务的学科。由于灾难事故往往是突发的，可造成的伤病员数较多，因此，必须事先有所准备，一旦发生灾害，就应该立即组织人员奔赴现场对伤病员进行现场初步急救、分诊、安全转运，以及灾难后的卫生防疫和精神应激工作等。

（五）急危重症护理人员培训和科研工作

急危重症护理人员的技术业务培训、急诊急救护理工作管理，是保证急救护理质量的基本条件，是发展我国急救事业的一个重要方面。为了适应急诊医学发展和社会的需要，必须加强急危重症护理学科研究及情报交流工作，使急危重症护理的教学、科研、实践紧密结合，促进急救护理人才培养，提高学术水平。

第二节　急救医疗服务体系

一、急救医疗服务体系的概念

急救医疗服务体系（emergency medical service system，EMSS）是由院前急救、院内急诊、重症监护病房和各专科的"生命绿色通道"组成的急救网络。EMSS实现了在事故现场或发病初期将急救医疗快速送到患者身边，对患者进行现场紧急处理后，将患者护送到医院急诊科接受进一步抢救和诊断，根据病情需要再将患者转送ICU或专科病房。EMSS使急危重症患者的救治更加快捷、安全和有效。从目前的发展来看，一个完整的急救医疗服务体系应包括完善的通信指挥系统、现场救护、有监测和急救装置的运输工具、高水平的医院急救服务机构和重症监护病房。

二、急救医疗服务体系的组成

EMSS各组成部分既有独立的职责和任务，又相互密切联系，是一个统一指挥的急救网络，具体包括完善的通信指挥系统、有监测和急救装置的运输工具、高素质的急救队伍、高水平的医院急诊服务和重症监护病房。其中，通信、车辆和医疗构成院前急救的三大要素。急救网络的装备有硬装备和软装备之分，硬装备指通信、车辆和医疗设备，软装备指的则是急救人员的综合素质。

（一）完善的通信指挥系统

通信网络是EMSS重要的一环，通过各种有线和无线通信器材、数字录音录像系统、计算机信息系统、GPS卫星定位系统以及大屏幕投影系统等现代通信技术和计算机技术，使急救站、救护车与各医院急诊科等机构之间联系紧密，使呼救受理和指挥调度有机结合，确保了EMSS急救指挥的准确化、快速化和全程信息化。通信设备可分为有线、无线设备两种。我国的专用急救电话号码统一为"120"，城市的主要医疗机构还设立有急救专线电话，以确保在紧急情况下通信随时畅通，医疗机构随叫随到。无线设备灵活方便，特别适用于严重自然灾害（如地震、洪涝、台风等）的紧急救护。

（二）有监测和急救装置的运输工具

有监测和急救装置的运输工具包括救护车、救护艇和救护直升机等交通工具，我国的急救运输工具主要是救护车。按原卫生部急救中心标准，急救中心至少配备20辆救护车，至少设3个急救分站，每5万～10万人配备一辆救护车，实行统一调度、就近派车、就近送医院的原则。这些运输工具配备必要的监护和抢救设备，可以监测心电图、血糖、血氧饱和度等，实施静脉输液、气管插管、电除颤等，是抢救患者的"流动急诊室"。救护车及其车内布置见图1-1、图1-2。

（三）高素质的急救队伍

组织一支高素质的急救队伍，熟练运用各项急救技术，使用各种抢救和监测设备对急重症患者实施现场以及转运途中的救护。一般情况下，救护车上应配备1～2名专业急救人员，参加现场救护和转运。最初目击者亦十分重要，及时呼救并正确

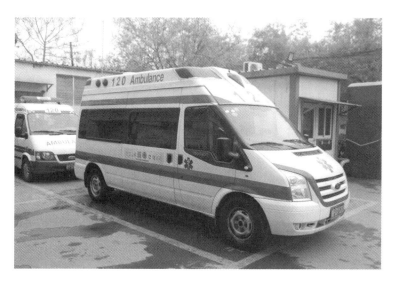

图 1-1 救护车

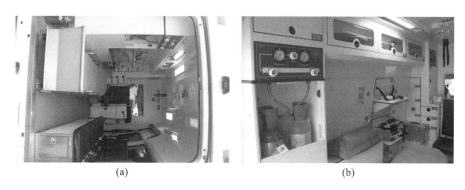

(a)   (b)

图 1-2 救护车内布置

实施初步急救可有效提高抢救成功率。

（四）高水平的医院急诊服务

患者经过院前初步救护后，按就近就急原则送到符合救治条件的医院，接受进一步诊断和救护。高水平的医院急诊服务将急危重症救治流程进一步优化、协作、互补，全面提升严重创伤救治和急诊急救能力，切实提高急危重症患者的救治效果。在硬件方面，急诊科的设备包括电除颤仪、心电图机、心电监护仪、洗胃机、呼吸机、中心供氧、中心吸引、传呼对讲系统、急诊检验设备、超声诊断设备、床边 X 线机、CT机等。

中心供氧和中心吸引

三、急救医疗服务体系的管理

EMSS 是在各级卫生行政部门及所在医疗单位的统一领导下，由综合性医院各急救部门组成的纵横相连、布局合理的急救网络体系。为保证急救医疗工作顺利进行，及时、准确地抢救急危重症患者，必须建立有效的指挥系统和三级急救医疗系统，并加强协作、充实设备、完善制度、严格管理，防止延误抢救工作。

（一）普及急救知识，培养第一目击者

由红十字会或医疗卫生单位负责宣传、普及自救互救知识和技术，以扩大社会急救队伍。如在社会人群中（尤其是消防人员、警察、司机、乘务员和饮食行业服务

Note

人员）开展现场救护技术培训。在普通中学开设急救常识课，普及心肺复苏和创伤救治技术（止血、包扎、固定、搬运）等。

（二）培训院前急救队伍

科学管理急诊科工作，组织急救技术培训。急救人员与从事急救工作的管理、通信、调度、运送等人员必须经过业务培训。

（三）加强横向联系，培训协作部门

急救中心需要与本地的公安、交通运输、消防、武警等有关部门做好协同工作，并培训这类人员，使他们具备基本急救知识，以便在紧急情况下可以发挥更大作用。

（四）科学、合理地配置资源

1. 急救医疗通信网络 各级地方均设置全国统一的"120"急救电话，急救中心（站）、医院急诊科、救护车均配备无线通信。急救通信专线化、专用化使急救通信不受外界干扰，呼救、应答、运输抢救达到最快速度。

2. 城市救护站 改善城市救护站的条件，改善救护车只作为运转工具的状况。

3. 医院急诊科 通常应有独立的区域，有专门的医护人员编制和一定规模的装备。医护队伍训练有计划、有组织，急诊工作管理有落实、有保障。

四、急救网的构成及主要任务

我国已建立市、县、乡三级院前医疗急救网络，但尚不完善。县域急救网络以乡镇卫生院为单位，有条件的县域在各乡镇独立设置一个急救站（或急救待命点），条件不成熟的县域则由多个乡镇共同设置急救待命点，但应满足 30 min 以内的平均急救反应时间。在一些大中城市，如沈阳、大连、青岛、广州、上海、重庆等，已经形成指挥灵活、行动迅速、措施得力、救治有效的急救网络系统。某些沿海城市还出现了由急救中心、航空公司、海事局联合建成的"120"立体急救网络，从而有效地扩大了急救覆盖面，增加了辐射面，缩小了急救半径，缩短了急救反应时间，最大限度地降低了病死率，减少了伤残率，充分体现了院前急救"急"的特点。急救网的主要任务如下。

（一）医院急诊科（室）的任务

（1）承担来诊和急救站转送的急危重症患者的诊断、抢救和留院观察工作。

（2）有些城市医院急诊室同时承担急救站的任务。

（二）急救中心（站）的主要任务

（1）急救中心在市卫生行政部门直接领导下，统一指挥全市日常急救工作。急救分站在中心急救站的领导下，担负一定范围内的抢救任务。

（2）以医疗急救为中心，负责对急、危、重症患者及意外灾害事故伤员现场急救和转送。

（3）在基层卫生组织和群众中宣传、普及急救知识。有条件的急救站可承担一定的科研、教学任务。

（三）街道卫生院、红十字卫生站等组织的主要任务

（1）在急救专业机构的指导下，学习和掌握现场救护的基本知识与技能。

（2）负责所在地段创伤救护、防火防毒等知识的宣传教育工作。

（3）一旦出现急危重症患者或意外灾害事故时，在急救专业人员到达前，及时、

正确地开展现场自救、互救工作。

五、急救医疗人员素质要求

急救的成功与否除了取决于患者伤情的严重程度和抢救及时与否外，还取决于急救医护人员之间能否密切配合和相互尊重。由于急救工作的重要性、疾病谱的广泛性和急救学科的复杂性，要求从事急救工作的护理工作者不仅要具备广而深的业务知识、娴熟的技术技能，还应具备丰富的临床实践经验和过硬的应急处理能力。急救医疗人员素质要求具体包括以下几个方面。

（一）高度的责任心和同情心

急救工作的特点决定了急救护理工作者必须具有高度的责任心和同情心，工作中的任何疏忽都可能带来生命的代价。因此，每个急救护理工作者都应充分认识到急救工作的重要性，保持高度的责任心，以挽救患者生命、减少伤残率、提高抢救成功率为目的。树立"生命第一、时效为先"的急救理念。

（二）渊博的知识和精湛的救护技术

急救护理工作涉及内科、外科、妇科、儿科等临床各科，而且病情复杂多变，因此要求急救护理人员必须具备渊博的知识、精湛的救护技术以及敏锐的临床思维能力，能熟练地对伤者进行救治。

（三）良好的心理素质和身体素质

由于急救护理工作的紧急性和突发性，急救护理工作者常需远途跋涉、搬运伤员、连续工作，消耗大量体力。同时，高风险的工作性质又要求急救护理工作者保持头脑清醒、思维敏捷，有条不紊地处理各种问题。

（四）强大的团队合作精神

通常在急救护理工作中，需要与科室人员或其他部门人员团结协作。因此，抢救的过程也是合作的过程，只有通力合作，才能取得最佳效果。

（刘博）

第二章　院前急救

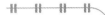

 学习目标

1. 掌握：院前急救的原则、现场评估与紧急呼救、检伤分类、现场救护、搬运及转送。

2. 熟悉：院前急救的目的与工作范畴以及院前质量评价。

3. 了解：我国院前急救工作模式。

4. 具有高度的责任感和使命感，具有良好的护患沟通能力。

院前急救是急救医疗服务体系的重要组成部分，是急救过程中的首要环节，也是院内急救的基础。院前急救水平的高低反映一个国家的医疗卫生综合能力。下面分别就院前急救的目的与工作范畴、急救的工作模式及院前急危重症护理等方面对院前急救进行介绍。

第一节　概　　述

案例导入

患者，男性，45岁，与家人争吵后突然晕倒在地，呼之不应，伴呕吐、大汗淋漓，家属见病情重且没有缓解，立即拨打了"120"急救电话。

（1）作为一名急救中心的调度员，你需要通过电话指导家属做哪些急救措施？

（2）作为第一个到达急救现场的急救人员，你应该立即采取哪些措施？

院前急救（pre-hospital emergency care），也称院外急救（out-hospital emergency care），是指在医院之外的环境中对各种危及生命的急症、创伤、中毒患者及灾害事故伤病员等进行现场救护、转运及途中救护的统称，即从患者发病或受伤开始到医院前这一阶段的救护。准确、合理、快速的院前急救措施，对挽救患者生命、降低伤残率有着举足轻重的作用。

一、院前急救的目的与工作范畴

（一）院前急救的目的

院前急救把工作重点放在救治伤病的急性阶段，其主要目的在于通过迅速有效的抢救措施，维持患者的基本生命体征，为院内急救赢得时间和治疗条件，减轻患者痛苦，降低急危重症患者的病死率和致残率，挽救患者生命。

（二）院前急救的工作范畴

院前急救作为社会保障体系和急诊医学的重要组成部分，是基本医疗服务和公共卫生服务的提供者，其工作范畴如下。

1. 院外呼救的急危重症患者　这是院前急救的主要和经常性任务。一般情况下，需要呼叫救护车的患者可分为以下三类。①短时间内有生命危险的急危重症患者，如急性心肌梗死、急性呼吸道梗阻、急性中毒、严重创伤、烧伤患者等，占呼救总数的 $10\%\sim15\%$。此类患者必须现场抢救，目的在于挽救患者的生命或维持其基本生命体征。②病情紧急但短时间内无生命危险的急诊患者，如急腹症、高热、骨折患者等，占呼救总数的 $70\%\sim80\%$。对此类患者需采取现场的初步处理，以稳定病情，减少患者在运送过程中的痛苦和并发症，如小儿高热患者须行药物降温或物理降温，以免发生高热惊厥。③慢性病患者，占呼救者的 $10\%\sim15\%$，此类患者不需要现场急救，只需要救护车提供转运服务。

2. 突发公共卫生事件或各类灾难事件　在自然灾害和人为灾害中，伤员多且病情复杂，除应达到平时急救的要求外，还需要与现场的其他救灾系统如消防、公安、交通等部门密切配合，现场救护并合理分流转运，救护者亦应注意自身安全。

3. 大型集会或特殊任务　大型集会、重要会议、比赛和外国元首来访等。

4. 通信网络中的枢纽任务　院外急救的通信网络承担着急救信息的接收、传递任务，起着承上启下、沟通信息的枢纽作用。一般由三个方面构成：一是城乡居民与急救中心（站）的联络；二是急救中心（站）与所属分中心（站）、救护车、急救医院即 EMSS 内部联络；三是中心（站）与上级领导、卫生行政部门和其他救灾系统联络。

5. 急救知识的宣传教育　大力开展急救知识和初步急救技能的普及工作，增强全民急救意识和应急能力。可通过广播、电视、报刊及现场讲座等对民众普及急救知识，教授人们自救和救助他人的基本方法。此外可针对特殊人群，如教师、警察、司机、导游等进行专项培训。有条件的急救中心可承担一定的科研教学任务。

知识链接

红十字会与红新月国际联合会将每年 9 月的第二个周六定为"世界急救日"，呼吁世界各国重视急救知识的普及，让更多人士掌握急救技能技巧，在事发现场挽救生命和降低伤害程度。2019 年世界急救日的主题是"急救，关注易受损群体"。

二、院前急救的原则

为实现快速有效的院前急救与护理，需遵循一定的原则。

1. 先排险后施救　在实施现场救护前，施救人员需对周围的环境进行初步评

Note

估。观察现场是否仍有不确定的危险因素（如明火、滚石滑坡、高压电线、燃气燃油泄漏、高速行驶的机动车等）。如果现场环境不安全，要先排除危险因素，并迅速将伤病员转移至安全区。注意确保自身生命安全。

2．先重伤后轻伤　优先抢救急危重症者再抢救病情较轻者。在伤员成批出现，人力、物力有限的情况下，应遵循"先重后轻"的原则，重点抢救有可能存活的伤病者。

3．先施救后转运　对急危重症患者先快速评估，再实施现场救护，然后在医疗监护下进行安全转运，切忌"拉起就跑"。如外伤患者先进行止血包扎，骨折患者先进行固定。

4．急救与呼救并重　只有一人在场的情况下，应先进行紧急施救，然后在短时间内进行呼救；如多人在场时，救护与呼救应同时进行。

5．转运与监护相结合　转运途中应密切监测伤病员病情，必要时进行紧急救治，如心肺复苏、电除颤、气管插管、面罩-球囊加压给氧等，使伤病员能够安全到达医院继续接受治疗。

6．紧密衔接，前后一致　既要防止前后重复操作，又要避免遗漏和差错。完善现场急救措施，填写医疗文书，保证医疗急救前后有文字数据，与院内做好交接工作。

三、院前急救的工作模式

院前急救工作模式是建立和发展急救医疗服务体系的基础。目前世界上主要存在两种院前急救模式，即美-英模式和欧陆模式（又称法-德模式）。美-英模式的主要特征是将患者送往医院治疗，即"在最短时间内把患者送到医院"，其急救理念是在现场只对伤病员进行简单处理，直接就近送往医院，采用此模式的主要有美国、英国、澳大利亚、日本等。而法-德模式的主要特征是"在最短时间内把医院送到患者身边"，也就是把最好的急救医师送到现场，提供高水平救护，在现场先把病情稳定下来，再将患者分配至相关医院。采用此模式的主要有法国、德国、俄罗斯、葡萄牙等欧洲国家。两种模式的比较见表 2-1。

表 2-1　国外院前急救模式基本情况比较

急救模式	急救理念	现场急救时间	现场急救人员数量	急救人员资质
英-美模式	对伤病员进行简单的现场处理，就近送往医院	多以完成规范要求为时限，平均时限 < 30 min	救护车一般只配两人，驾驶员同时也是救护员	经过培训的"急救士"，不一定是医务工作者，可以由警察或消防人员担任
法-德模式	将急救医师送到现场，提供高水平医疗救护，稳定伤病员病情，然后转送到相关医院	多以伤病员病情初步稳定为准，平均时限一般 > 30 min	救护车一般配备 3 人，包括医师或助理医师、护士、驾驶员	院前急救人员是具有相关行医资质的医师

我国内地目前尚未建立统一标准的院前急救模式,根据各地实际情况,建立了多种模式,分别为独立型、指挥型、依托型、院前型、消防联合型急救模式,各模式的组织形式、优缺点比较见表 2-2。

表 2-2　我国内地主要的院前急救模式

类　型	代表城市	组　织　形　式	优　　点	缺　　点
独立型	北京、沈阳	有独立的急救中心,实行院前急救—急诊科—ICU—病房一条龙的急诊医疗体系	院前与院内急救无缝衔接,工作质量易于保证	未能充分利用其他医院的医疗资源。需要巨额资金和大量人才扩建急救网点,完善急救系统
指挥型	广州	不配备车辆和急救人员,只负责指挥调度,即"统一指挥、依托医院、分片负责"	急救网络覆盖面大,急救半径相对较小,缩短急救反应时间	投资少,充分利用医疗资源。但急救中心无直接职权,院前急救质量难以控制
依托型	重庆	依托于一家综合性医院,具备院前急救、门急诊和病房	院前与院内急救有机结合,同时可根据不同的急救情况,派所需的专科急救医务人员出诊,提高伤病员救治的成功率	出车慢,部分出车医务人员为非专职院前急救人员,他们既有院内急救或病房工作,又有院前急救任务
院前型	上海	不设病房,专门从事院前急救,设有急救分站	统一指挥调配,尊重患者意愿,易于合理分流转运,院前急救质量易保证	急救链易脱节,存在救护车到达医院时,各医院急诊科未做好急救准备
消防联合型	香港	附属于消防机构,与警察部门密切联系,并共同使用一个报警电话号码	出警速度快	急救人员不够专业

四、院前急救的质量评价

院前急救的服务质量关系到患者的生死安危。所以,要按规定的标准要求开展工作。院前急救质量的评价指标包括时间和急救医疗效果。

（一）院前急救时间

院前急救时间是评价院前急救质量的首要指标,包括急救反应时间、现场抢救时间和转运时间。

1. 急救反应时间　急救反应时间是指从接到急救电话到救护车抵达急救现场的平均时间，国际上目标要求是 5～10 min。在我国市区急救反应时间为 15 min，农村为 30 min。上海市区内"120"救护车平均反应时间已降至 12 min，居中国领先水平。通信、交通、人员、车辆配置、急救站点分布和急救半径等因素均会影响急救反应时间。

2. 现场抢救时间　现场抢救时间是指急救人员在现场对患者实施抢救的时间，时间长短视急救能力和伤病者实际病情而定。

3. 转运时间　转运时间是指从现场到达医院的时间，往往取决于交通状况和能够接收院前急危重症患者医院的分布情况。

（二）院前急救效果

院前急救效果受急救反应时间、急救设备、急救人员技术水平、院前急救系统管理水平等因素的影响，按照标准化急救流程展开院前急救，会改善急救效果。

知识拓展

提高院前急救服务质量的途径

（1）建立健全相关法律制度。政府及卫生行政部门应健全和完善院前急救相关建设制度和管理制度，出台有关院前急救的专项法律法规，使院前急救事业制度化、法制化。

（2）加大财政投入。从根源上有效解决急救设备不足、急救人才缺乏等问题；统筹布局急救站点，合理规划急救半径。

（3）加强院前急救队伍建设。政府及社会机构建立标准化的院前急救人才教育和培训体系，如在医学院校增设院前急救相关专业，从源头上解决人才匮乏的问题；制订规范、完整的培训制度，提高院前急救人员的综合急救能力。

第二节　院前急危重症护理

案例导入

某单位，一名保安在值夜班的过程中突发心绞痛，面色苍白、口唇发绀、疼痛剧烈，同事发现后立即拨打"120"。假如你在现场，请问：

（1）首先应该采取哪些措施？

（2）如何正确呼救？

（3）急救人员到达现场后，应该如何进行现场评估？如何实施现场救护？

院前急救是急诊医疗服务体系的最前沿阵地,对现代急诊医学的建设具有举足轻重的作用。以下就院前急救护理的几个重要环节做简要介绍。

一、现场评估与紧急呼救

（一）现场评估

第一目击者到达现场后应迅速对周围环境及患者病情进行评估,决定是否启动急救医疗服务体系,并实施初步救护措施。

1. 检查并评估造成事故、伤害及发病的原因 耐心听取伤病员或旁观者提供的资料,迅速了解意外发生的原因和过程。遵循先排险后施救的原则,如发生触电时,必须先切断电源或用其他安全方法使伤者脱离电源后再接近伤者。

2. 快速对伤病员的病情进行评估,做出初步判断 对危重伤病员来说,常常需要一边评估一边进行抢救和处理。先处理可能危害患者生命的情况,特别是心搏、呼吸骤停的患者。只有在威胁患者生命的因素解除后,才能进一步系统地检查。

（1）首先检查伤病员神志是否清醒（response）:对成人采取在双耳旁大声呼唤、轻拍双肩的方式,对婴儿采取拍打足跟、掐捏上臂等方式进行刺激。如成人出现睁眼或肢体活动,婴儿出现啼哭则表明尚有意识;如对上述刺激无反应,则说明意识丧失。

（2）检查伤病员是否有脉搏（circulation）:常规触摸桡动脉,如未触及,则应触摸颈动脉或股动脉。失血、缺氧、心力衰竭、疼痛时脉率加快,变弱;心律失常出现脉搏不规则;桡动脉触摸不清,说明收缩压<80 mmHg;若颈动脉触摸无搏动,则应立即行心肺复苏术。

（3）判断伤病员的气道是否通畅（airway）:气道通畅是保证呼吸的必要条件。如伤病员有反应,但不能言语、咳嗽,并出现呼吸困难,则可能存在气道梗阻,需快速查明原因并解除梗阻。

（4）评估伤病员是否有呼吸（breathing）:无自主呼吸者应立即行人工呼吸;有自主呼吸者要注意评估呼吸的频率、深浅度,有无呼吸困难、发绀和三凹征。

（二）紧急呼救

经过现场的快速评估和病情判断后,急危重症患者应立即进行必要的现场救治和帮助,同时立即拨打急救电话,向专业的医疗机构和人员寻求帮助。

1. 紧急启动急救医疗服务体系 早期呼救是急救生存链的首要环节,快速有效的早期呼救,对挽救患者的生命至关重要。通信指挥中心对急救电话做出即时反应,根据患者所处的位置、病情,按照就近原则,向最近的急救中心（站）或医院发出指令进行救护工作,以提高救护效率。

2. 电话呼救 我国全国统一的医疗急救号码是"120",24 小时有专人接听,接到电话可立即派出救护车和急救人员,拨打"120"是向急救中心呼救最简便快捷的方式。

知识链接

各国急救电话

中国急救电话:120   法国急救电话:15

德国急救电话:112   意大利急救电话:118

波兰急救电话:999   俄罗斯急救电话:03

瑞士急救电话:144   巴西急救电话:192

美国急救电话:911   新加坡急救电话:999

马来西亚急救电话:999   以色列急救电话:101

奥地利急救电话:144   比利时急救电话:100

第一目击者拨打"120"电话呼救时,需沉着、冷静,简明、扼要地说明以下内容。①患者的基本情况:性别、年龄、事故发生的可能原因、病情。如是车祸、坠楼、中毒,还是心脏病发作等。若为车祸,需讲明受伤的人数,伤员的大概伤情,同时还要拨打"122"通知交警;若为食物中毒,需讲明大概多少人,可能是食用了什么东西,留下可疑物品,并讲明中毒人员的主要症状,如恶心、呕吐等,以便让专业救护人员判断需做哪些急救准备。②患者的准确地址:包括所在区、路、街道及门牌号。尽可能说清楚附近的重要标志,走哪条线路最近。③呼救人的联系方式:留下联系人的电话号码,以便救护车随时联系。说清接车地点。

在挂断急救电话后,还需要注意以下几个方面:①派专人在约好的接车地点等候,引导急救人员快速到达现场。②若在约定地点和时间未见救护车到达,需再次拨打"120"进行询问。③若患者病情好转不愿意来院或家属自行将患者送往医院,应及时拨打"120"向调度员说明。

二、检伤分类

(一) 检伤分类的目的

检伤分类也称伤病员鉴别分类或治疗优先分类,是根据伤病员需要得到医疗救援的紧迫性和救治的可能性决定哪些人优先治疗的方法。检伤分类常用于战场、灾难现场和突发公共卫生事件等。这是在有限的医疗设施和人员无法同时满足所有伤病员的治疗需要时不得不遵循的原则,其主要目的在于将最需要得到抢救的重伤员甄别出来,将有限的医疗资源用在最需要的伤病员身上,避免主观偏差与人为失误,降低伤病员的病死率和伤残率。

(二) 检伤分类的原则

1. 简单快速原则　检伤者在每位伤病员前的停留时间应≤1 min。

2. 分类分级原则　熟知分类标准,先重后轻、先急后缓。

3. 救命优先原则　检伤者的主要任务是甄别伤员情况,在完成评估前一般不参与抢救,但遇到紧急情况应立即实施抢救:如对急性气道梗阻者应立即解除其病因;对出血严重者应立即进行止血包扎等。

4. 自主决策原则　检伤者有权根据现场需要和可利用资源等情况,自主决定伤病员流向和医学处置类型。

5. 公平效用原则　每一名伤病员都享有均等接受医疗援助的机会,但为了尽可能挽救更多生命,在坚持公平性的同时还应兼顾效用性。

6. 重复检伤原则 根据伤病员情况实施二次评估。

（三）检伤分类的种类

1. 收容分类 这是接收伤病员的第一步,迅速安排伤病员到相应的救治地点接受进一步检查和治疗。

2. 救治分类 这是决定救治顺序的分类,明确伤病者救治的优先等级及采用何种救治措施。

3. 后送分类 这是确定伤病员转送至具体医疗机构的分类,确定伤病员后送的目标救治机构、运送的体位、工具及顺序等。

（四）检伤分类的标志

按照国际公认的标准,灾害现场的检伤分类分为四个等级,即轻伤、中度伤、重伤与死亡,统一使用颜色较鲜艳的红、黄、绿、黑四种不同的颜色加以标识。

1. 红色 代表重度伤病员,第一优先处理。伤情非常紧急,危及生命,如窒息、昏迷、严重出血等。此类患者需得到即刻救治,并在 1 h 内转运至有条件的医院。

2. 黄色 代表中度伤病员,其次优先处理。损伤较重,但如果短时间内得到及时有效的处理,一般不会危及生命。

3. 绿色 代表轻度伤病员,延期处理。病情较轻,意识清醒,能行走,一般对症处理即可。

4. 黑色 代表已死亡,出现意识丧失、颈动脉搏动消失、呼吸停止等症状,最后处理。

（五）常用检伤分类方法

1. 简明检伤分类法（simple triage and rapid treatment,START） START 是基于呼吸、心跳及精神状态的检伤分类方法,此法最为常用,适用于大规模伤亡事件现场短时间内大批伤病员的初步检伤。START 分类流程见图 2-1。

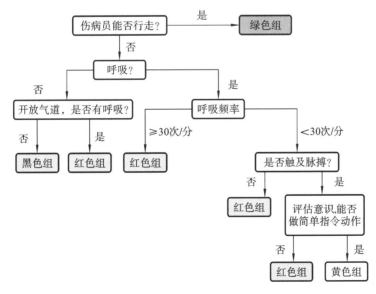

图 2-1 START 分类流程

2. Jump START Jump START 是在 START 的基础上基于儿童不同的生理特

点做出调整的方法,适用于1～8岁的儿童。Jump START 分类流程见图 2-2。

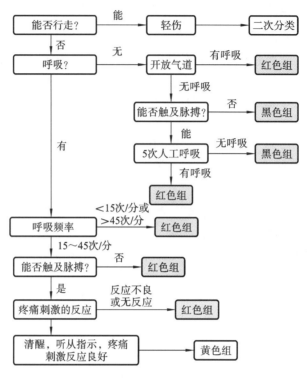

图 2-2　Jump START 分类流程

经过检伤分类及初步的病情评估以后,应有序对伤病员进行对症治疗,为转送创造条件,挽救生命,防止病情、伤势恶化,促进恢复,减轻伤残。

三、现场救护的要点

1. 体位安置　根据伤病员不同的病情和意识状态采取不同的体位。如心肺复苏者去枕平卧,头后仰,便于呼吸道通畅;昏迷者取仰卧位,头偏向一侧,以防误吸;哮喘发作、呼吸困难者取半坐卧位以减轻呼吸困难。

2. 维持呼吸功能　迅速清除口鼻内分泌物,开放气道,保持呼吸道通畅。根据呼吸困难程度给予不同的方式输氧;无呼吸者立即实施口对口人工呼吸,或配合医生行气管插管。

3. 维持循环功能　密切监测伤病员的血压、心率等情况。心脏停搏者立即实施心肺复苏术;心律失常者立即予以纠正;低血压者立即建立静脉通路,补充血容量,维持有效循环。

4. 对症处理　对于各种急症,需立即采取针对性措施:①疼痛明显者给予止痛剂,但不明原因的急性腹痛除外,以免掩盖病情;②创伤者给予止血、包扎、骨折固定;③中毒者给予解毒药,或催吐、洗胃等排毒处理;④张力性气胸者立即用粗针头穿刺以排气减压。

5. 心理干预　进行积极有效的沟通,缓解伤病员和家属焦虑、恐惧的情绪,以取得配合和理解。

四、搬运及转送

急危重症患者经过现场紧急救护后,应迅速转送到有条件的医疗机构。转运途中密切监护,确保伤病员安全到达目的地。

（一）搬运

1. 搬运概述　搬运是指把伤病员从发病现场搬运至担架,再搬运至救护车,转送到医院后再搬运至抢救室的过程,是院前急救的重要组成部分。搬运的工具主要有担架、移动床、轮椅等;搬运的方式有单人搬运、双人搬运、多人搬运等。规范、科学的搬运技术对伤病员的抢救、治疗和预后都是至关重要的,所以仅仅将搬运视作简单体力劳动的观念是错误的。

2. 搬运技巧　①人员、器材准备妥当时再搬运伤病员;②搬运伤病员时动作应该轻柔协调,尽量减少伤病员的痛苦。对于各种外伤者,在搬动时要注意对伤处的保护。例如,骨折的肢体应先固定再搬运;脊椎骨折时要使伤病员背部保持平稳;颈椎损伤者,要有人负责固定颈椎,避免晃动。③搬运时应使头部向后、足部在前,随时注意观察伤病员的反应、呼吸等。

（二）转送

1. 转送注意事项　①有多名伤病员时,应根据伤病员病情的需要,备好各类物资、抢救药品和仪器;合理安排好转送的顺序,并与接收医院或科室取得联系;②转送前再次评估伤病员的基本生命体征、血氧饱和度及意识状态等,确保转送安全;③向伤病员和（或）家属交代病情,告知转送的必要性和可能存在的风险,征得同意后签字。

2. 转送途中监护要点　①对于急危重症患者应当密切观察病情,监测生命体征;②做好各项对症支持治疗,如吸氧、输液、吸痰、保暖等;③转运途中,急危重症患者和家属普遍存在焦虑、恐惧心理,因而态度要和蔼可亲,积极沟通,以缓解急危重症患者和家属的紧张焦虑情绪;④做好转运途中的各项记录,如急危重症患者基本信息、抢救记录、用药记录、监护记录,做好与院内进行交接的准备。

（李磊、刘博）

直通护考

选择题

1. 当患者在院外出现意外情况时,医院首先出动的是院前急救,院前急救是指（　　）。

A. 专业救护人员到来之前的抢救　　　　B. 目击者进行的抢救

C. 现场救护、转运及途中监护的总称　　D. 途中救护

E. 现场自救

2. 院前急救护理程序为（　　）。

A. 现场救护、现场评估与呼救、转运与途中监护

B. 现场评估与呼救、现场救护、转运与途中监护

C. 现场评估与呼救、转运与途中监护、现场救护

D. 现场救护、转运与途中监护、现场评估与呼救

E. 转运与途中监护、现场评估与呼救、现场救护

3. 经医务人员查体后,应将患者进行现场分类,尤其是批量伤员,分类要快速、

答案与解析

准确，以便掌握救治重点，确定救治和运送的次序。现场伤病员分类中重伤（一级急救）的标记颜色为（　　　）。

  A. 黄色   B. 红色   C. 白色   D. 绿色   E. 黑色

  4. 患者，男性，32岁。因走路不慎导致骨折并在初步处理后准备转运，突然出现下列情况，应先抢救的是（　　　）。

  A. 窒息   B. 心动过速   C. 骨折   D. 心律失常   E. 伤口出血

  5. 患者，建筑工人，在一次施工中不小心从高处坠落，医务人员在现场对其进行全面体检时发现桡动脉触摸不清，则说明收缩压（　　　）。

  A. <80 mmHg   B. <70 mmHg

  C. <60 mmHg   D. <50 mmHg

  E. <40 mmHg

  6. 患者，男性，20岁。参加团体户外活动时从高处坠落，现身体无法移动，需要（　　　）同时搬运。

  A. 一人   B. 两人   C. 三人

  D. 三人及以上   E. 多人

  7. 患者，男性，50岁。车祸导致脊椎受伤，有少量出血，急救医生包扎、止血之后使用担架将患者转运到救护车上。患者应采取的卧位是（　　　）。

  A. 端坐位   B. 侧卧位   C. 中凹卧位

  D. 仰卧于硬板床上   E. 侧卧位

  （8~10题共用题干）

  患者，在休假期间和家人一起到新加坡旅游，游玩时突然晕倒在地，口腔内有大量分泌物，口唇发绀，家属立马拨打了急救电话。

  8. 家属应该首先判断的是（　　　）。

  A. 意识状态 B. 瞳孔大小 C. 体温   D. 脉搏强弱 E. 血压

  9. 家属应拨打的求救号码是（　　　）。

  A. 119   B. 120   C. 999   D. 911   E. 110

  10. 家属现场首先要做的急救措施是（　　　）。

  A. 清理口腔里的分泌物

  B. 检查有没有摔伤

  C. 不做任何处理，等待救护人员

  D. 不需要将患者转到安全的地方

  E. 若患者肢体有抽搐，应强行按压

第三章　急诊科管理

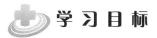 **学习目标**

1. 掌握：急救绿色通道的概念、急诊分诊的概念、急诊分诊的程序。
2. 熟悉：急诊科的任务和特点、急救绿色通道的范围和管理要求、急诊护理评估。
3. 了解：急诊科的布局与设置、急诊护士的素质要求。
4. 具有急救意识和应变能力。

第一节　急诊科的设置与任务

一、急诊科的设置

急诊科救护是院外救护的延续，是急救医疗服务体系中的第二个重要环节。2009 年 5 月卫生部下发的《急诊科建设与管理指南》中规定，急诊科应当具备与医院级别、功能和任务相适应的场所、设施设备、药品和技术力量，以保证急诊工作及时有效开展。

（一）急诊科工作人员

1. 急诊科人员资质　急诊科医护人员应受过专门训练，掌握医学基础知识和基本技能，具备独立工作能力。除正在接受住院医师规范化培训的医生外，急诊科医生应当具有 3 年以上临床工作经验，具备独立处理常见急症的基本能力。熟练掌握心肺复苏、气管插管、深静脉穿刺、动脉穿刺、心电复律、呼吸机、血液净化及创伤急救等基本技能。急诊科护士应具有 3 年以上临床护理工作经验，经规范化培训合格，掌握急诊科危重症患者的急救护理技术、常见急救操作技术的配合及急诊护理工作流程。

2. 急诊科人员编制　医生、护士的人员编制一般根据医院急诊科规模、就诊量、观察床位数、日平均抢救人数以及急诊科教学功能等按一定比例配备。急诊科应有固定的急诊医生，且不少于在岗医生的 75%，以保证一定的医疗质量。急诊科的护士要有固定的、单独的编制，且不少于在岗护士的 75%。参照原卫生部关于急诊科建设方案的规定，要求设有科护士长 1 名，病区护士长 1～2 名，主任护师、主管护师、护师及护士若干名，形成Ⅰ、Ⅱ、Ⅲ三级人员负责制梯队，有利于做好急诊护理工

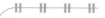

作。急诊留观室和急诊病房护士与病床之比为0.5∶1；急诊抢救室和监护室护士与病床之比为(2.5～3)∶1；急诊患者与护士之比为10∶1。同时配有一定数量的导诊员为患者提供导医服务，包括接诊，引导患者去就诊区，引导患者做超声、X线及CT等辅助检查，为患者送取化验标本、化验单和药品等。

（二）急诊科通信和信息系统

急诊科应当设有急诊通信装置(电话、传呼、对讲机)，有条件的医院可建立急诊临床信息系统，为医疗、护理、感染控制、医技、保障和保卫等部门提供信息，并逐步实现与卫生行政部门和院前急救信息系统的对接。

（三）急诊科仪器设备及药品

1.仪器设备 如心电图机、心脏起搏/除颤仪、心肺复苏机、简易呼吸器、呼吸机、心电监护仪、负压吸引器(或中心吸引)、中心供氧系统、洗胃机等。三级综合医院还应配备便携式超声仪和床旁X线机。有需要的医院还可配备血液净化设备和快速床边检验设备。

2.抢救室急救药品 如心肺复苏药、呼吸兴奋药、血管活性药、利尿及脱水药、抗心律失常药、镇静药、止痛药、解热药、止血药、解毒药、平喘药、纠正水与电解质紊乱及酸碱失衡药、各种静脉补液液体、局部麻醉药、激素类药物等。急救箱内急救药品的摆放如图3-1所示。

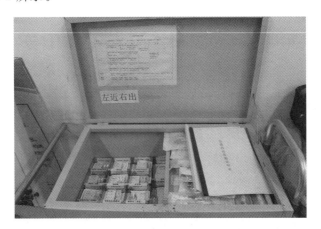

图3-1 急救箱内急救药品的摆放

（四）急诊科布局

急诊科的布局要从应急出发，以方便患者就诊和抢救为原则，合理的布局有利于患者顺利就诊，同时最大限度地节省诊前时间。

1.总体布局

（1）急诊科的标志：急诊科要设置白天和夜间都能看得见的醒目标志，最好采用灯箱，从远处就能看见，方便找寻。在通往抢救室的道路上，设置快捷通道，为减少询问，可采用明显的指示标记，如墙面或地面涂上色标、悬挂醒目指示牌等。在急诊大厅应有急诊科各个部门的平面指示图。同时急诊科外的相关科室如CT室、手术室、住院部等也应标记。

（2）急诊科的平面布局：急诊科应当设在医院内便于患者迅速到达的独立区域，并邻近大型影像检查等急诊医疗依赖较强的部门。急诊科的各功能部门的设置应以减少交叉穿行、减少院内感染和节省时间为原则，选择最佳方案。在预检分诊台、抢救室同层设有宽敞的急诊大厅,方便家属等候;预检分诊台、候诊室、各科诊室、抢救室、急诊重症监护室(EICU)、清创手术室、检验室、X线检查室、心电图室、药房以及挂号收费室等以一楼平面展开为宜;在规模较大的急诊科,可将输液室、观察室、隔离室、急诊病房、EICU、手术室以及其他功能检查部门设置在最邻近的楼层面。

急诊科布局如图 3-2 所示。

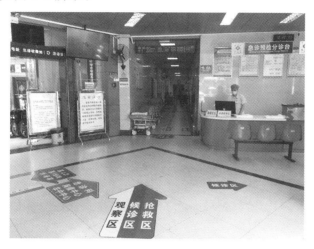

图 3-2　急诊科布局

2.区域布局

(1)医疗区:

① 预检分诊处(台)(图 3-3):设在急诊科入口最醒目的位置,配备有导医或(及)导诊员。救护车到达时导医、导诊员能及时发现。预检分诊处(台)应光线充足,便于患者检查,有保护患者隐私的设施。预检分诊处(台)根据临床表现和轻重缓急程度对来诊的患者进行分类、登记,引导急救途径,联系诊室及医生,就诊记录可实行计算机信息化管理。预检分诊处(台)应备有电话、血压计或电子血压计、听诊器、手电筒、体温计、压舌板、就诊登记本和候诊椅等常备物品,可配置对讲机、信号灯呼叫器等。另外,预检分诊处(台)应有足够的使用面积,为方便患者,还应放置平车、轮椅、饮水设施及公用电话等。

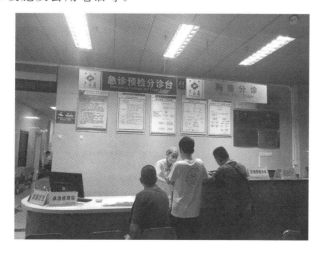

图 3-3　急诊预检分诊处(台)

② 急诊抢救室(图 3-4):急诊科抢救室应邻近急诊分诊处,房间宽敞明亮,门宜

宽大,以便搬运和抢救患者。根据需要设置相应数量的抢救床,必要时可进行紧急外科处置。抢救室内设置需遵循以下原则:a.应有足够的空间(每张抢救床净使用面积不少于 $12 m^2$)。b.配有基本的急救与检查仪器,如呼吸机、心电图机、除颤仪、输液泵、洗胃机、气管插管和气管切开包等,必要时可施行抢救手术。c.各种抢救药品、物品要实行"四定",即定数量、定地点、定人管理、定期检查,处于备用状态。d.有足够的照明设施,使用旋转式无影灯,可调方向、高度和亮度。e.有足够的电源接口,避免抢救设备电源反复插拔,避免电线交错及多次连接。f.设抢救床若干张,多功能抢救床旁设有中心吸氧系统、负压吸引系统、心电监护仪和轨道式输液架。

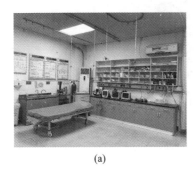 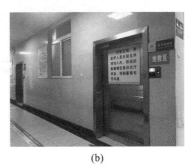

(a)　　　　　　　　　　　　　(b)

图 3-4　急诊抢救室

③ 诊疗室:综合性医院急诊科应设立内科、外科、小儿科、妇产科、骨科、眼科、耳鼻喉科等分诊室。外科诊疗室应设在所有诊疗室中最靠近入口处,以减少血迹污染;小儿科应有独立的急诊接诊区;传染病和肠道急诊均应有隔离区。有条件的医院还可增设神经内科、脊柱骨科、脑外科等分科诊室。急诊科实行 24 小时开放,由于各医院规模不同、疾病谱不同,某些急诊病例数比较少但又不能缺少的专科,如妇产科、口腔科、眼科、耳鼻喉科等,有的无固定医生值班,由门诊或病房值班医生兼管。也有的在每日急诊高峰时段安排医生值班,而其他时段实行兼管。也有医院实行急诊全科医生制,取代了分科制,全部患者由急诊医生首诊,先给予必要的诊治处理,然后分流。部分疑难、危重患者由专科会诊解决。

④ 清创室:清创室应紧靠外科诊疗室或与诊疗室成套间,配备外伤清创缝合及急诊小手术的器械和物品。

⑤ 急诊手术室:为保证快速处置外伤患者,减少伤残率而设置的部门,急诊手术室应紧靠外科诊疗室。其规模应视急诊科与医院手术室的距离、手术室人员编制等因素而定。室内应有刷手设施、手术床,配备相应的手术器械及必要的麻醉、消毒、抢救设备,能适应急诊应急的各种小手术。通常,多数医院的急诊科只设置清创室,仅少数医院急诊科设置了条件较好的手术室,使急危重外伤患者能就近接受紧急外科手术。

⑥ 治疗室和处置室:急诊科应有独立的治疗室(图 3-5)和处置室,治疗室应设在各诊察室中央,配备无菌物品柜、配液台、治疗桌、注射盘及消毒用品,用于治疗前及输液前准备。处置室用于使用后的物品及一次性物品的集中处理。

⑦ 急诊观察室:急诊科应当根据急诊患者流量和专业特点设置观察床,收治需要在急诊临时观察的患者,观察床数量根据医院承担的医疗任务和急诊患者量确定,急诊患者留观时间原则上不超过 72 h。观察床单元配备物品齐全,有中心供氧装置、负压吸引装置、轨道式输液架等设施。急诊观察室护士站如图 3-6 所示。

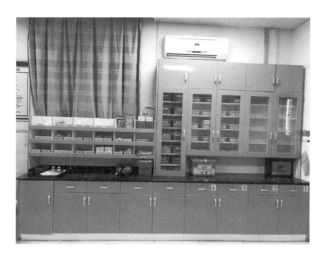

图 3-5　急诊治疗室

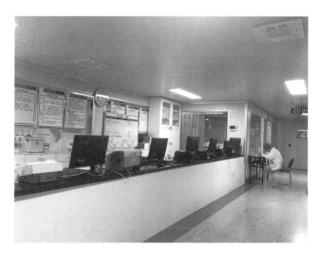

图 3-6　急诊观察室护士站

⑧ 急诊重症监护室：开展内、外科各种急危重症救治，如各种中毒、心搏呼吸骤停、创伤、休克、呼吸衰竭、心力衰竭、严重心律失常、急性肾功能不全、昏迷、急性脑血管意外、严重肝功能障碍、胃肠功能障碍与消化道大出血、急性凝血功能障碍、严重内分泌与代谢紊乱、水与电解质失调及酸碱平衡紊乱、肠内与肠外营养支持、镇静与镇痛、严重感染、多器官功能障碍综合征、免疫功能紊乱等多种急危重疾病。室内配备多参数监护仪、呼吸机、多功能心肺复苏机、心电图机、血气分析仪、除颤仪、心肺复苏抢救装备车（包括喉镜、困难喉镜等）、纤维支气管镜、升降温设备、血液净化装置、床旁超声、床旁 X 线机、血流动力学与氧代谢监测设备、多功能气压治疗仪等。

⑨ 急诊病房：目前一些医院急诊科已经设立了急诊病房，缓解急诊患者入院难的问题，弥补了医院某些专科设置的缺失，促进了急诊患者分流。急诊病房配备完全按照住院病房的标准。急诊病房住院患者疾病谱广泛，在病室安排上尽量将不同系统疾病的患者分别安置，防止院内交叉感染，这对病房管理和护理工作提出了更高的要求。

（2）支持区：

① 急诊医技部门：急诊医技部门应设置药房、检验室、X 线检查室、心电图室、超声室等，有条件的医院可设置心肺功能检查室、胃镜检查室等。

② 辅助及支持部门：包括挂号处、收费处及保安、后勤等部门。目前，有部分医院对急诊后勤实行了社会化管理运作，患者的运送以及物品的传递等杂务，由经过培训的非医务工作者来完成。

二、急诊科的工作任务

急诊的对象是暂不危及生命但病情紧急或遭受痛苦需及时诊治的患者。由于人们对医疗服务要求的提高和医院服务观念的转变，急诊范围明显扩大，有些城市的急诊科同时还承担急救中心的任务。急救是对急危重症患者的抢救、诊治和留院观察工作，是急诊科的首要任务。急救对象是由急救中心（站）、基层医院或自行送达医院的患者。及时、迅速、准确地抢救急危重症患者，是社会保障系统的重要组成部分，也是医院医疗和管理水平的突出体现。

（一）急诊科的工作任务

1. 紧急救护　凡是因疾病急性发作、创伤、中毒等造成痛苦甚至生命处于危险状态的患者，均属急诊科就诊范围，应予紧急处理。紧急救护具体包括以下几类。①急性疾病：外伤、急性过敏性疾病、各种急性疼痛、高热、大出血等。②各类休克。③心肺脑功能衰竭或多脏器功能衰竭。④昏迷。⑤耳鼻道、咽部、眼内、气管或食管异物。⑥可疑烈性传染病。⑦急性中毒。⑧中暑、淹溺、触电、犬咬伤等。⑨其他经预检医护人员认为符合急诊抢救条件者。

2. 教学培训　对急诊医学专业医师和护士进行培训，加速急诊人才的成长，是提高医疗质量和服务质量的重要手段，是急诊科常年的任务。在培训内容、形式、人员、时间等方面制订严密计划，通过培训规范各级各类急诊人员的岗位职责、技术操作规程和抢救程序。急诊医护人员的技能评价与再培训间隔时间原则上不超过 2 年。有些医院的急诊科还承担公众健康知识普及工作。

3. 科研　急诊科区别于其他专科的地方在于危重患者集中、疾病谱广、病情变化快、停留时间短、可提供的信息有限、容易误诊，因此，应注重反馈、随访追踪、积累资料，通过科研不断解决难题，提高急诊急救工作水平。例如，开展有关急诊病因、病程、机制、诊断与治疗、急危重症护理、急诊工作质量监控等方面的研究工作，寻找规律，解决问题，提高急诊质量。研究重点及主攻方向应以生命器官救治为主，如心肺脑复苏、多器官功能障碍、严重休克、多发伤/复合伤、意外灾害疾病（中毒、淹溺、中暑、电击伤等）、急性心肌梗死、脑血管意外等。

4. 上级指派的临时救治任务　急诊科是急救医疗服务体系（EMSS）中的重要组成部分，应建立完善的突发事件应急预案，拥有紧急扩容的临时急救组织，制订分流批量患者的方案，以及建立与多家医院协同抢救的机制。当突发事件或自然灾害发生时，急诊科接到任务，能迅速组织人员前往第一现场，参加救治活动，参与应急抢救方案制订，指挥、组织、协调大量患者的院内急救工作。

（二）急诊科的运转模式

急诊科是医院内跨学科的一级临床科室，设置在相对独立的区域，布局合理、设备齐全，有固定人员编制，是医疗、教学和科研全面发展的高度综合的科室。目前国内外尚无统一的急诊科运转模式。我国急诊科与很多国外急诊科不同，急诊患者可以到任何医院就诊，而大多数国家通常是先由院前急救部门将急诊患者分为轻、中、重度和专科患者，大部分患者先送往基层医院，然后再将基层医院无能力收治的患者逐级上转到中等或大型医院,所以大型医院每日仅接受少量的急危重症患者。急诊科的建制模式直接影响着工作质量,特别是在国内大型医院分科越来越细的情况下更是如此。在我国急诊患者中,绝大部分为普通急诊,危重症患者仅占 5% 以下。随着医学模式的改革,新的模式正在探索和实践之中。目前我国急诊科主要的建制模式有独立自主型、半独立型、轮转型三种。

1. 独立自主型　独立自主型模式下的急诊科医护人员完全固定,全部医生为急诊专科医生,负责诊治全部急诊患者,也管理急诊 ICU 和急诊病房。该种模式集院前急救、院内急救、急诊手术、重症监护治疗为一体,有利于急救程序的管理,明显提高了危重病抢救成功率,同时也培养和发展了一支急诊医学队伍。

2. 半独立型　半独立型模式下的急诊科有部分固定医护人员,急诊专科医生主要负责危重患者的抢救,并管理急诊 ICU 和急诊病房,其他医生定期轮换,主要负责急诊患者的接诊救治。这一模式的急诊专科医生较少,限制了急诊专科业务的拓展。

3. 轮转型　轮转型模式下的急诊科无固定医生,各种急诊患者均由各科派出的急诊科轮转医生接诊,再交由各专科病房医生诊治。这种模式已经无法满足现代医疗服务体系的要求,趋于淘汰,但在我国部分地区仍然存在。

第二节　急救绿色通道

急诊科是急诊、急救、重大灾害事件抢救的重要场所,必须实行 24 小时连续接诊及首诊负责制。值班人员接到急诊会诊请求后应于 10 min 内到达会诊地点,危重症患者应在 5 min 内得到处置。建立高效畅通的急救绿色通道制度,科学配置人力资源,完善规章制度,优化急救流程,加强质量管理,保障患者安全等是急诊科管理的主要内容。

急救绿色通道是指医院为急危重症患者提供快捷高效的服务,优先抢救、优先检查和优先住院,医疗相关手续按情补办,包括在分诊、接诊、检查、治疗、手术及住院等环节上,实施快速、有序、安全、有效的急救服务。急救绿色通道是救治危重症患者的有效机制,能缩短救治时间,降低伤残率和病死率,提高救治成功率和生存质量。

一、急救绿色通道的范围

急救绿色通道的范围包括各种急危重症需紧急处理的患者,包括但不限于以下急诊患者:①各种急危重症患者且生命垂危者,如休克昏迷、呼吸骤停、严重心律失常、严重脏器功能衰竭等;②无家属陪同且需急诊处理的患者;③批量患者,如车祸、食物中毒等。

二、急救绿色通道的管理

(一) 醒目标志、抢救优先

绿色通道各部门都应有醒目的标志,收费处、化验室、药房等设绿色通道患者专用窗口，其他绿色通道部门门旁张贴绿色通道患者优先的告示。

（二）合理配置、规范培训

合理配置急诊人力资源，开展急救技术操作规程的全员培训，实行合格上岗制度。急救人员、设备和药品等，均符合《急诊科建设与管理指南》的基本要求。

（三）正确分诊、有效分流

正确分诊，优先救治急危重症患者，有效分流非急危重症患者。

（四）首诊负责、无缝衔接

首诊负责制是指第一位接诊医生（首诊医生）对其接诊的患者，特别是急危重症患者的检查、诊断、治疗、会诊、转诊、转科、转院等工作负责到底的制度。并与挂钩合作的基层医疗机构建立急诊、急救转接服务制度。首诊负责制包括医院、科室、医生三级。

（五）分区救治、分级管理

急诊实施分区救治、分级管理。将急诊患者的病情分为四级：一级是危急症患者；二级是急重症患者；三级是急症患者；四级是非急症患者。从功能结构上，将急诊科分为三大区域：红色区为抢救监护区，适用于一级和二级患者；黄色区为观察诊疗区，适用于三级患者；绿色区为四级患者诊疗区。一级和二级患者大部分进入急救绿色通道，在红色区进行抢救监护。实行"三区四级"，分区救治、分级管理，实施轻重缓急就诊顺序，有利于保障急诊患者的医疗安全。

（六）定期评价、持续改进

定期评价急诊体系对紧急事件处理的反应性，急诊高危患者在绿色通道平均停留时间，对评价、监管结果有持续改进的事实。

（七）规范运行、有效救治

急救绿色通道的运作程序：①接诊医生根据患者的病情或符合急救绿色通道范围的患者，决定启动急救绿色通道服务。②可在其处方、检查申请单、治疗单、手术通知单、入院通知单等医学文件的右上角标明"急救绿色通道"，先进行医学处理再进行财务收费。③急诊服务流程体系中每一个责任部门（包括急诊科、各专业科室、各医技检查部门、药剂科，以及挂号与收费处等），各司其职，确保患者的就诊过程连贯、及时、有效。

第三节　急诊分诊

急诊分诊是急诊科患者救治过程中的第一个重要环节。为保证危急重症患者优先救治，同时其他患者的需求也能得到关注，需要由有经验的急诊科护士根据分诊原则及程序，迅速对所有来诊患者按疾病危险程度进行分诊，对可能有生命危险的患者立即实施抢救。急诊分诊从理论上看似乎是一项简单的工作，但在实践中却是比较复杂的过程，它直接关系到急诊服务的质量、急诊患者的救治速度及患者与家属对医院服务的满意程度。

一、急诊分诊概念

急诊分诊是指对病情种类和严重程度进行简单、快速的评估与分类,确定就诊的优先次序,使患者因为恰当的原因,在恰当的时间、恰当的治疗区获得恰当的治疗与护理的过程,亦称分流。从临床狭义的角度上看,急诊分诊是急诊科护士根据患者的主诉,结合主要症状与体征,对疾病的轻重缓急及隶属专科进行初步判断,安排救治顺序与分配专科就诊的一项技术。从广义上说,急诊分诊是在综合各种因素的基础之上,最大限度地合理利用医疗资源,使最大数量的患者获得及时有效救治的决策过程。

知识拓展

分诊的由来

分诊"triage"源自法语动词"trier",是分类(sort)或挑选(choose)的意思。分诊最早源于战争。第一次世界大战时,分选伤员是分诊最早的雏形。第二次世界大战时,分诊用以分辨哪些伤员可以重返战地,哪些需要送到医院。在战场上使用分诊的主要目的是尽可能让更多的士兵重新投入战斗。因此,最先救治的可能是那些需要简单处理伤势的伤员。随着医学的发展,分诊理念在急诊医学中得到延伸。在20世纪50年代后期和60年代早期,美国最先将分诊理念引入急诊医学界,主要是用以区分需立即救治和可以等待的患者,并保持急诊科良好的就诊秩序。80年代起急诊分诊成为医院质量认证必须具备的服务内容。时至今日,包括美国在内的世界各地急诊医疗机构已普遍实行急诊分诊。

二、急诊分诊作用

(一)安排就诊顺序

在急诊就诊人数不断增加、急诊科有限的空间与资源不能完全满足急诊医疗服务需求的背景下,分诊是保证患者到达急诊科时,医护人员能够立即根据其严重程度,有效地运用现有的急诊空间和医疗资源,安排就诊先后次序的过程。简言之,急诊分诊就是分辨"重病"和"轻病",优先使那些最严重的患者能够获得最迅速的治疗。当资源严重短缺时,如灾害急救,分诊的作用是让尽可能多的人获得最力所能及的救治,使更多的人能够存活。

(二)患者登记

登记的内容包括患者医疗信息和挂号两方面。医疗信息包括其来诊时生命体征、意识状态等。挂号则需要登记患者的姓名、年龄、住址、联系电话、医疗保险情况等。

(三)治疗作用

这里的治疗指的是两种情况:一是指分诊护士对患者评估后,发现患者病情危及生命而采取的必要的抢救措施;二是指患者病情暂无生命危险,但对以后的治疗有益的简单处置,如外伤出血部位给予无菌纱布覆盖、压迫止血等。分诊护士亦可根据所在医疗机构的规定或分诊预案启动实验室、X线以及心电图检查，缩短患者急诊就诊时间。

（四）建立公共关系

分诊护士通过快速、准确、有效的分诊，使急危重症患者的医疗需求得到关注，并通过健康教育和心理护理，与患者建立和谐的护患关系，增加患者对急诊乃至整个医院工作的满意度。

（五）统计资料的收集与分析

对患者登记或挂号时录入的信息进行整理和分析，可提供急诊科运营方面的统计数据，为急诊科管理、科研和教学提供研究和决策依据。

三、分诊处的设置

为保障患者获得便捷的急救服务，保证急诊科救治连续与畅通，并能与院前急救有效衔接，分诊处的地理位置、物品配备与人员设置对做好分诊工作是非常重要的。

（一）地理位置

分诊处需设置在明显的位置，一般设在急诊科的最外端，接近急诊科入口处，有可直达救护车的通道，方便接收或转送患者。具有明显的标志，易于找寻。

（二）物品设置

分诊处一般要配备下列物品。①评估用物：如体温计、血压计、听诊器、体重计、手电筒、压舌板等。②办公用品：如计算机、电话、病历和记录表格等。③转运工具：如轮椅、平车等。④处置用品：如无菌敷料、包扎用品、固定骨折用品等。⑤其他：配备一次性手套、口罩、洗手液、纸杯、手纸、呕吐袋等简单便民的物品。

（三）人员设置

分诊处工作人员的设置与数量是以分诊工作任务和急诊科日平均患者流量为参考而设置的，通常可设置下列人员。①急诊护士：分诊区至少应设置一名急诊护士，负责收集医疗护理相关信息，如主诉、血压、脉搏、呼吸、体温、既往史、过敏史、病情危重程度等。②职员：如挂号员可负责收集患者的自然情况、保险情况或挂号收费等。③护理辅助人员：协助护送患者进入治疗区，陪同患者检查、入院等。④保安人员：协助维持急诊科的正常工作秩序，保障医护人员与患者安全。

四、急诊常用分诊方法

分诊的方法众多，不同地区医疗机构所采用的分诊方法也不同。概括来说，急诊分诊方法可分为三大类。

1. 交通指挥分诊法　此类分诊方法通常由非医护人员负责接待每一位患者，凭直觉决定患者是否需要在急诊科接受立刻救治。

2. 现场检查分诊法　通常适用于就诊患者人数较少的急诊科，当患者到达时，进行病情评估，然后分流。

3. 综合分诊法　由急诊科护士负责根据患者生理、心理、社会等综合因素进行分诊，现绝大部分国家和地区的综合医疗机构基本采用此类分诊方法。

五、急诊患者病情分级

（一）病情严重程度分类系统

病情严重程度分类系统（triage severity rating systems）可分为如下三大类别。①三级分类:危急、紧急和非紧急;②四级分类:危急、紧急、次紧急和非紧急;③五级分类:危殆、危急、紧急、次紧急和非紧急。自 2000 年以后,大部分发达国家和地区采用五级分类系统,例如:加拿大分诊敏锐级别（CTAS）、美国紧急严重指数（ESI）、澳大利亚分诊级别（ATS）、英国曼彻斯特分诊系统（MTS）等。不同国家的病情严重程度分类系统（以下简称"分类"）名称虽不同,但其原则性和分诊类别基本相同。这里将三级分类和五级分类介绍如下。

1. 三级分类

（1） Ⅰ级——危急:危及患者生命或肢体的急重症,如不立即抢救与治疗,患者将失去生命、肢体或视力。例如:心搏呼吸骤停、剧烈胸痛疑为急性心肌梗死、严重呼吸困难、严重创伤伴血流动力学不稳定休克、急性重度中毒等。如应用颜色标识为红色。

（2） Ⅱ级——紧急:患者病情紧急,可能不严重,如不尽快治疗仍存在生命危险。例如:高热（体温＞40 ℃）、腹痛但生命体征平稳等。如应用颜色标识为黄色。

（3） Ⅲ级——非紧急:患者患有一般急症或轻度不适,需要常规处理,无生命危险,可以等待就诊。例如:上呼吸道感染、皮疹、踝扭伤等。如应用颜色标识为绿色。

2. 五级分类

（1） Ⅰ级——危殆:生命体征极不稳定,如得不到及时救治,有生命危险。须立即将患者送到抢救室进行抢救。例如:心搏呼吸骤停、严重创伤/多发伤伴大出血或低血容量性休克、严重呼吸困难、上呼吸道阻塞、过敏性休克或严重哮喘等。如应用颜色标识为红色。

（2） Ⅱ级——危急:随时可能出现生命危险,生命体征临近正常值,但可能迅速发生变化。需要立即将患者送到抢救区域,在 15 min 之内给予紧急处理与严密观察。例如:胸痛怀疑急性心肌梗死、外科危重急腹症、严重创伤或骨折、中度呼吸困难、无慢性阻塞性肺疾病患者 SpO_2 90％、慢性阻塞性肺疾病患者 SpO_2 85％～90％、心律失常（P＞140 次/分或＜50 次/分）、收缩压＞90 mmHg 伴有代偿症状（HR＞120 次/分,皮肤湿冷）等。如应用颜色标识为橙色。

（3） Ⅲ级——紧急:病情有潜在加重的危险,但生命体征稳定,必要时需要给予及时诊治。可暂时等候就诊,等待时间不超过 30 min。例如:闭合性骨折、轻度气促、无慢性阻塞性肺疾病患者 SpO_2 90％～95％、高血压（BP＞220/120 mmHg,伴头晕、头痛）、发热伴寒战、急性尿潴留等。如应用颜色标识为黄色。

（4） Ⅳ级——次紧急:急性发病但病情、生命体征稳定,预计没有严重并发症,可等待就诊,必要时给予治疗,患者等待时间以不超过 2 h 为宜。例如:轻度呼吸困难（SpO_2 正常,R＜20 次/分）、无症状的高血压、非严重的骨折/脱位（如手指）呕吐/腹泻（无脱水）、严重扭伤、持续发热（＞5 天）等。如应用颜色标识为绿色。

（5） Ⅴ级——非紧急:轻症,病情、生命体征稳定,预计病情不会加重,可安排患者在急诊候诊区等候,但等候时间以不超过 4 h 为宜,必要时给予治疗。病情允许亦可介绍患者到普通门诊就诊。例如:失眠、便秘、皮疹、尿路感染等。如应用颜色标识为蓝色。

五级分类分诊要求分诊护士具备急诊工作相关的资历、专科知识以及问诊、体检、沟通技能。急诊科要定期对分诊护士进行分诊相关规定等方面的培训、评价和考核。同时加强对外宣传分诊系统，因为患者和家属与医护人员对急诊要求不同，对患者和家属来说，他们要求快速就诊，但对医护人员来说，他们要按病情的严重程度决定就诊的先后次序。这种分歧，往往会引发麻烦，甚至引起不必要的冲突，特别是将新分诊模式引进医疗体系时，对外宣传工作更为重要。

（二）我国急诊患者病情分级

为推动急诊科规范化建设、提高急诊患者分诊准确率、保障急诊患者医疗安全，结合我国实际，2011 年 8 月，卫生部发布了《急诊患者病情分级指导原则》，根据患者病情评估结果进行分级（表 3-1）。

表 3-1　我国急诊患者病情分级

级　别	标　准	
	病情严重程度	需要急诊医疗资源数量
1 级	A 濒危	—
2 级	B 危重	—
3 级	C 急症	≥2
4 级	D 非急症	0～1

注："需要急诊医疗资源数量"是急诊患者病情分级补充依据，如临床判断患者为"非急症患者"（D 级），但患者病情复杂，需要占用 2 个或 2 个以上急诊医疗资源，则患者病情分级定为 3 级。3 级患者包括急症患者和需要急诊医疗资源数量≥2 的"非急症患者"；4 级患者指"非急症患者"，且所需急诊医疗资源数量≤1。

1. 1 级：濒危患者　病情可能随时危及患者生命，需立即采取挽救生命的干预措施，急诊科应合理分配人力和医疗资源进行抢救。

临床上出现下列情况要考虑为濒危患者：气管插管患者、无呼吸/无脉搏患者、急性意识障碍患者，以及其他需要采取挽救生命干预措施的患者，这类患者应立即送入急诊抢救室。

2. 2 级：危重患者　病情有可能在短时间内进展至 1 级，或可能导致严重致残者，应尽快安排接诊，并给予患者相应处置及治疗。

患者来诊时呼吸、循环状况尚稳定，但其症状的严重性需要很早就引起重视，患者有可能发展为 1 级，如急性意识模糊、定向力障碍、复合伤、心绞痛等。急诊科需要立即给这类患者提供平车和必要的监护设备。患者主诉严重影响自身舒适感，如严重疼痛（疼痛评分≥7/10），也属于该级别。

3. 3 级：急症患者　患者目前明确没有在短时间内危及生命或严重致残的征象，应在一定的时间段内安排患者就诊。

患者病情进展为严重疾病和出现严重并发症的可能性很低，也无严重影响患者舒适性的不适，但需要急诊处理缓解患者症状。在留观和候诊过程中出现生命体征异常者，病情分级应考虑上调一级。

4. 4 级：非急症患者　患者目前没有急性发病症状，无或很少不适主诉，且临床判断需要急诊医疗资源数量很少（≤1）的患者。如需要急诊医疗资源数量≥2，病情分级上调 1 级，定为 3 级。

生命体征异常参考指标（急诊病情分级用）

列入急诊患者病情分级的医疗资源

六、分诊程序

分诊程序应及时、简洁,当患者一进入急诊就诊,分诊护士就应立即启动分诊程序,一般要求在 2～5 min 内完成。根据规定,疑似传染病患者应到隔离区候诊,减少传染机会。

分诊程序包括分诊问诊、测量生命体征、分诊分流、分诊护理和分诊记录。

（一）分诊问诊

首先要立即问候来诊患者和家属,询问患者的不适情况。可应用以下模式进行问诊。

1. SAMPLE　这是六个英文单词首字母组成的单词,主要用于询问病史。其中 S(symptom and sign)表示症状与体征;A(allergy)表示过敏史;M(medication)表示用药情况;P(pertinent medical history)表示相关病史;L(last meal or last menstrual period)表示最后进食时间或最近一次经期时间;E(event surrounding this incident)表示围绕患病前后情况询问。

2. OLDCART　亦为英文单词首字母组成的单词,用于评估各种不适症状。其中 O(onset)表示发病时间;L(location)表示部位;D(duration)表示持续时间;C(characteristic)表示不适特点;A(aggravating factor)表示加重因素;R(relieving factor)表示缓解因素;T(treatment prior)表示来诊前治疗。

3. PORST　亦为英文单词首字母组成的单词,用于疼痛评估。其中 P(provoke)表示诱因;O(quality)表示性质,即疼痛的性质,如绞痛、钝痛、针刺样痛、刀割样痛、烧灼样痛等;R(radiation)表示放射,有无放射痛,放射部位;S(severity)表示程度,疼痛的程度如何,可应用疼痛评估工具(如 0～10 数字评分法)进行评估;T(time)表示时间,疼痛开始、持续、终止的时间。

分诊护士亦可运用眼、耳、鼻、手等感官配合快速收集患者的客观资料。如用眼观察气道通畅和呼吸情况、外出血、意识状态、疼痛表现、皮肤颜色状况、慢性病表现、营养状态、活动状况以及行为举止等。用耳听呼吸音、语音、语气、语调。用鼻嗅便、尿、呕吐物、酮体、酒精、烟等的气味。用手触摸患者脉搏了解其频率、节律及充盈度,同时还可了解体温等情况。

（二）测量生命体征

生命体征是就诊的基本资料,包括血压、脉搏、体温、呼吸、血氧饱和度、格拉斯哥昏迷指数评分等。如果发现生命体征不稳定或不正常,应立刻将患者送往抢救室。

（三）分诊分流

根据患者的主观和客观的数据,进行简单的医疗体检,然后进行分诊分流,按照分诊分类结果,安排患者就诊或候诊。

（四）分诊护理

在日常工作中,分诊之后应引导一般急诊患者到相关科室就诊,危重症患者应由分诊护士先送入抢救室进行抢救,之后再办理就诊手续。任何需要紧急处理的危重症患者,分诊护士都必须及时通知医生,必要时配合抢救。实施分诊时所提供的护理,包括诊断性检查、现场救治措施或启动的感染控制措施。

在分诊过程中,除按常规分诊程序进行分诊之外,还应注意以下几点:①濒危和危重症患者须立刻送往抢救室抢救,实行先抢救后补办手续的原则。②不是每一名患者都必须经过分诊处才可进入抢救室,如事前已由救援单位(如院前急救"120")

通知急诊科的濒危和危重症患者，即可不经分诊处，直接送入抢救室。③保证分诊准确。分诊级别过高，则会增加急诊医生与护士在单位时间内的急诊工作量，而使真正需要快速救治的患者等候过久。分诊级别过低，则使Ⅱ、Ⅲ级的急诊患者久候，甚至延误救治。因此，定期评价急诊分诊系统和对分诊护士进行考核与培训非常重要。④如有分诊错误，应按首诊负责制处理，即首诊医生先看再转诊或会诊，分诊护士应做好会诊、转科协调工作。⑤遇成批伤员时，应立即报告上级及有关部门，同时按所在医疗单位规定进行快速检伤、分类、分流处理。多发伤员病情涉及两个专科以上的，应先分诊到病情最重的科室，由其首先负责处理。⑥遇患有或疑似患有传染病患者，应按规定将其安排到隔离室就诊。⑦遇身份不明的患者，应先予分诊处理，同时按所在医疗单位规定进行登记、报告。神志不清者，应由两名以上工作人员清点其随身所带的钱物，签名后上交负责部门保存，待患者清醒或家属到来后归还。

（五）分诊记录

分诊记录的基本要求是清晰而简单，基本记录内容包括患者到达急诊的日期与时间、分诊时间、患者年龄与性别、生命体征、病情严重程度分级、过敏史、分诊护士签名等。亦可根据 SOAP 进行记录。S（subjective）表示主诉；O（objective）表示客观情况；A（assess）表示分析判断；P（plan）表示计划，组织抢救程序和进行专科分诊。

七、分诊护士的资质

分诊护士是急诊科的重要成员之一，扮演着守门员/把关员的角色。要求急诊分诊护士能够在 2～5 min 内准确完成每一位来诊者的病情严重程度分类，合理利用急诊科资源。因此，并不是所有的急诊护士都能胜任急诊分诊工作。

对急诊分诊护士基本要求如下：①接受急诊分诊系统培训，且具有一定的急诊临床护理工作经验，以确保急诊分诊质量。②善于沟通，能够在短时间内与来诊患者和家属建立良好的护患关系。③具有良好的心理素质，能够承受外界压力和突发事件。④决策果断，应变能力强。⑤善于提问，能视具体情况提问相关问题。⑥拥有丰富的急诊相关知识。⑦熟练掌握和应用护理评估技能。⑧掌握疾病控制和感染预防的相关知识。⑨掌握急诊相关的法律知识。⑩具有较强的急救能力。

知识链接

三级医院急诊科质量管理评价指标参考值

（1）急救物品完好率100%。

（2）急诊分诊正确率≥90%。

（3）病历合格率≥90%。

（4）急诊危重症患者在就诊 5 min 内应得到处置。急诊会诊医生 10 min 内到位。

（5）急诊患者留观时间≤48 h。

（6）急危重症抢救成功率≥80%。

（7）危重症患者护理合格率≥90%。

（8）抢救记录于抢救结束后 6 h 内补记。

（9）挂号、划价、收费、取药等服务窗口等候时间≤10 min。

（江锦芳）

直通护考

答案与解析

一、选择题

1. 关于急诊科的布局,下列哪项不正确?（　　）

A. 尽量远离住院部

B. 有专门的出入口通道

C. 分诊室设立在入口明显位置

D. 清创室与抢救室、外科诊室相邻

E. 抢救室靠近急诊科的进口处

2. 急诊分诊准确率应达到（　　）。

A. 80% 　　　B. 85% 　　　C. 90% 　　　D. 100% 　　　E. 95%

3. 下列哪一项不属于急诊护士资料收集的方法?（　　）

A. 问 　　　B. 听 　　　C. 触 　　　D. 教 　　　E. 看

二、填空题

1. 我国院前急救机构的特点是_____,_____,_____。

2. EMSS 即急救医疗服务体系,包括_____,_____,_____,并有相应的法律保护。

三、简答题

1. 简述院外急救的特点。

2. 简述院前急救的原则。

3. 简述急诊科的任务。

第四章 心搏骤停与心肺脑复苏

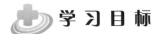

学习目标

1. 掌握：心搏骤停、心肺脑复苏的概念，基础生命支持。
2. 熟悉：心搏骤停的原因、类型，高级生命支持及延续生命支持。
3. 了解：心搏骤停的病理生理变化。
4. 具有"时间就是生命"的急救意识和应变能力。

第一节 心搏骤停

案例导入

半程马拉松比赛中，一名二十五岁男选手在跑过终点 10 m 后，出现心搏骤停现象，经现场急救团队紧急心肺复苏后，其自主心律恢复，目前已转送医院心内科进一步治疗。

医院急诊科主任向记者详细介绍了现场情况。赛前医疗团队估计在终点发生猝死的概率较高，因此该处设置了四个医疗点，距离终点 20 m 就有一个。比赛时医疗人员发现该名男子冲刺时的步态不太正常，冲过终点 10 m 后他俯面倒地，急救人员第一时间冲了过去，当时他还有意识，呻吟了几句，但四肢呈痉挛状态，抬上担架送到救护车上，抽搐之后出现心室颤动，救护人员立即进行心肺复苏，除颤做了四次，终于该名男子自主心律恢复，初步复苏成功。

心搏骤停（sudden cardiac arrest，SCA）是指在各种严重致病因素作用下，心脏射血功能突然终止，引起全身严重缺血缺氧。心搏骤停是临床中最危重的急症，可导致患者迅速死亡，应尽早实行高质量的心肺脑复苏，恢复有效的呼吸和循环功能，保证脑组织的血液供应，提高患者生存率，改善复苏后生存质量。

一、心搏骤停的原因

心搏骤停的原因通常分为两大类：一类为心源性因素，即心脏本身的病变；另一类为非心源性因素，即心脏以外的病变。

（一）心源性因素

1. 冠状动脉粥样硬化性心脏病 这是成人心搏骤停的最主要病因，多见于急性心肌梗死引发心室颤动或心室停顿。

2. 心肌病变 急性病毒性心肌炎及原发性心肌病常并发室性心动过速或严重的房室传导阻滞，导致心搏骤停。

3. 主动脉疾病 主动脉瘤破裂、夹层动脉瘤、主动脉发育异常等，如马凡氏综合征、主动脉瓣狭窄。

（二）非心源性因素

1. 呼吸停止 如气管异物损害、烧伤或烟雾吸入致气道组织水肿、溺水和窒息等所致的气道阻塞，脑卒中、巴比妥类等药物过量及头部外伤等均可致呼吸停止。此时气体交换中断，心肌和全身器官组织严重缺氧，导致心搏骤停。

2. 严重的电解质与酸碱平衡失调 体内严重缺钾和严重高血钾均可致心搏骤停。血钠和血钙过低可加重高血钾的影响。严重高血钙可致传导阻滞、室性心律失常甚至发生心室颤动。

3. 药物中毒或过敏 锑剂、氯喹、洋地黄类、奎尼丁等药物的毒性反应可致严重心律失常而引起心搏骤停。青霉素、链霉素、某些血清制剂发生严重过敏反应时，也可导致心搏骤停。

4. 电击、雷击 电击伤因强电流通过心脏而引起心搏骤停。强电流通过头部，可引起生命中枢功能障碍，导致呼吸和心搏骤停。

5. 麻醉和手术意外 如麻醉剂量过大、全脊麻等可能引起心搏骤停。

二、心搏骤停的临床表现

（1）突然摔倒，意识丧失，面色苍白或青紫。

（2）呼吸停止，或叹息样呼吸继而停止。

（3）大动脉搏动消失，触摸不到颈、股动脉搏动。

（4）双侧瞳孔散大。

（5）可伴有抽搐和大小便失禁等。

三、心搏骤停心电图变化的类型

1. 心室颤动 简称室颤，是心搏骤停时最常见的心电图类型。心室肌发生快速、极不规则、不协调的颤动。心电图表现为 QRS 波群消失，代之以振幅、高低、大小各异的波浪形曲线，频率为 250～500 次/分。若颤动波波幅高且频率快，称为粗颤，较容易复律；若波幅低且频率慢，称为细颤，复律可能性小，多为心脏停顿先兆（图 4-1）。

2. 无脉性室性心动过速 是心搏骤停时常见的心律失常。心电图表现为 QRS 波群宽大畸形，ST-T 波方向与 QRS 波群主波方向相反，频率为 150～300 次/分（图 4-2）。

3. 心脏停搏 又称心室静止。心房、心室肌完全失去电活动能力，心电图上房室均无激动波可见，呈一直线，或偶见 P 波（图 4-3）。

4. 无脉性电活动 又称心电-机械分离。指心肌仍有生物电活动，但无有效的

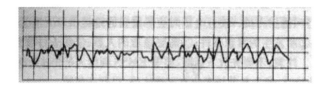

图 4-1　心室颤动

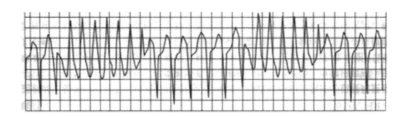

图 4-2　无脉性室性心动过速

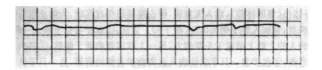

图 4-3　心脏停搏

机械功能，断续出现慢而极微弱且不完整的"收缩"情况，心电图上有间断出现的宽而畸形、振幅较低的 QRS 波群，频率多小于 20 次/分。此时心脏无射血功能，心脏听诊时无心音，周围动脉无搏动（图 4-4）。

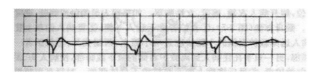

图 4-4　无脉性电活动

以上四种类型的心搏骤停心电图变化，虽在心脏电活动或机械活动方面各有其特点，但共同的结果是心脏丧失有效收缩和排血功能，使血液循环停止而引起相同的临床表现。

四、心搏骤停的诊断

突然意识丧失，伴有大动脉搏动消失，是心搏骤停的主要诊断标准。

一旦发现患者没有反应，第一目击者应立即检查呼吸和脉搏，检查时间不应超过 10 s，不能在 10 s 内明确感觉到呼吸和脉搏，应立即启动应急反应系统（现场呼救），并予以心肺复苏。

五、心搏骤停的病理生理变化

心搏骤停是死亡和神经功能障碍的主要原因。院外心搏骤停的发生率约每年 8 人/万人。尽管复苏的技术得到发展，患者的出院状态仍是不理想的，仅有 10％的患者存活到出院，5％的患者神经系统完全恢复。

心肺复苏后状态的主要决定因素是缺血缺氧性脑损伤。在 68％的院内心搏骤停患者和 23％的院外心搏骤停患者中,缺血缺氧性脑损伤是死亡的主要原因。缺血缺氧性脑损伤与显著的神经功能障碍有关,范围从轻度认知障碍到最低意识程度和持续性植物状态。

（一）体内各种主要脏器对无氧缺血的耐受力

正常体温时,心肌和肾小管细胞的不可逆的无氧缺血耐受阈值约 30 min。肝细胞可在无氧缺血状态维持代谢 1～2 h。肺组织由于氧可以从肺泡弥散至肺循环血液中,所以肺能维持较长时间的代谢。脑组织各部分的无氧缺血耐受力不同,大脑 4～6 min,小脑 0～15 min,延髓 20～30 min,脊髓 45 min,交感神经节 60 min。

（二）无氧缺血时细胞损伤的进程

心搏骤停后,循环停止,如立即采取抢救措施,能使组织灌注量维持在正常血供量的 25％～30％。大多数组织细胞和器官,包括神经细胞均能通过低氧葡萄糖分解,获得最低需要量的三磷酸腺苷（ATP）。心脏搏动的恢复性很大,脑功能也不会受到永久性损伤。如血供量只达 15％～25％,组织细胞的葡萄糖供应受到限制,氧亦缺乏,ATP 的合成受到严重影响,含量降低。如心脏搏动未恢复,组织灌注量亦未能增加,ATP 就会耗竭,正常细胞的内在环境稳定性即被严重破坏。如组织灌注量只维持在正常血供量的 10％以下,即所谓的"涓细血流",ATP 迅速耗竭,合成和分解代谢全部停顿,称为"缺血性冻结"。此时蛋白质和细胞膜变性,线粒体和细胞核破裂,胞浆空泡化,最后溶酶体大量释出,细胞发生坏死,造成细胞的不可逆性损伤。

（三）脑复苏的重要性

一项临床统计显示:经"复苏存活"住院的患者最终死亡,其中明显的神经系统损伤者占死亡人数的 59％,严重心力衰竭者占死亡人数的 31％。这些患者的组织损伤可以认为都是在再灌流以后加重的。有的学者称之为"复苏后综合征"。低灌流期以后,经过救治,脑组织可能恢复部分功能,并逐渐完全恢复（这与抢救时机及所采取的措施有密切关系）;或持续性低灌流,导致长期或永久性昏迷;或发展至脑死亡。

脑组织是最易受缺氧损伤的人体器官。这是由于它的高代谢率、高氧耗量和对高血流量的要求。整个脑组织重量只占体重的 2％,但静息时,它要求的氧占人体总摄取量的 20％,要求的血流占心排血量的 15％。心搏骤停后引起的无氧性缺血,脑组织中的 ATP 含量即减少 90％。因此心搏停止后最早出现的症状之一是深昏迷。基础生命抢救的主要目的,亦即提供脑组织最低的血流量。实验发现,心搏骤停后直至血供降至正常的 30％以下,大脑的神经元突触的传导功能都可以维持。如果降至 20％以下,神经元的生存力将受到损坏。

知识拓展

救 治 体 系

提供医疗服务需要架构（如人员、器材、教育等）与流程（如政策、协议、程序等）,把它们综合起来,就能形成一个系统,产生最佳结果（如患者的存活、安全、质量、满意等）。一套有效的救治体系,能在一个质量持续改进的框架中融入所有元素,如架构、流程、系统和患者预后等。

Note

第二节　心肺脑复苏术

心肺脑复苏(cardio-pulmonary cerebral resuscitation,CPCR)是指使心搏、呼吸骤停的患者迅速恢复循环、呼吸和脑功能的紧急医疗措施。脑复苏是在心肺复苏的基础上,加强对脑细胞损伤的防治和促进脑功能的恢复,此过程决定患者的生存质量。完整的CPCR包括三个阶段:基础生命支持(basic life support,BLS)、高级心血管生命支持(advanced cardiovascular life support,ACLS)和延续生命支持(prolonged life support,PLS)。

一、基础生命支持

基础生命支持包括胸外心脏按压(circulation)、开放气道(airway)、人工呼吸(breathing)、心脏除颤(defibrillation)。基础生命支持的主要目标是使患者恢复循环,向心、脑及其他重要器官供氧,延长机体耐受临床死亡的时间。成人基础生命支持具体操作步骤如下。

（一）评估现场环境与判断患者情况

救护者到达现场后,必须快速评估现场环境是否安全,特别是院外环境。判断患者是否有意识,可采取"轻拍重唤"的方法,即轻拍患者肩膀并分别在双侧耳旁大声呼唤。在判断患者情况的过程中,避免摇晃或移动患者,以免造成二次损伤。

若患者无意识,救护者应立即判断动脉搏动及呼吸情况。成人检查颈动脉有无搏动,方法是右手的示指和中指并拢,从患者的气管正中部位向旁滑移 $2\sim3$ cm,在胸锁乳突肌内侧轻触颈动脉。儿童可检查股动脉,婴儿可检查其肱动脉或股动脉。同时,判断呼吸情况,可以通过直接观察胸廓的起伏来确定患者的呼吸状况,也可以通过患者鼻、口部有无气流或在光滑表面产生雾气等方法来判断。判断呼吸、大动脉搏动的时间为 $5\sim10$ s。

（二）启动应急反应系统

患者无反应且没有呼吸或呼吸异常(如濒死叹息样呼吸,又叫比奥呼吸),或不能在 10 s 内明确感觉到脉搏,应立即启动应急反应系统。在院外拨打"120",向他人快速求救并获取自动体外除颤仪(automated external defibrillator,AED),如果现场有AED,可考虑实施体外除颤;院内应呼叫其他医护人员并快速获取体外除颤仪。

对社区来说,利用社会媒体技术,帮助在院外疑似发生心搏骤停的患者呼叫附近有意愿帮助并有能力实施心肺复苏的施救者是有一定合理性的。

（三）摆放体位

迅速置患者于复苏体位,即仰卧于硬质平面上,头、颈部应与躯干保持在同一轴面上,将双上肢放置在身体两侧,解开衣服,暴露胸壁。救护时,患者及救护者应采取正确体位,以利于救护。救护者应双腿跪于(或立于)患者一侧。单人抢救时,救护者两膝分开,与肩同宽,与患者保持约一拳距离,以利于吹气和按压,应避免来回移动膝部。双人抢救时,两人相对,一人跪于患者的头侧负责人工呼吸,另一人跪于胸侧负责胸外心脏按压。

单人心肺复苏技术

（四）胸外心脏按压

1．按压部位　成人和儿童的按压部位为胸骨中下三分之一交界处,定位方法为剑突上两横指或双乳头连线中点;婴儿按压部位在两乳头连线中点下一横指处。胸外心脏按压部位如图 4-5 所示。

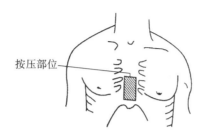

图 4-5　胸外心脏按压部位

2．按压姿势　患者应仰卧平躺于硬质平面,救护者位于其旁侧。若胸外按压在床上进行,应在患者背部垫以硬板。用一只手掌根部置于按压部位,另一手掌根部叠放其上,双手指紧扣,以手掌根部为着力点进行按压。身体稍前倾,使肩、肘、腕位于同一轴线上,与患者身体平面垂直。用上身重力按压,按压与放松时间相同(图 4-6)。每次按压后胸廓完全回复,但放松时手掌不离开胸壁。按压暂停间隙救护者不可双手倚靠患者。同时避免冲击式按压。

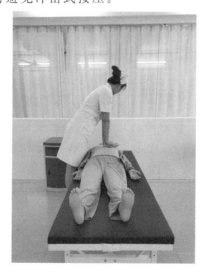

图 4-6　心肺复苏

3．按压频率　100～120 次/分,同时尽可能减少胸部按压中断时间和次数,中断时间限制在 10 s 以内,对于没有建立高级气道接受心肺复苏的心搏骤停的成人患者,实施心肺复苏的目标应该是尽量提高胸部按压在整个心肺复苏中的比例,目标比例为至少 60%。

4．按压深度　行成人心肺复苏时,按压深度为 5～6 cm。每次按压后使胸廓充分回弹,不可在每次按压后倚靠在患者胸上。胸廓回弹能够产生相对胸廓内负压,促进静脉回流和心肺血流。

5．按压-通气比值　胸外心脏按压必须同时配合人工呼吸,成人心肺复苏无论单人操作(图 4-7)还是双人操作(图 4-8),胸外心脏按压和人工呼吸的比例均为 30∶2。

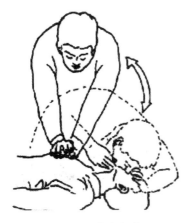

图 4-7　单人复苏

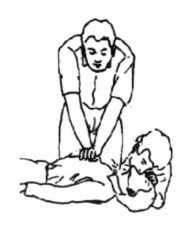

图 4-8　双人复苏

　　为避免救护者过度疲劳，专家建议实施胸外心脏按压者应每 2 min（5 个循环）交换一次。但两人交换位置所用的时间要尽可能短，不应超过 5 s。

　　双人复苏时，一人在患者一侧完成胸外按压，另一人在患者头侧，维持气道开放，进行人工呼吸，并观察是否有动脉搏动。

　　胸外心脏按压常见并发症有肋骨骨折、胸骨骨折、血气胸、肺损伤、胃扩张、心包填塞、肝脾损伤和脂肪栓塞等。这些并发症多由于按压位置不当或用力不当所致。因此按压时应掌握方法和要领，复苏后常规做 X 线检查及加强监护，以便及时处理。

　　（五）开放气道

　　昏迷患者全身肌肉包括下颌、舌、颈部肌肉松弛，舌根后坠，在咽部水平堵塞气道。因此，开放气道从而保持呼吸道通畅，是进行人工呼吸的关键步骤。将患者头偏向一侧，清除口腔污物、呕吐物，取下活动义齿，然后按以下手法开放气道。

　　1. 仰头抬颏法　又称压额抬颏法，适用于头颈部无明显损伤的患者。患者取仰卧位，救护者一手置于患者前额，手掌用力使头向后仰，另一手的示指和中指放在颏部向上抬颏，使下颌角和耳垂的连线与地面成一定角度，成人 90°、儿童 60°、婴儿 30°。手指勿用力压迫下颌部软组织，以免造成气道梗阻。

　　2. 仰面抬颈法　使患者平卧，救护者一手抬起患者颈部，另一手以小鱼际肌侧下按患者前额，使其头部后仰，颈部抬起。

　　3. 双手托颌法　适用于怀疑有颈椎损伤的患者。患者平卧，救护者站于患者头侧，肘部放置在患者头部两侧，用两手同时将左右下颌角托起，使其下齿高于上齿，头后仰。动作过程中要避免搬动颈部。

　　（六）人工呼吸

　　人工呼吸是用人工方法（手法或机械）借外力来推动肺、膈肌或胸廓的活动，使气体被动进入或排出肺脏，以保证机体氧的供给和二氧化碳排出。正常人呼出气中含有二氧化碳和 16%～18% 的氧，救护者以通常 2 倍的换气量吸气后，吹入患者的气道。在规律吹气条件下，可使血 $PaCO_2$ 达 30～40 mmHg，$PaO_2 > 75$ mmHg，$SaO_2 > 90%$。

　　采用人工呼吸时，每次通气必须使患者的肺脏膨胀充分，可见胸廓上抬即可，切忌过度通气。在建立高级气道后，实施连续通气的频率统一为每次 6 s（10 次/分）。但应该强调，在人工通气时应该使用个人保护装置（如面膜、带单向阀的通气面罩、球囊面罩等)对患者实施保护。

1. 口对口人工呼吸 救护者用仰头抬颏法保持患者气道通畅,用压前额手的拇指、示指捏紧患者的鼻翼,防止吹气时气体从鼻孔逸出。救护者正常呼吸,用口封罩住患者口唇,将气吹入患者口中,连续缓慢吹气 2 次,每次吹气至患者胸廓抬起。每次吹气毕,救护者头稍抬起并侧转换气,同时松开捏鼻翼的手,让患者的胸廓及肺依靠其弹性自动回缩,排出肺内的气体(图 4-9)。

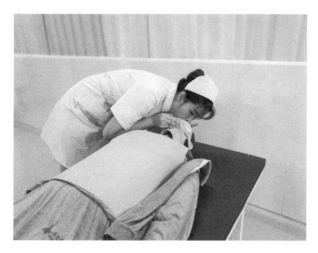

图 4-9 人工呼吸

2. 口对鼻人工呼吸 适用于口周外伤或张口困难的患者。在保持气道畅通的条件下,救护者于深吸气后以口唇紧密封住患者鼻孔周围,用力向鼻孔内吹气。吹气时应用手将患者颏部上推,使上下唇合拢,呼气时放开。其他要点同口对口人工呼吸。婴幼儿救护时可进行口对口鼻人工呼吸。

无论以何种形式进行人工呼吸,都应给予患者足够的通气,每次呼吸超过 1 s,每次须使胸部隆起。同时,必须注意避免过度通气(每分钟人工呼吸次数过多或每次人工呼吸给予的潮气量过大)。过度通气会增加胸廓内压,减少心脏的静脉回流,降低心排血量。另外,过度通气还可能导致胃胀气。过大的通气量和过快的通气速度会引起咽喉部的压力过高使食道开放,气体进入胃内,导致胃胀气,甚至可引起呕吐和胃内容物误吸。

知识拓展

心肺复苏操作指南更新

2018 年 11 月 5 日,*Circulation* 杂志官网上发布了《2018 年心肺复苏和紧急心血管护理共识及治疗推荐摘要》(以下简称《摘要》),对心肺复苏质量控制参数进行更新。《摘要》中建议,按压深度为至少 5 cm,按压速度为 100～120 次/分且每次按压要使胸廓完全回复;按压时尽量减少中断;避免过度通气;每 2 min 更换按压人员,若疲乏则缩短更换间隔。

(七)电除颤

心搏骤停时,最常见的心律失常是心室颤动,而终止心室颤动最迅速、最有效的方法是电除颤。研究证实,对于心室颤动(VF)患者每延迟 1 min 除颤,抢救成功率降低 7%～10%，因此早期电除颤是提高复苏成功率的有效措施。心律分析证实为心室颤动/无脉性室性心动过速应立即行电除颤，之后做 5 组心肺复苏（CPR），再检查心律，必要时再次除颤。自动体外除颤仪能够自动识别可除颤心律，适合各种类型的施救者使用。如果施救者目睹发生心脏骤停且现场附近有 AED，施救者应立即开始 CPR，待 AED 准备就绪并尽快使用。电除颤仪如图 4-10 所示。

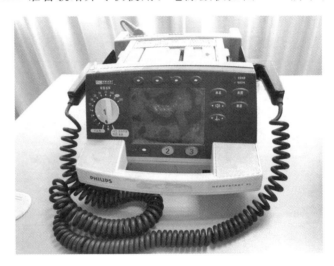

图 4-10　电除颤仪

　　胸外除颤时，电极板位置多采用前侧位，将右胸电极板放在胸骨右缘锁骨下方或第 2～3 肋间（心底部），左胸电极板置于左乳头外下方或左腋前线内第 5 肋间（心尖部），电极下应垫以盐水纱布或导电糊并紧压于胸壁。双向波除颤仪调节能量为 200 J，单向波除颤仪调节能量为 360 J。小儿开始的能量一般为 2 J/kg，再次除颤至少为 4 J/kg，最大不超过 10 J/kg。

　　1. 除颤仪电除颤　在除颤仪准备好之前，应持续心脏按压。心室颤动选用非同步电除颤模式。一次除颤未成功，重复除颤。

　　（1）操作步骤：

　　① 摆好体位，取平卧位，解开衣扣。

　　② 打开除颤仪电源，拿起手柄，将电极板涂好导电糊或包上浸有生理盐水的纱布。

　　③ 旋转能量选择按钮，选择双向电击能量 200 J。

　　④ 右手拇指按下手柄上的充电键。

　　⑤ 左手柄置于胸骨右缘锁骨下方，右手柄置于左乳头外下方。

　　⑥ 嘱其他人离开患者床边。操作者两臂伸直固定电极板，使自己的身体离开床缘，然后双手同时按下放电按钮，进行除颤。

　　⑦ 放电后立即观察心电示波，了解除颤效果。

　　电除颤操作如图 4-11 所示。

　　（2）注意事项：

　　① 对安有永久性起搏器的患者除颤，电极勿靠近起搏器，因为除颤会造成其功能损害。

　　② 电极放的位置要准确，并应与患者皮肤密切接触，保证导电良好。

　　③ 电击时，任何人不得接触患者及病床，以免触电。

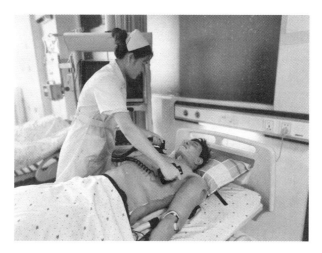

图 4-11　电除颤操作

④ 对于细颤型心室颤动者,应先进行心脏按压、氧疗及给药等处理后,使之变为粗颤,再进行电击,以提高除颤成功率。

⑤ 电击部位皮肤可有轻度红斑、疼痛,也可出现肌肉痛,3～5 天后可自行缓解。

⑥ 开胸除颤时,电极直接放在心脏前后壁。除颤能量一般为 5～10 J。

2. 自动体外除颤仪　这是一种便携、易于操作,专为现场急救设计的急救设备,从某种意义上讲,AED 不仅是急救设备,更是一种急救新观念,一种由现场目击者最早进行有效急救的观念。AED 有别于传统除颤仪,可以经内置电脑分析和确定发病者是否需要予以电除颤。在除颤过程中,AED 的语音提示和屏幕显示使操作更为简便易行。AED 非常直观,学习简单,易于操作。

首先在除颤前必须确定被抢救者具有"三无征",即无意识、无脉搏、无呼吸。具体操作步骤:打开电源开关,将两个电极固定在患者胸前,机器自动采集和分析心律失常,操作者可获得机器提供的语音或屏幕信息。一经明确为致命性心律失常(室性心动过速、心室颤动),语音即提示急救人员按除颤键,如不经判断并按除颤键,机器不会自行除颤,以免误电击。

(八) 心肺复苏有效的表现

在完成 5 个循环人工呼吸和胸外按压操作后或每隔 2 min,急救人员应检查患者颈动脉搏动及呼吸等情况。如仍未恢复呼吸、心搏,应重新开始胸外按压,在呼吸、心搏未恢复的情况下,不要中断 CPR。基础生命支持有效的标志如下。

(1) 颈动脉搏动出现。

(2) 自主呼吸恢复。

(3) 收缩压＞60 mmHg(8.0 kPa)。

(4) 面色、口唇由苍白、发绀变红润。

(5) 瞳孔由大变小,对光反射恢复。

(6) 患者出现眼球活动、呻吟、手脚抽动。

(九) 常规终止时限与超长心肺复苏

一般情况下,患者心搏骤停行 CPR 30 min 后,未见复苏有效表现,评估脑功能有不可逆表现,预测复苏无望,则宣告终止 CPR。随着对疾病的认识加深和现代科技的进步,对部分心搏骤停患者,可适当延长 CPR 时间,有可能获得成功。

考虑实施超长时限 CPR 的情况如下。心搏骤停的产生是由于特殊的病因,例如淹溺、低温、强光损伤、药物中毒等。又如手术室内在手术麻醉的状态下实施 CPR,心搏骤停患者一直使用机械复苏装置保持高质量的 CPR。患者为 5 岁以下儿童终止 CPR 时也需特别谨慎,因小儿对损伤的耐受力较成人强,即使神经系统检查已经出现无反应状态,某些重要的脑功能仍可恢复。

目前,对于 CPR 的持续时间没有严格的规定。从某种意义上说,不应该仅根据复苏的持续时间来决定继续或停止 CPR,影响 CPR 患者预后的因素包括患者的一般状况、心搏骤停病因的可逆性、CPR 开始的时间、CPR 质量以及体外膜氧合技术的应用等。患者低龄、原发病为急性心肌梗死、能够去除引发心搏骤停的病因(如低体温、肺栓塞)等特征预示患者预后良好,故因人而异,超长 CPR 也可以抢救成功并康复。

二、高级心血管生命支持

高级心血管生命支持是在基础生命支持的基础上建立和维持有效的通气和血液循环,改善并保持心肺功能及治疗原发疾病。包括建立静脉输液通道、药物治疗、气管插管、机械通气等一系列维持和监测心肺功能的措施。

(一)循环支持

1. 明确病因 进行心电监护和血流动力学监测,明确引起心搏骤停的病因。

2. 循环支持 为提高复苏成功率,可使用心脏辅助循环泵进行循环支持。

3. 建立给药途径

(1)静脉给药:首选给药途径。最好的输液途径为经肘静脉插管到中心静脉。

(2)气管给药:某些药物可经气管插管或环甲膜穿刺注入气管,用量是经静脉给药剂量的 2～2.5 倍。

(3)其他:心内注射是药物对心脏起作用最快的给药方法,但由于缺点多,现已很少使用。无法建立静脉通路时也可选择骨髓腔给药。

4. 常用药物

(1)肾上腺素是 CPR 的首选药物,主要药理作用如下。增强心肌收缩力;增加冠脉及脑血流量;增加心肌自律性和使心室颤动易被电复律等。肾上腺素被认为是复苏的一线选择用药,可用于电击无效的心室颤动/无脉性室性心动过速、心脏静止或无脉性电活动。用法是 1 mg 静脉或骨内推注,每 3～5 min 1 次。给药后应再推注 20 mL 液体,同时抬高用药肢体促进药物更快到达中心循环。如果无法经静脉或骨内通路给药,可经气管内给药,剂量为 2～2.5 mg。

知识拓展

加压素的使用

联合使用加压素和肾上腺素,相比使用标准剂量的肾上腺素在治疗心搏骤停时没有优势。而且,给予加压素相比仅使用肾上腺素也没有优势。因此,为了简化流程,已从成人心搏骤停流程中去除加压素。

(2)胺碘酮:属Ⅲ类抗心律失常药物。胺碘酮仍是治疗各种心律失常的主流选择,更适宜于严重心功能不全患者的治疗,如射血分数<0.40 或有充血性心力衰竭

征象时,胺碘酮应作为首选的抗心律失常药物。因为在相同条件下,胺碘酮作用更强。

胺碘酮用于治疗对 CPR、除颤无反应的心室颤动或无脉性室性心动过速。初始剂量为 300 mg 溶入 20~30 mL 葡萄糖溶液内快速推注,3~5 min 后再推注 150 mg,维持每分钟 1 mg 的量持续静脉滴注 6 h。

(3) 利多卡因:目前的证据不足以支持心搏骤停后利多卡因的常规使用。如不能获得胺碘酮,可用利多卡因替代,初始剂量为 1~1.5 mg/kg 静脉推注,如心室颤动和无脉性室性心动过速持续存在,5~10 min 后,再以 0.75 mg/kg 剂量给予静脉推注,最大剂量不超过 3 mg/kg。

(4) 硫酸镁:对尖端扭转型室性心动过速应立即进行高能量电击治疗,硫酸镁仅是辅助药物,用于治疗或防止尖端扭转型室性心动过速复发,不建议心搏骤停时常规使用。可给予硫酸镁 1~2 g 稀释到 5% 葡萄糖溶液 10 mL 中缓慢(5~20 min)静脉推注。

(5) 阿托品:可作为引起临床症状(低血压、缺血引起的胸部不适、意识变化、休克症状)的持续心动过缓等待起搏时的治疗措施。首次静脉推注 0.5 mg,每隔 3~5 min 可重复一次,最大总剂量为 3 mg。

(6) 碳酸氢钠:心搏骤停或复苏时间过长者,或早已存在代谢性酸中毒、高钾血症、三环类抗抑郁药物过量患者可适当补充碳酸氢钠,初始剂量为 1 mmol/kg,静脉滴注,以后根据血气分析结果调整补给量,防止发生碱中毒。

(二) 呼吸支持

1. 气道管理

(1) 口咽通气管和鼻咽通气管:口咽通气管主要应用于意识丧失、无咳嗽和咽反射的患者。鼻咽通气管适用于有气道堵塞或因牙关紧闭、颌面部创伤不能应用口咽通气管者。

(2) 气管插管:有条件时,应尽早行气管插管,因其能保持呼吸道通畅,防止误吸,便于清除气道分泌物,并可与简易人工呼吸器、麻醉机或通气机相接以行机械通气。

(3) 环甲膜穿刺:遇插管困难而严重窒息的患者,可用环甲膜穿刺针或 16 号粗针头刺入环甲膜,接上"T"形管输氧,可立即缓解严重缺氧情况,为下一步气管插管或气管切开赢得时间,为完全复苏奠定基础。

(4) 气管切开:需长期进行呼吸支持的患者,可切开气管前壁,插入气管套管,能保持较长期的呼吸道通畅,易于清除气道分泌物。

2. 氧疗

对心搏骤停患者进行心肺复苏时,如果有氧气,可给予高浓度或 100% 氧气吸入。一旦患者出现自主循环恢复,应调节氧流量,维持 $SaO_2 \geqslant 94\%$,避免体内氧过剩。在心肺复苏过程中,不应给予过频、过多的通气。氧疗可选择的人工通气方法有球囊-面罩通气法(亦常称为简易呼吸器通气法)、机械人工呼吸和机械人工循环通气法。机械通气法可以增加或代替患者自主通气,保证足够氧供,改善气体交换,呼吸过程易于控制,是目前临床上最有效的人工通气方法。

(1) 简易呼吸器通气法:EMSS 和医院内提供紧急通气的最常用装置。球囊-面罩通气可单人操作,也可双人操作,面罩采用"CE"手法。单人操作时,用一只手的拇指和示指扣于面罩上下边缘(形如英文字母"C"),中指、无名指、小指托起下颌(形如英文字母"E"），保持头后仰，使呼吸道通畅。容量为 $500\sim600$ mL，即 1 L 的球囊每次挤压 $1/2\sim2/3$，2 L 的球囊每次挤压 $1/3$。两人操作时，一个人扣紧面罩，另一个人挤压球囊。

（2）机械人工呼吸和机械人工循环通气法：气管插管呼吸机加压给氧呼吸可减少呼吸道无效腔，保证足够供氧，呼吸参数易于控制，是最有效的人工呼吸通气法，院内复苏应予以提倡使用。胸外机械按压装置可有效减少救护者的体力消耗，提供更适当的挤压频率、深度和时间。现有电动、气动和手动控制的胸外机械压胸器，有的更兼施机械人工呼吸，有利于长途转运中继续进行胸外心脏按压术。

（三）心电监护

（1）患者自主循环恢复后应该严密监测患者的生命体征和心电图等。建议维持复苏后患者的收缩压不低于 90 mmHg，平均动脉压（MAP）不低于 65 mmHg。连续监测患者心率及心律，积极处理影响血流动力学稳定的心律失常。

（2）对于血压值低于上述目标值、存在休克表现的患者，应该积极给予容量复苏，同时注意患者心功能情况，也应及时纠正酸中毒。在容量复苏效果不佳时，应该考虑选择适当的血管活性药物，维持目标血压。

三、延续生命支持

延续生命支持主要是指脑复苏及重要器官支持，其重点是脑保护、脑复苏及复苏后疾病的防治。此外，还应严密监测心、肺、肝、肾、凝血及消化器官的功能。复苏后神经功能损伤是心搏骤停致死、致残的主要原因，应重视对复苏后患者神经功能的连续监测和评价。

（一）脑复苏

1. 治疗措施

（1）维持血压：循环停止后，脑血流的自主调节功能丧失，而依赖于脑灌注压，故应维持血压于正常或稍高于正常水平，以恢复脑循环，亦应防止血压过高而加重脑水肿。

（2）呼吸管理：大脑缺氧是脑水肿的重要根源，也是阻碍呼吸恢复的重要因素。因此在心搏骤停开始就应及早加压给氧，以纠正低氧血症。应用呼吸机过度通气，使二氧化碳分压（$PaCO_2$）降低，从而使脑小动脉平滑肌收缩，脑血容量缩减，有利于防止颅内压升高及反跳现象。

（3）目标温度管理（TTM）：公认的可改善心搏骤停患者预后的治疗手段之一。复苏成功后，如果患者仍处于昏迷状态，应尽快使用多种体温控制方法将患者的体核温度控制在 $32\sim36$ ℃，并稳定维持至少 24 h。体温每升高 1 ℃，脑代谢率约增加 8%，复苏后，体温升高可导致脑组织氧供需关系的明显失衡，从而影响脑的康复。相对而言，低温是降低大脑代谢率的一种有效方法，曾广泛应用于心血管外科手术中，但低温对心搏骤停复苏后的患者可能产生明显副作用，包括增加血液黏滞度、降低心排血量和感染。研究显示，采取了诱导性低温治疗的患者神经功能预后有所改善。总的来说，初步研究表明 TTM 有益，因此仍然建议选定一个单一的目标温度，实施 TTM。考虑到 33 ℃并不优于 36 ℃，故可以从一个较宽的范围内选择目标温度。宜采用头部重点降温法。争取在抢救开始后 5 min 内用冰帽降温。

降温方法：①物理降温：目前，用于临床的控制低温方法包括使用降温毯、冰袋、新型体表降温设备、冰生理盐水输注、鼻咽部降温设备和血管内低温设备等。②药物降温是应用冬眠药物进行冬眠疗法。物理降温必须和药物降温同时进行,方能达到降温的目的和要求。

护理要点:及早降温、平稳降温、深度降温、持续降温、缓慢升温。①产生脑细胞损害和脑水肿的关键时刻是循环停止后的最初 5 min,因此降温越早越好,在不影响 CPR 的情况下,应尽早采取有效的降温措施,争取在抢救开始后 5 min 内用冰帽进行头部降温。以最快的速度,力争在半小时内使体温降至 37 ℃ 以下,于数小时内逐级降至要求的体温。②头部温度要求 28 ℃,体核温度(深部温度)要求 32～36 ℃。③降温应持续到病情稳定、神经功能恢复、出现视觉反应为止。稳定维持至少 24 h。④降温过程要平稳,及时处理副作用,为防止寒战和控制抽搐,可用小量肌松剂或镇静剂。TTM 治疗过程中患者会出现寒战、心律失常、水及电解质紊乱、凝血功能障碍和感染等并发症,应进行严密监测和对症处理,避免加重病情。⑤逐渐升温:先自下而上撤冰袋,保持每 24 h 体温上升 1～2 ℃。TTM 治疗需要有详细的实施方案和专业的团队才能进行,建议制订各医疗单位的 TTM 治疗预案并进行专业培训,以提高治疗效果和减少并发症。

(4)脑复苏药物的应用:

① 冬眠药物:主要目的在于消除低温引起的寒战,解除低温时的血管痉挛,改善循环血流灌注和辅助物理降温。可选冬眠Ⅰ号(哌替啶 100 mg、异丙嗪 50 mg、氯丙嗪 50 mg)或冬眠Ⅳ号(哌替啶 100 mg、异丙嗪 50 mg、乙酰丙嗪 20 mg)分次肌内注射或静脉滴注。

② 脱水剂:为了防止脑水肿,在降温和维持血压平稳的基础上,宜及早应用脱水剂,通常选用呋塞米(速尿)或 20% 甘露醇。20% 甘露醇 250 mL 静脉注射或快速静脉滴注,30 min 滴完;速尿 20 mg 静脉注射,视病情重复使用。也可选用 20% 甘露醇与 50% 葡萄糖交替使用。

③ 激素的应用:肾上腺皮质激素除能保持毛细血管和血脑屏障的完整性,减轻脑水肿和降低颅内压外,还有改善循环功能、稳定溶酶体膜、防止细胞自溶和死亡的作用。使用时最好选用作用强而排钠潴水作用较小的皮质激素制剂,地塞米松常为首选药物。

④ 促进脑细胞代谢药物的应用:ATP 可供应脑细胞能量,恢复钠泵功能,有利于减轻脑水肿。葡萄糖为脑获得能量的主要来源。此外,辅酶 A、细胞色素 C、多种维生素等与脑代谢有关的药物均可选用。

⑤ 巴比妥酸盐的应用:巴比妥是镇静、安眠、止痉的药物,对不全性脑缺血、缺氧的脑组织具有良好的保护作用。

(5)高压氧的应用:高压氧(HBO)能快速、大幅度地提高组织氧含量和储备,增加血氧弥散量及有效弥散距离。HBO 对纠正细胞缺氧,尤其是脑水肿条件下的细胞缺氧,效果显著。由于 HBO 具有增强组织活力及生物合成功能,促进侧支循环形成和重建,对神经细胞的恢复及脑循环的重建有治疗作用。

① 应用时间:心跳停止时间越短及开展 HBO 治疗越早,效果越好。

② 应用要求:CPCR 患者心脏复跳后,只要心率＞60 次/分,用升压药能维持血压,即使呼吸未恢复,也应及时进行 HBO 治疗。最好在 24 h 内进行,即在脑水肿及感染高峰出现前进行,可减轻神经损伤,且有利于受损神经细胞的恢复。

③ 综合治疗:HBO 在复苏中能起到其他任何治疗不能替代的重要作用,但不是

唯一的治疗方法,应该强调以 HBO 为重点的综合治疗。

2．转归

脑缺血后的恢复进程,基本按照解剖水平自下而上恢复,首先复苏的是延髓,恢复自主呼吸,自主呼吸恢复所需的时间可反映出脑缺血、缺氧的严重程度。自主呼吸多在心搏恢复后 1 h 内出现,继之瞳孔对光反射恢复,提示中脑开始有功能,接着是咳嗽、吞咽、角膜和痛觉反射恢复,随之出现四肢屈伸活动和听觉。听觉的出现是脑皮质功能恢复的信号,呼唤反应的出现意味着患者行将清醒。最后是共济功能和视觉的恢复。不同程度的脑缺血、缺氧,经复苏处理后可能有以下四种转归。

（1）完全恢复。

（2）恢复意识,伴有智力减退、精神异常或肢体功能障碍等。

（3）去大脑皮质综合征:由于存在广泛性的脑皮质缺血、缺氧,进而皮质萎缩造成皮质无功能。如广泛而严重的脑挫裂伤,曾有呼吸、循环暂停的患者易发生。临床表现为可睁眼、眼球无目的游动或若有所视,系无意识、无目的的运动,对外界刺激无任何反应,无感情、语言、思维活动,肢体不能做有目的、有意义的动作。脑干功能如角膜反射、吞咽反射、咳嗽反射等仍存在。饮食依靠鼻饲,大小便失禁。多数患者将停留在"植物状态"。

（4）脑死亡:包括脑干在内的全部脑组织的不可逆损害。对脑死亡的诊断涉及体征、脑电图、脑循环和脑代谢等方面,主要包括:①持续深昏迷,对外部刺激全无反应;②无自主呼吸;③无自主运动,肌肉无张力;④脑干功能和脑干反射大部分或全部丧失,体温调节紊乱;⑤脑电图呈等电位;⑥排除抑制脑功能的其他可能因素,如低温、严重代谢和内分泌紊乱、肌松剂和其他药物的作用等。一般需观察 24～48 h方能做出结论。

（二）心搏骤停后治疗的其他措施

1．维持循环功能　心搏恢复后,往往伴有血压不稳定或低血压状态,宜行中心静脉压（CVP）监测,可将 CVP、动脉压和尿量三者结合起来分析以指导输液治疗。如动脉压低、CVP 高、尿少,提示心肌收缩乏力,以增加心肌收缩力为主。

2．维持呼吸功能　心搏恢复后,自主呼吸未必恢复,故仍需加强呼吸管理,继续进行有效的人工通气。自主呼吸出现的早晚,提示脑功能的损害程度。注意防治肺部并发症,如肺炎、肺水肿导致的急性呼吸衰竭。

3．纠正酸中毒　应根据动脉血气、酸碱分析酌情决定碳酸氢钠的用量。一般如能很好地保护肾功能和心、肺功能,酸碱失衡应不难纠正,故重点还在维持循环和呼吸功能。

4．防治肾衰竭　心肺复苏早期出现的肾衰竭多为急性肾缺血所致。防治急性肾衰竭时应注意维持有效的心脏和循环功能,避免使用对肾脏有损害的药物。若注射呋塞米后仍然无尿或少尿,则提示急性肾衰竭。此时应按急性肾衰竭处理。若尿量正常甚至增多,但血肌酐升高,为非少尿型急性肾衰竭。

5．积极治疗原发病　治疗原发病是救治心搏骤停患者的重要环节。

四、脑死亡及器官捐献

人的生命发生危险时,经过积极救治没能成功,注定即将死亡。那么在死亡之后适当的时间内把尚有足够活力的器官（心脏）"嫁接到"其他人的身上,则死亡者的

"生命"将会借助别人的身体得到延续,即器官捐献与器官移植。

器官移植是治疗终末期器官功能衰竭的最有效手段,目前技术成熟的器官移植有肝移植、肾移植、心脏移植和肺移植等。捐献的器官必须在尽可能短的时间内移植给合适的受者。由于器官捐献和移植还涉及大量法律与伦理问题,心搏骤停患者作为器官捐赠者的器官评估、移植等过程应在具有专业资质的人员和机构的监督下实施。

五、儿童、婴儿生命支持

儿童的年龄段为1周岁至青春期,婴儿则是出生后至年满1周岁。儿童与婴儿心搏骤停发生率远较成人低,多由于各种意外和非心脏原因(特别是窒息)。婴儿期发生心搏骤停最常见原因有婴儿猝死综合征、呼吸系统疾病、呼吸道梗阻、淹溺、败血症以及神经系统疾病。创伤是儿童的首要死因。

婴儿和儿童心肺复苏基本方法同成人,但单人抢救院外心搏骤停时,心肺复苏顺序与成人有所不同,应立即先给予2 min左右的基础心肺复苏(先急救再求救),而非成人处理方式(先求救再急救)。在CPR实施过程中,相对于成人,对儿童和婴儿的复苏应该更加重视人工通气的重要性,不建议对儿童实施单纯胸外按压的复苏策略。此外,对年轻患者,包括儿童和婴儿,应该延长CPR的时间,不轻易终止CPR。

(一)判断意识

(1)儿童判断意识方法与成人相同。

(2)婴儿对语言反应不能,可采取拍击婴儿足跟,若婴儿不能哭泣,可判断为无意识。

(二)判断循环

(1)检查儿童颈动脉或股动脉搏动。

(2)婴儿的颈部较短,而且多数小儿较肥胖,因而颈动脉搏动不易触及。可以采用触摸肱动脉的方法,10 s内做出判断。

(三)建立人工循环

1. 儿童胸外心脏按压　按压时根据体形选用单手或双手掌根按压,部位同成人,按压深度应至少为儿童胸部前后径的三分之一,相当于5 cm。若儿童进入了青春期,即应采用成人的建议按压深度,即5～6 cm。建议儿童的胸部按压速率为100～120次/分。

2. 婴儿胸外心脏按压　婴儿胸外心脏按压技术有两种。

(1)两指胸外心脏按压技术:对非专业人员及单人复苏时适用,将一只手的两指放置在胸骨的下段,即双乳头连线与胸骨交界处下一横指处,不能压在或靠近剑突。

(2)两拇指-手掌环抱技术:专业人员双人复苏时适用。将两拇指放置在胸骨的下段,即双乳头连线与胸骨交界处下一横指,不能压在或靠近剑突。对于非常小的婴儿,可以拇指重叠,将胸骨往下压。

婴儿胸外心脏按压深度至少为胸部前后径的三分之一,对于大多数婴儿,这相当于大约为4 cm,频率为100～120次/分。1名急救人员进行按压与吹气次数的比例应为30∶2;2名急救人员进行按压与吹气次数的比例可以相应减少至15∶2。

(四)开放呼吸道

开放呼吸道要注意用力适当,头部不可过度后仰。儿童头后仰60°、婴儿头后仰

30°。注意清理呼吸道异物。

（五）人工呼吸

如果患儿有心搏，且节律大于 60 次/分，但无呼吸，应进行呼吸复苏，可不必实施心脏按压，儿童吹气频率为 12～20 次/分，婴儿吹气频率为 20 次/分左右。对婴儿吹气时，应将嘴封住口鼻，即口对口鼻人工呼吸。

（银杏）

直通护考

答案与解析

选择题

1. 心电-机械分离指（   ）。

A. 心脏停顿

B. 心室停顿

C. 心室颤动

D. 心房、心室肌完全失去电活动能力

E. 有心电活动但无机械收缩和排血

2. BLS 又称基础生命支持，首先采取的措施是（   ）。

A. 应用复苏药物　　　　　　　B. 开放气道　　　　　　　C. 人工呼吸

D. 胸外心脏按压　　　　　　　E. 除颤

3. 对呼吸、心跳停止的患者实施仰头抬颏的目的是（   ）。

A. 清除口腔异物以便打开气道

B. 解除会厌肌肉松弛以便打开气道

C. 使舌体离开咽部以便打开气道

D. 加大咽喉部通道的弧度以便打开气道

E. 减轻咽部肌肉痉挛以便打开气道

4. 心肺复苏首选药物是（   ）。

A. 碳酸氢钠　　　　　　　　　　　　B. 异丙肾上腺素

C. 肾上腺糖皮质激素　　　　　　　　D. 肾上腺素

E. 利多卡因

5. 非心源性心搏骤停的原因不包括（   ）。

A. 手术意外

B. 严重的电解质紊乱和酸碱平衡失调

C. 先天性心脏病

D. 电击

E. 溺水

6. 专业急救人员检查大动脉搏动所需时间为（   ）。

A. 10 s 内　　　　　　　　　B. 20 s 内　　　　　　　　C. 30 s 内

D. 40 s 内　　　　　　　　　E. 50 s 内

7. 怀疑颈椎有损伤的患者现场开放气道时可选用（   ）。

A. 仰头抬颏法　　　　　　　　　　　　B. 压顶抬颌法

Note

C.口咽通气法　　　　　　　　　　　　D.鼻咽通气法

E.托颌法

8. 患者,男性,56 岁,因心搏骤停经抢救后,呼吸心跳恢复,但处于昏迷状态。目前,救护的重点是脑复苏。迄今被证明最有效的脑保护方法是(　　　)。

A.低温　　　　　　　　　　　　　　　B.使用脱水剂

C.使用肾上腺糖皮质激素　　　　　　　D.促进脑细胞代谢药物

E.高压氧

9. 患者,男性,25 岁。触电后倒地。脱离电源后,判断该患者是否心搏骤停的可靠依据是(　　　)。

A.看不到心尖搏动　　　　B.血压测不到　　　　　　C.呼之不应

D.呼吸停止　　　　　　　E.颈动脉和股动脉搏动消失

10. 患者,男性,35 岁。因触电致心搏骤停,立即给予胸外心脏按压。操作中错误的是(　　　)。

A.仰卧,背部垫硬板　　　　　　　　　B.在心尖区按压

C.按压时两臂伸直　　　　　　　　　　D.按压频率为每分钟 100 次

E.按压时使胸骨下陷至少 5 cm

第五章 重 症 监 护

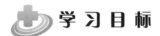

学习目标

1. 熟悉：重症监护病房的布局、装置。
2. 熟悉：重症监护病房的感染管理。
3. 了解：重症监护病房的收治对象。
4. 了解：呼吸系统功能监护、循环系统功能监护、中枢神经系统功能监护、肾功能监护。

第一节 重症监护病房

重症监护病房（intensive care unit，ICU）是危重症医学的临床实践基地，它为各种危重症疾病患者及时提供系统的、高质量高技术的临床救治和护理的场所。ICU配备了受过专门训练的医护人员及先进的监护、治疗设备，可集中对患者进行24 h不间断的监护和规范的、高质量的生命支持，同时进行强化治疗，控制原发疾病，挽救患者的生命。ICU是现代化医院的一个重要标志，中华医学会重症医学分会《中国重症加强治疗病房（ICU）建设与管理指南》（2006）中要求：我国三级和有条件的二级医院均应设立重症医学科，重症医学科属临床独立学科，由医院职能部门直接领导。

一、ICU 的布局与设置

按照《中国重症加强治疗病房（ICU）建设与管理指南》（2006）及《重症医学科建设与管理指南（试行）》的要求进行人力、床位及设备资源配置。

（一）ICU 的位置

ICU应该设置于方便患者转运、检查和治疗的区域。设计时还需考虑以下因素。

（1）接近主要服务对象病区：如急诊室、手术室和病房等。

（2）接近为ICU服务的部门：如手术室、医学影像科、检验科和输血科（血库）等。

（二）ICU 的布局

（1）床位设置：ICU床位设置要根据医院规模、总床位数来确定，应符合医院功能任务和实际收治重症患者的需要。发达国家 ICU 床位数应占全院病床总数的 5%～10%。我国重症医学科相关指南规定:三级综合医院重症医学科床位数为医院病床总数的 2%～8%,床位使用率以 75% 为宜,全年床位使用率平均超过 85% 时,应该适度扩大规模。重症医学科每天至少应保留 1 张空床以备应急使用。ICU 每张床位使用面积不小于 15 m²,两床之间距离应大于 1 m,以保证各种抢救措施的实施。每个病房最少配备一个单间病房,使用面积不少于 18 m²,用于收治隔离患者。

(2) 监护站设施:中心监护站原则上应设置在所有病床的中央,以能够直接观察到所有患者为佳。内设中心监护仪、电子计算机及其他设备,也可存放病历夹及各种记录表格,是各种监测记录的场所。

(3) 通道设置:按照医院感染控制的要求,ICU 的通道应分别设置医护人员通道、患者及家属通道和污物通道。设置三个不同的进出通道,以最大限度地减少各种干扰和交叉感染。

(4) 区域设置:ICU 病房应包括医疗区域、医疗辅助用房区域、污物处理区域和医务人员生活辅助用房区域等。设计时要求布局合理,各区域需相对独立,以减少相互干扰并有利于控制感染。ICU 的生活区域和办公区域必须与病房区域分开。基本辅助用房区域包括医生办公室、工作人员休息室、中央工作站、治疗室、配药室、仪器室、更衣室、清洁室、污物处理室、值班室、盥洗室等。有条件的 ICU 可配置其他辅助用房,包括示教室、家属接待室、实验室、营养准备室等。辅助用房面积与病房面积之比应达到 1.5∶1。

(5) 环境设置:ICU 室内光线充足柔和,灯光最好能自由调节亮度,且接近自然光的颜色,以便正确判断患者的皮肤、巩膜、四肢末梢颜色。ICU 具备良好的清洁、消毒、通风条件,可采用自然通风和紫外线照射进行消毒,有条件的医院最好装配气流方向由上到下的空气层流净化系统,能独立控制室内的温度和湿度。医疗区域内的温度应维持在(24±1.5)℃左右,湿度以 60%～70% 为宜。

(三) ICU 的装置设备

ICU 必须配置必要的监测和治疗设备,以保证危重症患者的救治需要。ICU 的装置设备应包括基础设备、监测设备和治疗设备。

(1) 基础设备:ICU 内每张多功能监护病床装备电源插座应有 12 个以上,氧气接口、压缩空气接口和负压吸引接口均需 2 个以上。每个 ICU 床位的电源应该是独立的反馈电路供应,医疗用电和生活照明用电线路分开,应有备用的不间断电力系统和漏电保护装置;每个电路插座都应在主面板上有独立的电路短路器。还需配备应急照明灯、紫外线消毒灯。ICU 应使用带有升降功能的输液轨。

ICU 应配备合适的病床,配备防压疮床垫。为减少交叉感染,应安装足够的感应式洗手设施和手部消毒装置,单间每床 1 套,开放式病床至少每 2 床 1 套。每床需配备静脉输液泵和微量注射泵,其中微量注射泵原则上每床 4 台以上。另配备一定数量的肠内营养输注泵。

(2) 监测设备:中心站内设有中心监护仪兼记录仪、电子计算机等设备,并存放各类监护记录的表格。每床配备床旁监护系统,监测项目应包括心电图、血氧饱和度、呼吸、无创或有创血压、呼气末 CO_2 等。ICU 还应配备心电图机、血气分析仪、血液净化仪、连续性血流动力学监测设备与氧代谢监测设备;医院随时为 ICU 提供床旁 B 超检查、X 线检查、动脉血气分析、生化和细菌检查。为便于安全转运患者，每个 ICU 至少配备 1 台便携式监护仪。

（3）治疗设备：ICU 内需配备呼吸支持设备。三级综合医院应该每床配备 1 台呼吸机，二级综合医院可根据实际需要配备适当数量的呼吸机。每床配备简易呼吸气器（复苏呼吸气囊）。为便于安全转运患者，每个 ICU 至少应有 1 台便携式呼吸机。另需根据情况配备气管插管和气管切开设备、纤维支气管镜、各种吸氧装置及雾化器。还需配备除颤仪、体外起搏器等抢救复苏用物，心肺复苏抢救装备车（车上备有喉镜、气管插管、各种导管接头、急救药品以及其他抢救物品等）呈备用状态。

有条件的医院还可选配脑电双频指数监护仪、胃黏膜二氧化碳张力与 pH 测定仪；体外膜肺氧合机、床边脑电图和颅内压监测设备、主动脉内球囊反搏和左心辅助循环装置、防止下肢深静脉血栓发生的反搏处理仪、胸壁振荡排痰装置等。

二、ICU 的运行模式与收治范围

（一）ICU 的运行模式

ICU 的运行模式应根据医院的规模和条件决定。

1. 综合 ICU 一个独立的临床业务科室，抢救水平代表医院水平，受院部直接管辖，收治医院各科室的危重症患者。这种体制有利于学科建设，便于充分发挥设备的效益。

2. 部分综合 ICU 介于专科 ICU 和综合 ICU 之间，即以医院内较大的一级临床科室为基础组成的 ICU。如外科 ICU、内科 ICU、麻醉科 ICU 等。

3. 专科 ICU 一般是临床二级科室所建立的 ICU，是专门为收治某个专科危重症患者而设立的，多属某个专业科室管理，对抢救本专业的急危重症患者有较丰富的经验。如心内科监护病房、呼吸内科监护病房等。专科 ICU 将成为 ICU 的发展方向。

（二）ICU 的收治范围

1. ICU 收治对象

（1）急性、可逆、已经危及生命的器官或者系统功能衰竭，经过严密监护和加强治疗，短期内可能得到恢复的患者。

（2）存在各种高危因素，具有潜在生命危险，经过严密的监护和有效治疗可能减少死亡风险的患者。

（3）在慢性器官或系统功能不全的基础上，出现急性加重且危及生命，经过严密监护和治疗可能恢复到原来或接近原来状态的患者。

（4）其他适合在重症医学科进行监护和治疗的患者。

2. 不宜收入 ICU 的标准

（1）慢性消耗性疾病及肿瘤的终末状态患者，如无急性发作的慢性病患者、恶性肿瘤晚期患者。

（2）不可逆疾病和不能从加强监护治疗中获得益处的患者，如脑死亡患者、急性传染病患者。

（3）治疗无望或某种原因放弃抢救者，如老龄自然死亡患者。

3. 应当转出重症医学科的患者 急性器官或系统功能衰竭已基本纠正，需要其他专科进一步诊断治疗的患者；病情转入慢性状态的患者；不能从继续加强监护治疗中获益的患者。

三、ICU 的人员组成与管理

对于近二十年来迅猛发展的重症医学而言，重症医学人才是非常重要的。

（一）人员配置

1. 医生的配置　ICU 医生人数与床位数之比应为（0.8～1）：1 或以上。ICU 医生可来自麻醉科、外科、内科、急诊科等临床科室，应具备高度的责任心和良好的医德医风，具有较强的临床技能和处理危重病的应急能力。

2. 护理人员的配置　护士人数与床位数之比应为 3：1 或以上。在配置护理人员时要注意护理人员结构。

3. 其他人员的配置　可以根据需要配备适当数量的医疗辅助人员，有条件的医院还可配备相关设备的技术人员与维修人员。

4. ICU 护理人员的素质要求

（1）经过严格的专业理论和技术培训并考核合格。

（2）掌握重症监护的专业技术：输液泵的临床应用和护理技术，外科各类导管的护理技术，给氧治疗、气道管理和人工呼吸机监护技术，循环系统血流动力学监测技术，心电监测及除颤技术，血液净化技术，水、电解质及酸碱平衡监测技术，胸部物理治疗技术，重症患者营养支持技术，危重症患者抢救配合技术等。

（3）除掌握重症监护的专业技术外，应具备以下能力：各系统疾病重症患者的护理、重症医学科的医院感染预防与控制、重症患者的疼痛管理、重症监护的心理护理等。

（二）ICU 的人员管理

ICU 实行院长领导下的科主任负责制。重症医学科至少应配备一名具有副高以上专业技术职务任职资格的医师担任主任，全面负责医疗护理工作和质量建设，定期查房组织会诊和主持抢救任务。重症医学科的护士长应当具有中级以上专业技术职务任职资格，在重症监护领域工作 3 年以上，具备一定管理能力。

护理队伍是 ICU 的主体，承担着监测、护理、治疗等任务。ICU 的护理工作紧张而繁重，为了保障 ICU 抢救工作正常、有序的进行，必须制定各种规章制度。除一般病房的护理常规和工作制度外，还要制定 ICU 收治制度、ICU 护理常规制度、ICU 管理护理制度等。ICU 的管理工作由护士长负责，严格执行各种医疗护理规章制度。

1. 一般护理常规

（1）熟悉病情，做好基础、生活及心理护理。

（2）妥当安置患者，采取适当体位，保证舒适安全，定时翻身。

（3）根据病情，准备好所需物品和药品。明确每个患者的责任护士。

（4）持续心电监护，定时观察、记录神志、瞳孔、面色、心律及生命体征（呼吸、脉搏、体温、血压）。根据病情确定各种监测仪报警上下限。

（5）保持气道通畅，及时吸除呼吸道分泌物，常规给氧，持续监测氧饱和度。对于人工气道患者，按气管插管和气管切开护理常规执行。对于使用呼吸机的患者，严密观察记录各种参数，发现报警，及时处理。

（6）建立、保留静脉通路，备齐急救物品、药品。按医嘱设定电脑输液泵和微量注射泵参数，根据病情需要及时调整。

（7）酌情确定饮食种类、方式。

（8）留置导尿管并记录每小时尿量，保持各引流管通畅。准确记录24 h出入量，按医嘱及时补充差额。

（9）加强病情观察，认真做好记录。动态监测血气、电解质，定时监测血糖、尿糖、尿比重。及时留送检验标本。病情如有变化，应立即报告医生，及时做必要处理。

（10）对于动脉插管、深静脉置管，使用Swan-Ganz导管和心内膜临时起搏电极导管的患者，除配合医生操作外，应定时用12.5～25 U/mL肝素溶液冲管，加强局部护理和观察，及时记录有关参数。

2. ICU查对制度　查对制度是保证工作质量、防止差错的有效措施，各级人员必须严格执行。医护人员在进行各项治疗前，必须严格执行"三查七对一注意"、医嘱查对、药品"四查"及输血查对制度。

（1）"三查七对一注意"：①"三查"：操作前查、操作中查、操作后查；②"七对"：对床号、姓名、药名、剂量、浓度、时间、用法；③"一注意"：注意用药（治疗）后的反应。

（2）医嘱查对：①处理医嘱，应做到班班查对；②处理医嘱者及查对者，均须签全名；③临时医嘱谁执行谁签字，记录执行时间并签全名，对有疑问的医嘱，须向有关医生询问清楚后方可执行；④抢救患者时，医生下达口头医嘱，执行者须复诵一遍，然后执行，并保留用过的空安瓿，经两人核对后，方可弃去；⑤整理医嘱单后，必须经第二人查对并签名；⑥护士长每周总查对医嘱一次。

（3）药品四查：①检查药品是否变质、沉淀、混浊；②检查药品是否在有效期内；③检查药品包装有无裂缝、破损；④检查药品有无配伍禁忌。

（4）输血查对：①配血、输血实行1次1人制，输血时有2人查对并签日期、时间和姓名；②输血时严格遵守"三查十对"，即查血的有效期、血的质量、输血装置是否完好，核对受血者姓名、床号、住院号、血型、交叉配血试验结果，供血者姓名、血型、血瓶（袋）号，以及血的种类和剂量。

3. ICU交接班制度

（1）值班人员实行24 h值班制，值班人员必须坚守岗位、履行职责，保证各项治疗护理工作准确及时地进行。每班必须按时交接班，接班者要提前30 min到病房，在接班者未接清楚之前，交班者不得离开岗位。

（2）交接班者共同巡视，检查病房是否整洁、舒适、安全。

（3）坚持床旁"三交、四清、三洁"："三交"是指口头交、书面交、床旁交。床头交班查看：①注意生命体征变化；②交代治疗、药物用品、医生处理意见（有医嘱）及特殊用药；③交代各类精密仪器的使用情况；④交代各种管道是否通畅及引流液的性质、数量；⑤皮肤及周身情况。需特殊交班的内容由交班者写在交接报告上，然后由交班者、接班者签字确认，否则，一切由交班者负责。"四清"是指病情清楚、医嘱清楚、用药清楚、记录清楚。交接中发现患者病情、治疗及护理、器械物品等信息不符时，应立即查问，接班时间发现的问题应由交班者负责，交接班后发现的问题因当时没交接清楚的一律由接班者负责。"三洁"是指患者皮肤清洁、衣物清洁、床单位清洁。

（4）交接班时，抢救药品及抢救用物如呼吸机、氧气、吸引器及消毒敷料、常备器械、被服等用物齐备，定量、定位放置，并处于良好备用状态。接班岗清点发现数量不符应及时与交班者核对。坚持做到"交不清不接，接不清不走"。

4. ICU抢救制度

（1）抢救的基本原则：立即进行抢救，从维持患者生命的角度来考虑具体处理措施,估计病情可能要发生突然变化,要先有所准备。

(2) 由科主任和护士长负责组织工作,合理安排人力,做到忙而不乱。护理人员各司其职,密切配合,护理人员应维持气管插管、胃管、静脉输液管管路通畅,防止脱出,密切监测生命体征,保证抢救药物的准确及时应用。遇到疑难病例,应立即向上级医生报告,组织会诊。

(3) 根据病情需要安排专人守护,要求做到观察细致、诊治准确,处理及时,记录准确完整、交接班信息详细。

(4) 抢救药品、器械、用物等做到"四定",即额定数量、定位放置、定人负责、定期检查,保持应急状态。每班认真检查登记,使用后及时补充药品、物品,保证药品、物品处于功能位。

(5) 认真做好抢救记录。抢救完毕护理记录单上要记录参加抢救人员,提醒医生及时补齐医嘱,与特护单核对无误后签名。

(三) ICU 的感染管理

1. 设计合理　监护室应设有空气层流净化设施,无条件的医院可使用循环风紫外线空气消毒器或静电吸附式空气消毒器,消毒环境中臭氧浓度低于 0.2 mg/m³,所用消毒器每小时的循环风量(m³)必须是房间体积的 8 倍以上。ICU 应设置缓冲间,应备有洗手设备,两床间距应在 1 m 以上,以降低尘埃和飞沫造成的交叉感染。应将感染患者与非感染患者分开安置,特殊感染或高度耐药菌感染的患者应隔离,严格执行消毒隔离。具备足够的非接触性洗手设施和手部消毒装置,单间每床 1 套,开放式病床至少每 2 床 1 套。

2. 严格执行医院消毒隔离制度及无菌技术操作规程　ICU 的医护人员应有较强的预防感染的意识,了解和掌握感染监测的各种知识和技能,并自觉执行各种消毒隔离制度。进入 ICU 必须穿工作服、戴工作帽、换工作鞋。外出时换外出工作服和工作鞋。在接触患者前、各种技术操作前后、护理两个患者之间、进入或离开 ICU 时,均应认真执行洗手制度。接触血、排泄物、分泌物前必须戴一次性手套。

3. 在保障有效治疗护理的前提下,尽可能严格控制人员的流动　减少较多人参加的大查房活动。严禁陪伴、限制探视。患者家属进入 ICU 应戴口罩、穿隔离衣和换鞋。

4. 设备和用物消毒　有创导管拔出时均应常规做细菌培养,以便进行流行病学调查和研究。ICU 内提倡使用一次性医疗物品,能有效预防交叉感染。各项操作均应严格执行无菌技术。感染患者使用后的器具与非感染患者使用的器具分开处理,可以采用有效氯溶液浸泡消毒或采用高压蒸汽灭菌法。

5. 每日进行消毒擦拭　每日使用含氯消毒液拖地 4 次,每周彻底打扫室内卫生,每月进行一次密闭式消毒,每日定期通风。通风的方法有两种:一种是自然通风,即开窗换气,每天 2~3 次,每次 20~30 min;另一种是机械通风,利用空气过滤装置进行换气。患者转科或出院后需彻底消毒房间及床单位,患者死亡后要严格按要求进行终末消毒。当地面受到血液、体液、病原菌污染时,要采用消毒液拖地或喷洒地面,要求物体表面的细菌总数≤5 cfu/cm²。

6. 定期进行微生物监测　通常监测的项目有气管内吸出的痰液、氧气湿化液、各种引流液、动静脉导管内液体,以及物品、仪器表面和空气微生物、消毒液浓度等。定期分析 ICU 内感染发生情况、细菌耐药情况,修订和落实各项隔离消毒措施。

知识拓展

重症监护病房医院感染预防与控制规范

2016年国家卫生和计划生育委员会颁布了我国卫生行业标准《重症监护病房医院感染预防与控制规范》(WS/T 509—2016),该标准规定了医疗机构重症监护病房(ICU)医院感染预防与控制的基本要求、建筑布局与必要设施及管理要求、人员管理、医院感染的监测、器械相关感染的预防和控制措施、手术部位感染的预防与控制措施、手卫生要求、环境清洁消毒方法与要求、床单位的清洁与消毒要求、便器的清洗与消毒要求、空气消毒方法与要求等,为ICU感染控制提供了可靠依据。

第二节　各系统功能监护

重症监护病房中,医护人员将对患者进行24 h不间断的、系统的密切监护,确保及时发现病情变化,第一时间采取治疗措施,抢救生命。重症监护病房的监护主要包括呼吸系统功能监护、循环系统功能监护、中枢神经系统功能监护及肾功能监护等。

一、呼吸系统功能监护

呼吸系统功能监护包括病史采集、体格检查及辅助检查等。

(一)病史采集

病史的评估过程与内容取决于患者的疾病状况。病史的评估应该简单明了;如患者无法提供病史,可询问其他知情人员,如患者家属等。病史采集内容应该包括以下方面。

(1)本次发病过程:包括疾病的起因、发展、诊疗过程及最新的检查结果等。

(2)呼吸系统既往状况:包括身体状况评估、呼吸系统表现、吸烟史、使用呼吸系统药物情况、对药物或环境的过敏史等。

(3)发病过程的重要特征:包括气短、呼吸困难、咳嗽、咳痰、胸痛、咯血、食欲减退、体重减轻等。应详细了解症状出现的部位、起病的环境和特点、持续过程、加重或缓解因素、伴随症状及处理方法等。

(4)患者个人资料及心理状态:包括患者的年龄、性别、职业及工作状况,患者对疾病的认识和疾病对患者心理的影响。

(5)患者的家庭、经济及社会支持状况。

(二)体格检查

体格检查应在适当光线、室温和安静环境中进行,应操作细致、到位、轻柔,检查过程中注意保护患者隐私。

1. 皮肤黏膜的观察　皮肤黏膜观察是一种比较直观、简单、方便的方法,是临床了解患者通气和氧合情况的一个重要手段。皮肤黏膜颜色反映患者有无缺氧和二

呼吸系统功能监护

Note

氧化碳潴留情况,观察包括脸颊、口唇、耳垂、甲床的色泽。急性 CO_2 潴留可见皮肤黏膜充血、潮红;而低氧血症后期,可见口唇发绀、舌和舌下颜色呈青紫色。

2. 呼吸运动的观察　正常呼吸模式表现为呼吸规律、平稳,偶尔出现叹息呼吸。进行呼吸系统功能监护时,应观察患者呼吸频率、节律、幅度,呼吸类型是胸式呼吸为主还是腹式呼吸为主,有无鼻翼扇动、三凹征等。呼吸功能损害最早和突出的表现是呼吸频率的变化,正常呼吸频率为 12～20 次/分;超过 20 次/分即提示有潜在的呼吸功能不全;超过 30 次/分常表现为明显的呼吸窘迫,并伴有确切的呼吸系统病变。目前,临床上大多数应用多功能监测仪进行呼吸频率的监测。应激、疼痛刺激、胸腹部疾病甚至胸腹敷料包扎过紧均会导致患者的浅促呼吸。

3. 触诊　触诊的重点是确认气管的位置、评估胸廓活动度和触觉语颤,另外还可以评估胸壁压痛及皮下气肿等。其中确认气管位置,应观察气管是否居中。如气管偏移,从偏移的方向判断病变的性质:一侧胸腔积液、积气、纵隔肿瘤及单侧甲状腺肿大时,气管向健侧移位;肺不张、肺纤维化、胸膜增厚粘连时,气管向患侧移位。

4. 叩诊　叩诊的重点是评估肺结构的病变情况和膈肌位移情况。

正常肺部叩诊为清音,其音响强弱和音调的高低因肺含气量、胸壁厚薄以及邻近器官的影响而不同。正常肺的清音区范围内出现浊音、实音、过清音或鼓音为异常叩诊音,提示肺、胸膜、膈或胸壁有病理改变。肺气肿为过清音;气胸、空洞型肺结核等叩诊为鼓音;肺炎、肺不张、肺水肿、胸腔积液等叩诊为浊音或实音。

5. 听诊　听诊是呼吸监测简单、价廉、有效、可靠的方法。听诊双肺有无啰音和哮鸣音,判断有无肺部感染、肺水肿、支气管痉挛等。干啰音局限分布常见于支气管异物、肺癌等;广泛分布见于慢性喘息型支气管炎、支气管哮喘或阻塞性肺气肿。湿啰音局限见于局部病变,如支气管扩张、肺结核或肺炎等;两肺底部湿啰音见于左心功能不全所致的肺淤血、支气管肺炎;两肺布满湿啰音见于急性肺水肿或严重支气管炎。此外,气管插管以后,用听诊器听诊双肺呼吸音,以确定双肺的通气情况和判断气管内导管的位置。

6. 意识状态　评估患者有无烦躁、头痛、意识模糊等。缺氧和高碳酸血症引起的二氧化碳麻醉可引起意识状态异常。肺性脑病早期可表现为头痛、头昏、记忆力减退、精神不振等症状。继之可出现不同程度的意识障碍,轻者呈嗜睡、昏睡状态,重则昏迷。此外肺性脑病还可引起颅内压升高,视神经乳头水肿和扑击性震颤等各种运动障碍。精神症状可表现为兴奋、不安、言语增多、幻觉、妄想等。

7. 其他临床观察　包括患者咳嗽、咳痰及痰量和痰液的性质的观察,嗅诊口腔和呼出气体的味道,观察有无咯血和胸痛等症状。

(三) 常用的监测技术及护理

1. 呼吸运动的监测　呼吸运动的变化反映了呼吸中枢功能、呼吸肌功能、胸廓的完整性、肺功能及循环功能的好坏。呼吸运动的观察包括呼吸频率、呼吸幅度、节律、呼吸周期比例以及胸腹式呼吸活动的观察。其中,呼吸频率和节律是呼吸功能监测最简单的基本内容。

(1) 呼吸频率:呼吸频率是指每分钟的呼吸次数。它反映患者通气功能和呼吸中枢的兴奋性。在安静状态下,正常成人呼吸频率为 16～20 次/分,女性偏快,小儿随年龄减小而增快,8 岁为 18～25 次/分,1 岁为 20～30 次/分,新生儿为 30～40 次/分。成人呼吸频率<6 次/分或>35 次/分均提示呼吸功能障碍。

（2）呼吸幅度和节律：呼吸幅度是指呼吸运动时患者胸腹部起伏的大小。呼吸节律是指呼吸的规律性。正常成人呼吸规则、平稳，呼吸比为 1∶2。呼吸幅度可以大致反映通气量的大小；观察呼吸节律的变化可以发现异常呼吸类型，提示病变部位。

（3）异常呼吸运动形式：

① 呼吸过快：呼吸频率超过 24 次/分，常见于激烈运动、缺氧、发热、疼痛、心力衰竭或甲状腺功能亢进症等。

② 呼吸过慢：呼吸频率低于 12 次/分，常见于麻醉状态、药物中毒和颅内压增高等情况。

③ 呼吸浅快：多见于肺部疾病，如呼吸肌麻痹、肺炎、胸膜炎、胸腔积液、气胸等，也可见于大量腹腔积液。

④ 呼吸深快：见于情绪激动或者过度紧张等情况，易引起呼吸性碱中毒。

⑤ 潮式呼吸：呼吸由浅慢逐渐变为深快，然后再由深快转为浅慢，随后出现约 20 s 的呼吸停止，又重复呈现上述周期性变化，即呼吸呈周期性"浅慢—深快—浅慢—暂停"。潮式呼吸常见于中枢神经损害、糖尿病昏迷、中毒和充血性心力衰竭等。

⑥ 间停呼吸：表现为有规律呼吸几次后，呼吸暂停一段时间又周而复始出现，主要见于中枢神经系统疾病、巴比妥类药物中毒等，较潮式呼吸更为严重，多在临终前发生。

⑦ 鼾音性呼吸：因上呼吸道积聚大量分泌物所致，呼吸中发出类似熟睡时的鼾音，见于昏迷或咳嗽无力的患者。

⑧ 叹气样呼吸：在呼吸过程中插入一次深大呼吸，多见于癔症、过度疲劳等。

2. 脉搏氧饱和度监测　脉搏氧饱和度（SpO_2）监测是一种将感受器与患者的毛细血管搏动部位接触，直接测得血氧饱和度的方法。由于其简单、方便、无创、准确率高，能够持续监测，目前已成为临床常规监测氧合功能的重要方法，常被称为第五生命体征监测。

（1）测量方法：先把脉搏血氧饱和度传感器与多功能监护仪连接，再将不同规格和形态的传感器固定在毛细血管搏动部位，如指（趾）端甲床、耳垂、鼻翼等部位，开机后数秒即可显示氧饱和度数值和波形。

（2）正常值：脉搏氧饱和度正常值为 95%～100%。

（3）临床意义：通过 SpO_2 监测，可以间接了解患者氧分压（PaO_2）高低，以便了解组织的氧供状况。氧饱和度仪设有 SpO_2 和脉搏的报警装置，方便临床监测。

（4）影响 SpO_2 测量准确性的因素：

① 读数偏高因素：碳氧血红蛋白与指甲油（蓝色）两种物质均可吸收可见红光，对光谱的吸收能力与 HbO_2 非常相似，故当一氧化碳（CO）中毒和指甲用蓝色指甲油染色时，可出现错误的高读数。

② 常见的 SpO_2 测不出及读数误差的原因：①甲床条件不良，如灰指甲；②动脉内血流下降，如休克、低温、应用血管活性药物使脉搏搏动减弱；③不同部位、传感器松动、周围环境中存在强光刺激等，其准确性均受到影响；④无脉搏搏动不能测试 SpO_2。所以在分析结果时应全面考虑以上原因。

（5）监测的注意事项：SpO_2 测量具有无创、连续、方便、快捷等特点，但测量时应注意避免影响因素，尽可能获得准确的数据。

① 告知患者 SpO_2 测量的重要性,取得配合。

② 根据患者情况选择合适的测量部位,确保监测部位组织灌注良好,皮肤无色素沉着,指甲无染色。

③ 确保 SpO_2 测量探头与患者连接良好。

④ 重视 SpO_2、脉率、心率和血气分析结果的综合考虑。

3. 通气功能监测 使用床旁呼吸监测仪或肺功能仪可测定多个指标,可根据病情选择性地进行测量。

(1) 潮气量(VT):平静呼吸时,一次吸入或呼出的气量,正常人为 500 mL 左右。一般通过潮气量计测得,床边监测多数应用呼气流量表或呼吸监测仪,人工通气治疗患者可通过呼吸机自带监测系统测得。当潮气量小于 5 mL/kg 时,即为接受人工通气的指征。人工通气治疗时潮气量监测必须做动态观察,结合呼吸频率、血气分析结果判断潮气量是否适宜。临床上潮气量增大多见于中枢神经系统疾病或酸血症所致的过度通气;潮气量减少多见于间质性肺炎、肺纤维化、肺淤血等疾病。

(2) 每分钟通气量(MV):静止状态下,每分钟出入呼吸器官的总气量:MV=潮气量×呼吸频率。正常每分钟通气量为 6~8 L,当其值大于 10 L 时提示通气过度,小于 3 L 时为通气不足。

(3) 肺活量:深吸气后做深呼气所能呼出的最大气量,可用呼气流量表、呼吸监护仪或肺活量计在床边测定,正常值为 60~70 mL/kg。肺活量的测定可以分为一次和分次两种,正常人两者应相等。有阻塞性肺疾病的患者,分次肺活量大于一次肺活量。临床上任何引起肺实质损害的疾病,胸廓活动度降低、膈肌动度降低、膈肌活动受限制或肺扩张受限制的疾病均可使肺活量降低。

(4) 每分钟肺泡通气量(VA):在吸气时进入肺泡进行气体交换的气量,又称为有效通气量:每分钟肺泡通气量=(潮气量-死腔量)×呼吸频率,正常值为 4.2 L,潮气量增加,呼吸频率减少,对提高肺泡通气量有极大的作用。临床上深而慢呼吸较浅而快的呼吸好,就在于后者只能增加无效通气,而有效肺泡通气量反而减少;前者不但呼吸做功少,而且有效肺泡通气量不变。每分钟肺泡通气量不足可致缺氧及二氧化碳潴留、呼吸性酸中毒;通气量过大,可致呼吸性碱中毒。

(5) 功能残气量:平静呼吸后肺内残留的气量,正常男性约为 2300 mL,女性约为 1580 mL。功能残气量在生理上起着稳定肺泡气体分压的缓冲作用,减少了呼吸间歇对肺泡内气体交换的影响,即防止了每次吸气后新鲜空气进入肺泡所引起的肺泡气体浓度的过大变化。当功能残气量减少时,部分肺泡在呼气末发生萎缩,流经肺泡的血液就会因无肺泡通气而失去交换的机会,产生分流。功能残气量减少见于肺纤维化、肺水肿的患者。而由于某种原因造成呼气阻力增大时,呼气流速减慢,呼气时气体未完全呼出,下一次吸气又重新开始,可使功能残气量增加。

(6) 时间肺活量:深吸气后做一次快速呼气,计算最初 3 s 内的呼气量,求出每秒呼出量占肺活量的百分比。正常值:第一秒占肺活量的 83%,第二秒占肺活量的 94%,第三秒占肺活量的 97%。时间肺活量降低表示有阻塞性通气功能障碍。提前完成呼气(如 2 s 内呼完),表示有限制性通气。

(7) 最大通气量(MBC 或 MVV):让患者以最快速度和尽可能深的幅度进行呼吸时所测得的每分钟通气量,通常以 15 s 测得值乘以 4 而得。MVV 代表单位时间内呼吸器官发挥最大潜力后所能达到的通气量。通过 MVV 和 MV 的测试可了解机体的通气储备能力,以通气储备百分比表示:(MVV-MV)/MVV×100%,正常值

≥93%。值越低，通气功能越差；降至70%～60%，通气功能严重损害。

（8）呼气峰流速（PEF）：呼气峰流速是指快速用力呼气时所能达到的最大流速，其测定值受呼气开始前的肺容量、气道阻力以及患者呼气过程中是否充分用力的影响，PEF可用微型峰速仪床旁测定，其操作方法简单可靠，故适用于危重症患者的测定。

（9）弥散功能试验：弥散是指肺泡内的气体（O_2及CO_2）与肺泡周围毛细血管内气体通过肺泡/毛细血管进行气体交换的过程。弥散障碍的原因包括肺泡膜面积减少或肺泡膜异常增厚所引起的气体交换障碍，其中后者是弥散障碍的主要原因。弥散功能以弥散量为指标，即肺泡/毛细血管膜两侧气体分压差为1 mmHg时每分钟通过的气体量，正常值为29.5 mL/（mmHg·min），弥散功能降低主要造成缺氧。

（10）顺应性：在静态情况下，外来压力克服弹性阻力，所引起的肺容量变化。肺静态顺应性降低见于肺部疾病，如限制性肺疾病、肺水肿、呼吸窘迫综合征等。正常肺静态顺应性为0.175～0.25 L/cmH_2O；动态顺应性为0.23～0.35 L/cmH_2O。

4. 换气功能监测

（1）通气与血流比例（V/Q）：一般肺泡通气量为4 L/min，心排血量为5 L/min，V/Q为0.8。$V/Q<0.8$，出现功能性动-静脉短路。$V/Q>0.8$，肺泡无效腔增大。通气与血流比例失调，只是产生缺氧，并无二氧化碳潴留。氧疗能提高低V/Q的肺泡氧分压而较易纠正低氧血症。

（2）氧合指数（PaO_2/FiO_2）：动脉血氧分压（PaO_2）与吸入氧浓度FiO_2之间的比值。正常值为500 mmHg。临床上根据氧合指数判断肺损伤及其严重程度：①PaO_2/FiO_2降低，提示有换气功能障碍；②$PaO_2/FiO_2≤200$ mmHg是急性呼吸窘迫综合征（ARDS）的诊断标准，急性肺损伤患者$PaO_2/FiO_2≤300$ mmHg。

5. 动脉血气分析监测 对采集的动脉血样进行pH值、二氧化碳分压、氧分压、碳酸氢盐及血氧饱和度等分析的过程，在临床上称为动脉血气分析。动脉血气分析自20世纪50年代应用于临床以来，特别是动态的动脉血气监测对于判断危重患者的呼吸功能和酸碱失衡类型、指导治疗、判断预后，尤其在危重患者的救治中均显现了重要作用。

（1）常用指标：

① 酸碱度（pH）：动脉血正常pH值为7.35～7.45。pH<7.35时为酸血症，pH>7.45时为碱血症。pH值的变动，仅是酸碱失衡的总的结果，并不能区分酸碱失衡为代谢性还是呼吸性，是单纯性还是混合性。

② 动脉血二氧化碳分压（$PaCO_2$）：物理溶解于动脉血中的二氧化碳所产生的张力，它是衡量酸碱平衡呼吸因素的指标，正常值为35～45 mmHg。如$PaCO_2>45$ mmHg，表示通气不足，有二氧化碳潴留，可以是原发性呼吸性酸中毒；也可以是继发性的，是代偿代谢性碱中毒引起的改变。$PaCO_2<35$ mmHg，表示通气过度，可以是原发性呼吸性碱中毒；也可以是为了代偿代谢性酸中毒而引起的继发性改变。

③ 碳酸氢盐（HCO_3^-）：HCO_3^-是反映代谢情况的指标。HCO_3^-的测定方法有两种：测定标准碳酸氢盐（SB）和实际碳酸氢盐（AB）。正常情况下，AB=SB。正常值为22～27 mmol/L，AB与SB的差值反映了呼吸因素对酸碱平衡的影响程度。AB>SB为呼吸性酸中毒，即为高碳酸血症、二氧化碳潴留；AB<SB为呼吸性碱中毒，即为低碳酸血症，CO_2呼出过多。

④ 剩余碱（BE）：BE值不受呼吸因素的影响，是观察代谢性酸碱失衡的指标。

其临床意义与 SB 大致相同,故在用作酸碱平衡诊断参数时,SB 与 BE 可任选其一。正常值为 $-3 \sim +3$ mmol/L。

⑤ 缓冲碱(BB):血中一切具有缓冲作用的碱性物质的总和,如碳酸氢盐、磷酸氢盐、血红蛋白等,反映代谢性因素。BB 增高为代谢性碱中毒,或呼吸性酸中毒代偿;BB 降低为代谢性酸中毒或呼吸性碱中毒代偿。正常值为 $45 \sim 55$ mmol/L。

⑥ 二氧化碳结合力(CO_2Cp):CO_2Cp 是静脉血标本分离血浆后,与正常人肺泡气平衡后测得血浆中 HCO_3^- 所含二氧化碳量,正常值为 $22 \sim 31$ mmol/L,它主要是指血浆中呈结合状态的 CO_2,反映体内的碱储备量,其意义与 SB 基本相当,在代谢性酸碱平衡失调时,它能较及时地反映体内碱储备量的增减变化。

⑦ 动脉血氧分压(PaO_2):PaO_2 表示动脉血中物理溶解的氧分子所产生的张力。健康人在海平面大气压下呼吸时正常值为 $80 \sim 100$ mmHg,随年龄增长,PaO_2 逐渐下降。PaO_2 是决定血氧饱和度的重要因素,反映血氧合状态较敏感,故常以 PaO_2 作为低氧血症的分级。联合应用动脉血氧分压和动脉血二氧化碳分压可判断呼吸衰竭类型,即 I 型呼吸衰竭时 $PaO_2 < 60$ mmHg,而 $PaCO_2$ 正常或下降;II 型呼吸衰竭时 $PaO_2 < 60$ mmHg,$PaCO_2 > 50$ mmHg。

⑧ 动脉血氧饱和度(SaO_2):SaO_2 为动脉血中血红蛋白与氧气实际结合的量与能结合氧气的最大量之比,正常值为 $96\% \sim 100\%$。

⑨ 阴离子间隙(anion gap,AG):血浆中未测定阴离子(UA)和未测定阳离子(UC)之差,AG 的正常值为 (12 ± 4) mmol/L。阴离子间隙升高的临床意义:①AG 升高大多数情况下提示代谢性酸中毒,包括乳酸性、酮症性代谢性酸中毒和肾性代谢性酸中毒。前两者中因有机酸增加而使 AG 升高,而后者中因有机酸和无机酸均增加而使 AG 升高。但在临床应用时,要密切结合临床,排除假性 AG 升高。②用于复合性酸碱失衡的鉴别诊断。有些复合性的酸碱失衡应用 AG 在诊断上有独特的意义。如高 AG 代谢性酸中毒合并代谢性碱中毒时,两者程度相当,不仅 pH 相互抵消,而且 HCO_3^- 的改变也相互抵消,血气分析结果也完全正常,此时 AG 是诊断复合性酸碱失衡的唯一线索。

(2)血气分析结果的判断:

血气分析在临床上最重要的应用是帮助判断是否酸碱失衡,何种类型,有无代偿,并指导对酸碱失衡的纠正。

(3)动脉血液标本采集法:

① 动脉选择:一次动脉血采血可选用表浅、易于穿刺的动脉;间断多次采血可保留一动脉导管。动脉采血常选部位为桡动脉,还可选择足背动脉、肱动脉、股动脉等。评估穿刺部位皮肤及动脉情况,局部有无瘢痕、红肿等。

② 穿刺方法:

a. 核对医嘱:查对患者床号、姓名、检验项目。

b. 物品准备:一次性 2 mL 注射器 1 副(或采用血气分析专用注射器)、橡皮塞、肝素盐水、皮肤消毒剂、棉签。

c. 患者准备:向患者说明动脉采血的意义、目的和必要性以及操作步骤和注意事项,取得患者理解配合,桡动脉穿刺应做好 ALLEN 试验,阴性者方可行桡动脉穿刺。

d. 用注射器抽吸一定量的肝素盐水,湿润其内壁,湿润后排出多余的肝素盐水(如采用血气分析专用注射器无须进行此操作)。

e. 触摸动脉搏动最明显处定位,局部常规消毒。

f. 术者左手示指、中指消毒后触摸到动脉搏动处,右手持针,针头斜面向上,逆血流方向与血管成 60°角刺入。穿刺后不必抽吸,如确入动脉,血液可自行进入针内。待血量达 2 mL 时拔针同时按压动脉穿刺部位,动脉穿刺部位按压 5~10 min。将拔出针头刺入橡皮塞(如采用血气分析专用注射器则直接盖上针帽),与空气隔绝。双手避开血液标本处来回搓滚注射器 5~15 s,使肝素盐水与血样充分混合,以防血液凝固。

g. 血标本抽取后,应记录采血时间、患者体温、吸氧浓度等作为参照指标,以便于临床正确分析。

h. 应尽快送检。若不能马上送检,可放在冰箱(4~10 ℃)保存,1 h 内检测。

6. 呼吸末二氧化碳监测 在解剖死腔不变的情况下,呼气末二氧化碳($PETCO_2$)可以反映平均肺泡内 CO_2 分压($PACO_2$),并且当通气与血流的比值基本正常时,$PACO_2$ 接近于 $PaCO_2$,因此临床上常用测定 $PETCO_2$ 来间接反映 $PaCO_2$,监测肺的通气功能和 CO_2 的交换情况。由于此种监测技术是无创的,能在床旁持续、定量地监测患者通气功能,可指导呼吸治疗和管理。

目前 $PETCO_2$ 监测的方法主要有两种:一种是红外线分析仪法,这种方法简单快速,临床较为常用;另一种是质谱仪法,其优点是可监测多种气体和多个患者,但价格昂贵。使用红外线分析仪法测定 $PETCO_2$ 时,将红外线传感器直接放置在气管导管接头处,或面罩与通气系统之间,或患者呼出气体的通路上,照射测试气体,光电传感器可就探测到红外线的衰减程度,获取信号。然后,经电子系统放大处理,以数字的形式显示 CO_2 分压。

$PETCO_2$ 正常值为 30 mmHg,呼吸功能改变、代谢状态变化可引起 $PETCO_2$ 体内的改变。

(1)引起 $PETCO_2$ 升高的因素:体温升高,体内 CO_2 产生增加;呼吸中枢抑制、呼吸肌麻痹、急性呼吸困难引起的通气不足等。

(2)引起 $PETCO_2$ 降低的因素:过度通气,体内 CO_2 排出过多;肺栓塞、肺灌注减少造成死腔通气增加;低温、麻醉等原因导致 CO_2 产生减少;呼吸管道脱落、气管内导管堵塞等。

二、循环系统功能监护

循环系统疾病的重症患者常出现多种因心功能异常导致的体征,且心脏疾病没有单一的特异症状,因此体格检查对了解患者病情及制订对应的护理措施极为关键。医护人员应首先根据病史和查体结果进行诊断,然后通过实验室检查以确诊、评估疾病的严重程度并帮助患者制订治疗计划。

(一)病史采集

1. 发病经过及主要症状 了解患者患病的起始时间,有无明显的诱因,主要症状及其特点(如出现的部位、严重程度、发作频率、持续时间、促成或缓解因素),有无伴随症状,是否出现并发症等。患者目前的主要不适和病情变化,是否呈进行性加重,对饮食、睡眠、大小便有无影响,体重、营养状况有无改变。

2. 既往检查治疗经过及效果 了解目前用药情况,包括药物种类、药量和用法,是否遵医嘱用药。有无特殊饮食医嘱及遵从情况。有无与循环系统相关的疾病,如糖尿病、甲状腺功能亢进症、风湿热等,是否已经进行积极治疗。

3. 心理及社会资料 ①患病对患者日常生活、学习和工作的影响。②患者对所患疾病的性质、过程、预后和防治知识的了解。③患者有无焦虑、抑郁等情绪反应及其程度。循环系统疾病多数为慢性病,在患病的急性期,患者常因疾病引起的严重症状(如呼吸困难等)产生焦虑及恐惧。④患者的性格特征:是否容易情绪激动,有无精神紧张。⑤患者的家庭、经济、教育背景、信仰、就医条件及社会支持情况等。

4. 生活及家族史 ①居住地、居住条件和从事的职业。②每餐食谱和摄食量。③日常生活规律性。④家族史:患者直系亲属中有无与遗传相关的循环系统疾病,如冠心病、原发性高血压等。

（二）体格检查

视、触、叩、听是循环系统疾病诊断的基本手法,许多循环系统疾病经过上述检查,再结合病史,常能得到正确诊断。

1. 心脏评估

（1）视诊:检查者站在患者的右侧或足侧,两眼与患者胸廓同高或视线与心脏搏动点呈切线位置。观察心尖搏动时,需注意位置、强度、范围、节律和频率。生理条件下,心尖搏动的位置可因体位、体形和呼吸的影响有所改变,强度及范围受胸壁厚薄、肋间隙宽窄及情绪等因素影响,应与病理条件下的改变区别开。右心室增大时,心尖搏动向左移动;左心室增大时,心尖搏动向左下移动,心尖搏动增强。

（2）触诊:检查心尖搏动时,检查者示指、中指和无名指略弯曲,将指尖分别置于患者第4、5、6肋间隙,用由外向内逐步移动触诊。

① 心尖搏动及心前区搏动:检查心尖搏动的位置、强弱和范围,触诊法比视诊法更准确,尤其在视诊无法看清搏动时。触诊的手指被强有力的心尖搏动抬起并停留片刻,称为抬举样搏动,是左心室肥大的可靠体征。

② 震颤又称为猫喘,是用手触诊时感觉到的一种细微震动,是器质性循环系统疾病的特征性体征之一,常见于先天性心脏病和心脏瓣膜狭窄。瓣膜关闭不全患者震颤较少。

③ 心包摩擦感是纤维蛋白性心包炎时在心前区触及的摩擦震动感。特点是在胸骨中下段左缘易触及;心脏收缩期和舒张期均能触及,坐位身体前倾时或深吸气时更明显。

（3）叩诊:心脏的叩诊可确定心脏的位置、大小及形态。叩诊时患者取仰卧位或坐位,叩诊顺序为先左后右,由上而下,自内向外。心脏和血管均为不含气器官,叩诊呈绝对浊音,而心脏两侧被肺部覆盖的部位叩诊时呈相对浊音。由外向内的叩诊过程中,当叩诊音由清音转为相对浊音时,表示已达心脏边缘,此界为相对浊音界。

（4）听诊:心脏听诊是心脏疾病诊断的重要方法,听诊时患者一般取仰卧位或坐位,环境应安静,听诊器应直接与患者胸部接触,听诊过程应认真仔细。

① 心脏瓣膜听诊区:听诊通常从心尖部按逆时针顺序进行,即二尖瓣区、肺动脉瓣区、主动脉瓣区、主动脉瓣第二听诊区、三尖瓣区。亦可以按照瓣膜病变好发部位的次序进行,即二尖瓣区、主动脉瓣区、主动脉瓣第二听诊区、肺动脉瓣区和三尖瓣区。

② 心脏听诊内容:

a.心率:正常成人心率为60～100次/分,大于100次/分为心动过速,小于60

次/分为心动过缓。

b.心律：正常心律规整，听诊时能确定的心律失常最常见的是期前收缩和心房颤动。

c.心音：心音有4个，通常听到的是S1和S2，在部分健康儿童和青少年中能听到S3，S4一般听不到，若能听到，一般为病理性。

d.杂音：心脏杂音是指除心音之外出现的具有不同频率、不同强度、持续时间较长的夹杂声音，对循环系统疾病的诊断具有重要意义。当听到杂音时，应根据其最响部位、出现时期、性质、传导、强度和形态、杂音与体位、呼吸、运动的关系等来判断其临床意义。

2. 血管评估

（1）视诊：

① 颈静脉：颈静脉充盈的高度反映静脉压水平。检查时患者取平卧位、半卧位、坐位或站立位，体位选择取决于静脉压的高低，应能较好地显露最高充盈点。正常人处于坐位或站立位时，颈静脉常不显露，平卧位时可见颈静脉充盈，30°半卧位时充盈水平限于锁骨上缘至下颌角的下1/3内。颈静脉压的测量和判断可采用胸骨角作为参考点，正常颈静脉最高充盈点距胸骨角的垂直距离小于4 cm，大于4 cm则为颈静脉高压。静脉压异常增高导致的颈静脉充盈称为颈静脉怒张，见于右心衰竭、心包积液、缩窄性心包炎等。

② 颈动脉：正常人在安静状态下不易看到颈动脉搏动，若在安静状态下出现颈动脉明显搏动，则多见于主动脉关闭不全或严重贫血。

③ 毛细血管搏动征：用手指轻按患者甲床末端，见到红、白交替的节律性毛细血管搏动现象，称为毛细血管搏动征阳性，见于脉压增大的疾病，如主动脉瓣关闭不全。

（2）触诊：血管触诊的对象一般为动脉，检查动脉时应选择浅表动脉，一般多用桡动脉。检查时，除仔细感觉脉搏搏动外，还应注意两侧对称部位脉搏和上下肢脉搏的比较，正常人差异较小。

① 脉率：正常成人脉率为60～100次/分。病理状态下，脉率可减慢或增快，如心力衰竭、贫血患者脉率增快，房室传导阻滞、病窦综合征患者脉率减慢。正常人脉率与心率相等，但心房颤动患者由于部分心搏的搏出量过少，不能带动周围动脉产生搏动，因此脉率小于心率。

② 脉律：正常人脉律较规律，心律失常时脉律不整，可出现期前收缩或脉搏脱落。

③ 强弱：脉搏的强弱取决于心脏每搏输出量、脉压和周围血管阻力。每搏输出量大、脉压大、周围血管阻力小时，脉搏强而有力。

（三）常用的监测技术及护理

循环系统的监测可分为血流动力学监测和心电图监测。

1. 血流动力学监测　血流动力学监测是反映心脏、血管、血液、组织的氧供氧耗等方面的功能指标，是临床治疗参考的重要依据，一般分为无创和有创两大类。无创血流动力学监测，是应用对组织器官没有机械损伤的方法，经皮肤或黏膜等途径间接取得有关心血管功能的各项参数，如自动的无创血压监测、心电图检查等，已成为常用的监测手段；有创血流动力学监测是指经体表插入各种导管或监测探头到心脏和血管腔内,利用各种监测仪或监测装置直接测定各项生理参数,如中心静脉压、漂浮导管等。

(1) 心率监测:现在的生命体征监测仪均有心率的视听装置,显示屏能随时显示当前的心率,心率报警上、下限可随意设置,当心率超过设置的上、下限或在心脏停搏 4 s 之内,能够自动报警。

① 正常值:正常成人安静时为 60～100 次/分,随着年龄的增长而变化。小儿心率较快,老年人心率较慢。

② 临床意义:①判断心排血量:心率对心排血量影响很大,当心率过快(>160 次/分)时,心排血量明显减少,当心率减慢(<50 次/分)时,心排血量也减少,进行性心率减慢是心脏停搏的前奏;②判断休克:临床上常用休克指数来判断休克的程度,休克指数=心率/收缩压,休克指数为 0.5 表示无休克,大于 1.0 表示休克,大于 2.0 为严重休克。

(2) 动脉血压监测:能够反映心室后负荷、心肌耗氧及周围血管阻力。影响动脉血压的因素很多,包括心排血量、循环血容量、周围血管阻力、血管壁的弹性和血液黏滞度等。

① 测量方法:有无创血压监测和有创血压监测两种方法,前者包括袖套测压和自动化无创动脉测压,后者指动脉穿刺插管直接测压法,常选用桡动脉进行穿刺。

② 临床意义:a. 收缩压:重要性在于克服各脏器临界关闭压,保证脏器的供血;b. 舒张压:重要性在于维持冠状动脉灌注压;c. 平均动脉压:评估左心室泵血、脏器组织灌注情况的指标,受收缩压和舒张压双重影响。

(3) 中心静脉压(central venous pressure,CVP)监测:CVP 是指胸腔内上、下腔静脉的压力。经皮穿刺监测中心静脉压,主要经颈内静脉或锁骨下静脉穿刺,将导管插至上腔静脉。

① 正常值:5～12 cmH$_2$O。

② 适应证:a. 各种大中型手术,尤其是心血管、颅脑和胸部大而复杂的手术;b. 各种类型的休克;c. 脱水、失血和血容量不足;d. 右心功能不全;e. 大量静脉输血、输液或需要静脉高营养治疗者。

③ 临床意义:能反映循环血量和右心功能之间的关系,对指导治疗具有重要的参考价值。小于 5 cmH$_2$O 表示血容量不足;大于 15 cmH$_2$O 表示右心功能不全;大于 20 cmH$_2$O 表示存在充血性心力衰竭。

④ 测量方法:通过颈内静脉、颈外静脉、锁骨下静脉或股静脉穿刺后将导管插至腔静脉或右心房内,连接测压装置等进行监测,其中颈内静脉临床最常用。

⑤ 注意事项:a. 确定导管插入腔静脉或右心房内;b. 零点置于第 4 肋间右心房水平;c. 确保静脉内导管和测压管道系统内无凝血、空气,管道无扭曲等;d. 加强管理,每日消毒穿刺部位、更换测压管道及输液系统,并严格执行无菌技术操作;e. 应用呼吸机治疗的患者,在进行 CVP 测定时应暂停使用呼吸机。

股静脉穿刺

(4) 肺动脉楔压监测:漂浮导管在肺小动脉楔入部位所测得的压力。

① 正常值:6～12 mmHg。

② 适应证:a. 急性呼吸窘迫综合征并发左心衰竭;b. 循环功能不稳定患者;c. 区分心源性肺水肿和非心源性肺水肿。

③ 临床意义:用以评估左心前负荷和右心后负荷,有助于判定左心室功能,反映血容量是否充足。

（5）心排血量（CO）监测：心排血量是指每分钟由心脏泵出的血液量。

① 正常值：4～8 L/min。

② 临床意义：反映心泵血功能的重要指标。通过 CO 测定，可判断心脏功能，诊断心力衰竭和低心排血量综合征，估计预后，指导治疗。

2. 心电图监测　心电图主要反映心脏激动过程中的电活动。对各种类型的心律失常具有独特的诊断价值。到目前为止，还没有其他方法能够替代心电图在这方面的独特作用。特征性的心电图改变和演变是诊断心肌梗死最可靠和最实用的方法，冠状动脉供血不足、药物及电解质改变等均可导致心电图特征性改变。因此，心电图监测多少年来一直被列为常规的监测手段，特别是对心脏病患者施行心脏或非心脏手术时。

（1）心电监测仪的种类：

① 心电监护系统：心电监护系统由 1 台中央监测仪和 4～6 台床边监测仪组成，以生命体征监测为主。

② 动态心电监测仪（Holter 心电监测仪）：可随身携带的小型心电图磁带记录仪，能 24 h 记录心电图波形，动态观察心脏不同负荷状态下的心电图变化。动态心电监测仪主要用于冠心病和心律失常诊断，也可用于监测起搏器的功能、寻找晕厥原因及观察抗心律失常药物效果。

③ 遥控心电监测仪：该监测仪不需用导线与心电监测仪相连，遥控半径一般为 30 m，中心台可同时监测 4 个患者，每个患者身旁均携带 1 个发射仪器。

（2）临床意义：①及时发现和识别心律失常；②及时发现心肌缺血或心肌梗死；③监测电解质浓度改变；④观察起搏器的功能。

三、中枢神经系统功能监护

中枢神经系统是一个独特、复杂，甚至有些神秘的纤维组织系统。神经系统评估主要包括相关病史、体格检查、诊断学检查等。在急症情况下，由于患者病情变化快，进行各项检查有一定的风险，因此病史采集应尽可能简单快捷，以求立即获得神经系统功能的基本信息，迅速开展监护。

（一）病史采集

询问患者及家属，仔细了解发病经过、临床表现、相关主诉、前驱症状（诱发因素）、病程进展和家族史等。若患者意识不清或无法提供相关信息，应立刻联系家属或陪送者。

（二）体格检查

1. 脑功能初步判断　主要是精神状态的检查，具体项目：行为和外在表现；意思表达，注意力，记忆，远视，定向力等；与教育经历相符的智力；情感；思想内容及判断力。

2. 语言能力判断　语言交流能力，包括语速、语句结构等。是否失语，有无发言困难；有无构音障碍、吐字困难等。

3. 头面部评估　观察面部活动、表情；观察眼部，注意有无上下眼睑下垂和对称性眼裂增宽；观察面部轮廓，注意口、鼻、下颌、耳等有无先天性或继发性异常；观察头部有无外形畸形或不对称。

中枢神经系统功能监护

（三）常用的监测技术及护理

1. 意识监测　意识障碍是指意识清晰度下降和意识范围的改变。意识是中枢神经系统损害的客观标志。

（1）意识障碍的分类：

① 嗜睡：为最轻的意识障碍，是病理性的，表现为持续睡眠状态，但易唤醒。醒后有一定的语言和运动反应，并能正确回答问题。刺激解除后又再入睡。

② 意识模糊：意识水平轻度下降的一种状态，比嗜睡深，能保持简单的精神活动，但对时间、地点、人物、定向力完全或部分发生障碍。

③ 昏睡：接近不省人事的意识状态。患者受到强刺激可被唤醒，但很快入睡，醒时回答问题模糊或答非所问。

④ 昏迷：意识障碍的重要表现，是大脑皮质和脑干网状结构受到高度抑制的状态，表现为意识丧失、自主运动消失、对外界无反应。根据其反应程度，可将昏迷分为浅、中、深三种类型（表 5-1）。

表 5-1　昏迷程度的分类

内容 昏迷程度	疼痛感觉	对光反射	角膜反射	膝腱反射	血压、脉搏、呼吸
浅昏迷	丧失	有	有	有	无变化
中昏迷	丧失	迟钝	减弱	减弱	可有变化
深昏迷	丧失	消失	消失	消失	不稳定

（2）意识障碍程度的评估：意识障碍程度的评估可以通过与患者交流，了解其思维、反应、情感活动、定向力等，必要时做痛觉试验、角膜反射试验、瞳孔对光反射试验等，判断意识障碍的程度。临床上也常用格拉斯哥昏迷评分表进行评估（表 5-2）。

表 5-2　格拉斯哥昏迷评分表

项目 评分	睁眼反应	言语反应	运动反应
1	不能睁眼	不能言语	不能运动
2	刺痛睁眼	无法理解	过伸-去大脑强直
3	呼唤睁眼	错误	屈曲-去皮质强直
4	自动睁眼	混乱	刺痛躲避
5		准确	刺痛定位
6			遵嘱运动

2. 瞳孔的监测　瞳孔的观察是对颅脑损伤后判断脑疝存在及脑干功能损害程度的主要指标。正常瞳孔表现为双侧瞳孔等大、等圆，在自然光下直径为 2～5 mm，对光反射（＋）。瞳孔异常情况常见于以下几种。

（1）双侧瞳孔扩大：直径＞5 mm，常见于青光眼、颠茄碱类中毒、中枢神经损害、滴入扩瞳药等。

（2）双侧瞳孔缩小：直径＜2 mm，常见于有机磷中毒、吗啡、氯丙嗪药物中毒，脑桥出血使瞳孔呈针尖样。

（3）两侧瞳孔大小不等：颅内病变，如颅内出血、脑疝、脑肿瘤等。

（4）患侧瞳孔缩小：小脑幕裂孔疝早期出现，继而出现散大，出现意识障碍进行性加重，病灶对侧肢体肌力下降。一侧瞳孔缩小伴眼睑下垂，见于 Horner 综合征。

（5）一侧瞳孔散大：多见于动眼神经麻痹。

（6）双侧瞳孔散大和对光反射障碍：多为病情急剧变化或临终期表现，如中脑病变、脑震荡、深昏迷、临终濒死状态。

3．颅内压监测　颅内压是指颅腔内容物对颅腔壁所产生的压力。颅内压的改变是颅脑损伤患者常出现的问题，因此，颅内压的监测是观察颅脑危重患者的一项重要内容。

（1）监测的方法：

① 有创颅内压监测：

a.脑室内测压：在颅缝与瞳孔中线交点处行颅骨钻孔并行脑室穿刺，或在手术中置入细硅胶管，导管可与任何测压装置相连接。脑室内测压最准确，且可通过引流脑脊液控制颅内压，但有损伤脑组织的风险，在脑严重受压而使脑室移位或压扁时也不易插管成功。此外，导管也容易受压或梗阻而影响测压的准确性。脑室内测压最严重的并发症是感染，因此管道内必须保持绝对无菌并防止液体反流。

b.硬膜下测压：将带有压力传感器的测压装置放于硬脑膜下、软脑膜表面，可以避免脑穿刺而损伤脑组织，但准确性较脑室内测压差，感染仍是主要风险。

c.硬膜外测压：将测压装置放在内板与硬膜之间，无感染风险，但准确性最差。

d.腰穿测压：急性颅内压升高，特别是未做减压术的患者不宜采用，因有诱发脑疝形成的可能。

② 无创颅内压监测：

a.临床表现和影像学：通过临床表现，即头痛、呕吐、视神经乳头水肿、意识障碍、生命体征变化等来判断有无颅内压增高，仅是主观、定性诊断，无法定量诊断。颅内压增高时影像学表现为脑水肿、脑沟变浅消失、脑室移位受压、中线移位或脑积水等。影像学监测具有客观、准确、能定位定性等优点。

b.经颅多普勒：用超声多普勒效应来检测颅内脑底主要动脉的血流动力学及生理参数的一项无创性脑血管疾病检查方法。根据脑血流速度的降低或增高可推测局部脑血流量的相应改变，从而反映颅内压的变化。

c.闪光视觉诱发电位：可以反映从视网膜到枕叶皮层视通路的完整性，当颅内压升高时，导致神经元及纤维缺血缺氧，引起代谢障碍，脑脊液 pH 值下降，乳酸浓度增高，神经传导就会发生阻滞，电信号在脑内的传导速度减慢，fVEP 波峰潜伏期延长，延长时间与颅内压成正比，从而反映颅内压的改变。此方法适合重症患者特别是昏迷患者的监测。

（2）颅内压的正常值：成人正常颅内压为 0.7～2.0 kPa（70～200 mmH$_2$O），儿童正常颅内压为 0.4～1.0 kPa（40～100 mmH$_2$O）。

（3）颅内压监测的临床意义：

① 协助诊断颅内占位性病变。

② 及时发现颅内继发性损害。

③ 指导降压治疗。

④ 有助于判断预后,为治疗提供依据。

⑤ 置入脑室的导管还可引流脑脊液,降低颅内压。

4. 脑电监测　持续脑电监测可观察到病变阶段的不正常现象,有助于早期的诊断和治疗脑缺血,对昏迷患者可帮助其诊断和判断预后,对急性严重外伤患者的针对性治疗有指导作用。

(1) 脑电图:脑电图显示脑细胞群自发而有节律的生物电活动,是皮质锥体细胞群及其树突突触后电位的总和。通过脑电活动的频率、振幅和波形变化,了解大脑功能。还可以根据异常脑电图呈弥散性或局限性,以及节律变化等估计病变的范围和性质。

(2) 诱发电位:当神经系统受到外在的刺激时,冲动经特殊的神经通路,逐级上传到皮质。中枢神经系统在感受到这种刺激过程中产生的生物电活动变化称为诱发电位。通过观察和分析诱发电位的变化,可了解各感觉通路和皮质各代表区甚至整个皮层的功能。根据刺激形式的不同,临床上常用诱发电位有体感诱发电位、听觉诱发电位和视觉诱发电位。

四、肾功能监护

(一) 病史采集

肾功能监护

1. 病因及临床症状　评估患者入院的主要原因,重点评估目前的主要症状,发生的时间、部位、持续时间、减轻或加重的因素及其严重程度。肾功能监护常见症状及特点如下。

(1) 水肿:评估水肿的部位、程度、出现的时间、水肿是否与体位有关等;有无腹腔积液、胸腔积液等。

(2) 高血压:评估患者有无头痛、头晕等症状;有无高血压危象、高血压脑病的表现,如烦躁不安、剧烈头痛、恶心、呕吐等。

(3) 排尿异常:评估患者尿液性状有无异常,如泡沫尿、血尿;有无尿量异常,如尿量增加、减少等;有无排尿困难、尿频、尿急、尿痛等症状。

① 膀胱刺激征:包括尿频、尿急、尿痛、排尿不尽感及下腹坠痛,多为烧灼样或挛缩样疼痛。尿量刺激征是炎症刺激的重要症状,各种原因引起的泌尿系统感染或非感染性炎症,如急性膀胱炎、化疗药物(如环磷酰胺)刺激黏膜、膀胱结石、膀胱癌等,均可能出现此类症状。

② 尿失禁:尿液不受主观控制而从尿道口自行流出。常见于膀胱逼尿肌持续性张力增高和尿道括约肌过于松弛,如尿路感染、结石、肿瘤等持续性刺激膀胱引起收缩,使尿液不自主流出。

③ 尿潴留:尿液潴留于膀胱内不能排出。根据发病的程度尿潴留可分为急性尿潴留和慢性尿潴留。尿潴留常见于尿道狭窄、梗阻等。

④ 尿量异常:正常人每日尿量为 1000～2000 mL,每日尿量少于 400 mL 为少尿,每日尿量少于 100 mL 为无尿,完全无尿呈尿闭;少尿或无尿主要为肾小球滤过率降低,可分为肾前性、肾中性及肾后性。每日尿量大于 2500 mL 为多尿,见于各种原因引起的肾小管功能不全。

⑤ 血尿:可由泌尿系统疾病、全身性疾病引起,可能是病情严重的警报,因此即使是轻微血尿,也要引起重视。临床上常将血尿分为肾小球源性血尿和非肾小球源

性血尿，前者常伴有水肿、蛋白尿、血红蛋白尿、红细胞管型尿，尿中红细胞呈多种形态；后者常伴有尿路刺激征。

⑥ 蛋白尿：正常成人 24 h 尿蛋白总量小于 150 mg，高于此值时称为蛋白尿。蛋白尿是肾脏疾病常见的临床表现，排尿时常可见到排出尿液产生大量泡沫。肾小球性蛋白尿最多见，尿中蛋白含量较高，以白蛋白为主。肾小管性蛋白尿是由于肾小管吸收功能障碍导致，尿中蛋白含量较低，以小分子蛋白为主。

2. 既往史、家族史、过敏史及用药情况

（1）既往史：常能在评估患者既往史时找到病因。如是否有链球菌感染史，常见于上呼吸道和皮肤感染，可能与急性肾小球肾炎有关；有无自身免疫性疾病，有无糖尿病、高血压等。

（2）家族史：家庭成员特别是直系亲属中是否有糖尿病、高血压、多囊肾等可能导致肾功能损害疾病的患者。

（3）过敏史：评估患者近期是否发生花粉、食物或药物过敏。

（4）用药情况：药物可能诱发肾功能损害，因此要评估患者有无使用中药、非处方药的习惯，近期有无因感染使用抗生素治疗，或接受放射性诊疗等。

3. 日常生活及自理程度　询问患者的日常生活情况，可能为疾病诊断提供有力线索。询问患者近期有无剧烈活动，询问饮食习惯及自理程度。

（二）体格检查

对于泌尿系统重症患者的身体评估，要根据患者病情平稳或严重的情况，选择全身评估还是重点评估。

1. 视诊

（1）出血：观察腰腹部，有无肾损伤，特别是在腰两侧或 T_{11}、T_{12} 附近有无青紫，腹部肿胀、淤青可能提示肾挫伤或周围出血。

（2）体液不足或体液过多：观察是否存在体液问题，这对泌尿系统患者的评估非常重要。应从以下几个方面进行评估。

① 颈静脉：对体液容量的评估应首先对颈静脉进行观察。

② 手背静脉：手背静脉充盈度观察同样对评估体液总量有帮助。下垂手臂，手背静脉超过 5 s 不能充盈，提示体液不足。上抬手臂，手背静脉充盈应在 5 s 内消失。如果充盈在手臂上举后 5 s 仍未消失，提示体液过多。

③ 皮肤弹性：评估体液总量的重要依据。如体液不足，皮肤皱褶数秒不能恢复。由于老年人前臂皮肤弹力下降，可通过评估肩部皮肤了解体液情况。

（3）水肿：水肿往往提示体液过多。水肿可能在身体下垂部位最明显，也可能出现在眼睑、颜面部。

2. 听诊

（1）血压：血压和心率的改变对评估血容量非常重要。检查重症患者的生命体征，可能为失血、低血容量、不明原因的晕厥等提供线索。由平卧位到坐位，血压下降超过 20 mmHg 或心率增快超过 20 次/分，提示存在体位性低血压，患者可能存在乏力、头晕等。

（2）心脏：心脏听诊不仅要关注心率和心律，还要评估心音，体液过多时常可以听到第三、第四心音。

五、常用的监测技术及护理

1．尿液性状检查

（1）尿量：尿量是肾滤过率的直接反映，尿量的异常改变一定程度上预示肾功能的变化。尿量监测的是肾功能监测较早期及敏感的指标。

① 监测方法：根据不同检查目标加入防腐剂，然后连续收集 24 h 尿量并测定容积。

② 正常值：成人昼夜 24 h 尿量为 1000～2000 mL。

③ 临床意义：a. 每日尿量＞2500 mL 为多尿，见于慢性肾小球肾炎、急性肾衰竭多尿期、尿崩症、糖尿病所致的肾小管功能不全；b. 每日尿量＜400 mL 或每小时尿量＜17 mL 称为少尿，多见于急、慢性肾衰竭；c. 每日尿量＜100 mL 为无尿，多见于梗阻性急性肾衰竭、双侧肾皮质坏死、肾血管栓塞。

（2）尿比重：是指在 4 ℃时，同体积尿和纯水的重量比。

① 监测方法：目前多用尿试纸条进行筛检，也可用比重计法、折射仪法等。一般取晨尿 100 mL（比重计法需尿量较多，折射仪法仅需一滴，尿液分析仪需要 10 mL）。

② 正常值：1.015～1.025。

③ 临床意义：a. 尿比重增高（晨尿＞1.020），见于高热、脱水、出汗过多、周围循环衰竭等致血容量不足的肾前性少尿；尿量多而比重高见于糖尿病。b. 尿比重降低（＜1.015），见于急性肾衰竭少尿期及多尿期、慢性肾衰竭、尿崩症等。

2．内生肌酐清除率　内生肌酐清除率是指肾脏在单位时间内，把若干毫升血浆中的内生肌酐全部清除的能力。内生肌酐清除率是判断肾小球滤过功能的简便有效方法。

（1）测定方法：要求患者连续 3 天进食低蛋白饮食（每日蛋白质摄入量＜40 g），禁食鱼、肉，禁饮咖啡、茶，避免剧烈运动。于第 4 天晨 8 时，让患者排尽余尿后，收集并记录 24 h 尿量，并加入甲苯 4～5 mL 防腐。在同一天的任何时间采血 5～7 mL，与 24 h 尿液同时送检，测定尿液和血液中的肌酐浓度。

（2）正常值：成人内生肌酐清除率平均值为 80～100 mL/min。

（3）临床意义：内生肌酐清除率能较早反映肾小球滤过功能损害并估计其损害程度。若内生肌酐清除率低于正常值的 80%，表示肾小球滤过功能已有减退。当内生肌酐清除率为 51～70 mL/min，为轻度损害；内生肌酐清除率为 31～50 mL/min，为中度损害；内生肌酐清除率＜30 mL/min，为重度损害。

3．血清肌酐　血清肌酐主要由肾小球滤过排出体外，在外源性肌酐摄入量稳定时，血中的肌酐浓度取决于肾小球滤过能力，所以测定血清肌酐浓度可作为肾小球滤过功能受损的指标。正常男性血清肌酐为 0.6～1.2 mg/dL，女性为 0.5～1.1 mg/dL。血清肌酐增高提示各种原因所致的肾小球滤过功能减退。

4．血尿素氮　尿素氮是体内蛋白质代谢的产物。血尿素氮主要经过肾小球滤过而随尿排出，当肾实质损害时，肾小球滤过功能下降，致使血中浓度增加。因此监测血中尿素氮的浓度可以判断肾小球滤过功能。

（1）正常值：成人为 9～20 mg/dL；婴儿、儿童为 5～18 mg/dL。

（2）临床意义：血尿素氮增高常见于以下情况。①肾脏疾病：如慢性肾炎，肾动脉硬化症、严重肾盂肾炎、肾结核和肾肿瘤晚期等。肾功能损害较轻时，尿素氮或无变化，因此，血尿素氮不能作为肾脏疾病的早期功能测定指标，但对尿毒症的诊断有特殊价值。②肾前或肾后因素引起的尿量显著减少或无尿时：如脱水、水肿、腹腔积液、循环系统衰竭、尿路结石或前列腺增生引起的尿路梗阻等。③体内蛋白质分解过度：如急性传染病、上消化道出血、大面积烧伤等。

5. 肾脏浓缩和稀释功能试验 肾脏浓缩和稀释功能试验是监测肾小管的重吸收功能的重要指标。

（1）监测方法：在试验的 24 h 内患者保持日常的饮食和生活习惯，晨 8 时排尿后，测定昼尿量（晨 8 时至晚 8 时的 4 次尿量总和）及夜尿量（晚 8 时至次日晨 8 时的 4 次尿量总和）及其比重。

（2）正常值：昼尿量与夜尿量之比为（3～4）∶1；夜尿量＜750 mL。至少一次尿（多为夜尿）比重＞1.020，一次尿比重＜1.003，最高尿比重与最低尿比重之差应大于 0.009。

（3）临床意义：

① 夜尿增多表示肾功能不全。

② 昼夜尿量接近，尿比重低表示肾脏浓缩功能不全。

③ 尿比重固定在 1.010 左右表示肾功能损害严重，见于慢性肾炎、原发性高血压等。

④ 尿量少而尿比重增高见于肾前性少尿。

⑤ 尿量超过 4 L/24 h，尿比重均低于 1.006，见于尿崩症。

6. 尿渗透压与血渗透压的比值

（1）监测方法：晚餐后禁水 8～12 h，留取晨尿 100 mL（不加防腐剂），同时采集肝素抗凝静脉血分别检测其渗透压。

（2）正常值：尿渗透压为 600～1000 $mOsm/kgH_2O$；血渗透压为 280～310 $mOsm/kgH_2O$。尿渗透压与血渗透压的比值为 2.5±0.8。

（3）临床意义：首先能帮助判断肾脏浓缩和稀释功能，尿渗透压及尿渗透压与血渗透压的比值降低，提示肾浓缩功能受损，若尿渗透压与血渗透压的比值等于或接近 1，为肾脏浓缩功能接近完全丧失，可见于慢性肾小球肾炎、阻塞性肾病等；尿渗透压＜200 $mOsm/kgH_2O$ 或尿渗透压与血渗透压的比值＜1，提示肾脏浓缩功能丧失而稀释功能仍存在，见于尿崩症。其次可鉴别肾前性和肾性少尿，肾前性少尿者尿渗透压较高，肾性少尿者尿渗透压常降低。

（银杏）

直通护考

选择题

1. 重症监护室护理人员职业素质的要求不包括（　　）。

A. 经过严格的专业理论和技术训练并考核合格

B. 掌握输液泵的临床应用和护理

C. 掌握外科各类导管的护理

D. 掌握给氧治疗、气道管理和人工呼吸机监护技术

答案与解析

Note

E. 必须取得 ICU 专科护士证书

2. 下列情况中,可能出现呼吸频率减慢的是(　　)。

A. 高热　　　　　　　　　　B. 紧张　　　　　　　　　　C. 恐惧

D. 麻醉药物中毒　　　　　　E. 肺炎

3. 下列呼吸模式提示病情最重的是(　　)。

A. 深大呼吸　　B. 浅促呼吸　　C. 潮式呼吸　　D. 间停呼吸　　E. 费力呼吸

4. 下列属于少尿的是(　　)。

A. 尿量<500 mL/d　　　　　　　　　B. 尿量<200 mL/d

C. 尿量<100 mL/d　　　　　　　　　D. 尿量<50 mL/h

E. 尿量<17 mL/h

5. 下列选项中关于肾功能监测指标错误的是(　　)。

A. 尿量是观察肾功能改变最直接的指标

B. 尿素氮和血肌酐是判断肾小管排泄功能的指标

C. 内生肌酐清除率是反映肾小球滤过功能的指标

D. 肾浓缩-稀释试验是监测肾小管重吸收功能的指标

E. 尿渗透压与血渗透压的比值反映肾小管浓缩功能

6. 下列选项中最轻的意识障碍类型是(　　)。

A. 深昏迷　　　B. 嗜睡　　　C. 朦胧　　　D. 昏迷　　　E. 昏睡

7. 某患者表现为呼唤睁眼、回答问题含糊不清、针刺肢体能回缩,该患者格拉斯哥昏迷评分记为(　　)。

A. 11　　　　　B. 10　　　　　C. 8　　　　　D. 5　　　　　E. 3

8. 重症监护室的室温要求控制在(　　)。

A. 16～18 ℃　　B. 18～20 ℃　　C. 20～22 ℃　　D. 23～25 ℃　　E. 25～27 ℃

9. 重症监护室室内湿度要求控制在(　　)。

A. 30%～40%　　　　　　　　　　B. 40%～50%

C. 50%～60%　　　　　　　　　　D. 60%～70%

E. 70%～80%

10. 在做有创血压监测时,最常见的动脉穿刺部位是(　　)。

A. 桡动脉　　　B. 肱动脉　　　C. 足背动脉　　　D. 腋动脉　　　E. 股动脉

第六章 临床常见急症

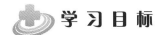
1. 掌握：临床常见急症的救治要点及护理措施。
2. 熟悉：临床常见急症的临床表现。
3. 了解：临床常见急症的病因及发病机制，能正确识别各类心律失常的心电图。
4. 具有临床常见急症的病情观察和实施相应紧急救护措施能力。

第一节 呼 吸 困 难

案例导入

患者，女性，48岁，既往体健，主因"突发胸闷、呼吸困难4 h"于2015年6月入某医院胸痛中心。急诊科快速床旁检验示心肌酶及心肌损伤标志物阴性，D-二聚体＞10 mg/L（参考值＜0.5 mg/L）；动脉血气分析：pH 7.084，PCO_2 41.5 mmHg，PO_2 63.5 mmHg，碱剩余－17.2 mmol/L。心电图示窦性心律，律齐。查体：T 37.8 ℃，P 128次/分，R 32次/分，氧饱和度82%。患者神志清楚，言语不能连贯，焦虑，口唇发绀，腹平软，肝脾未及，双下肢不肿。初步诊断为"肺栓塞"。

（1）初步诊断的依据是什么？
（2）进一步确诊还需完善哪些检查？
（3）如何进行救治？

呼吸困难（dyspnea）是指患者主观上感到空气不足，呼吸费力，客观表现呼吸运动费力，重者可出现张口呼吸、鼻翼扇动、端坐呼吸，甚至出现发绀，辅助呼吸肌也参与呼吸活动，并伴有呼吸频率、深度与节律的异常。呼吸困难是临床常见急症之一，病因多，常由呼吸系统和循环系统疾病引起，如急性肺栓塞、支气管哮喘、气胸、急性呼吸窘迫综合征、慢性阻塞性肺疾病、心力衰竭等，其他消化、神经系统疾病亦可累及呼吸功能而引起呼吸困难。

知识拓展

呼吸困难的流行病学调查

呼吸困难是一种常见的临床症状。国外文献报道 9%～18% 社区成人有轻至中度的呼吸困难症状，≥40 岁者中 15%～18%、≥70 岁者中 25%～37% 有呼吸困难症状。美国每年因呼吸困难急诊就诊达 300 万～400 万人次。研究显示，呼吸困难为心肺疾病住院和死亡的原因之一。呼吸困难的病因常涉及呼吸、循环、消化、神经等多个系统，需要进行仔细的鉴别诊断，结合患者病史、临床表现、阳性体征及相关辅助检查，综合运用科学的临床思维方法，才能做出正确的诊断，并及时给予正确的救治方法和护理措施。

一、病因及发病机制

呼吸系统和心血管系统疾病是引起呼吸困难的主要原因。不同原因引起呼吸困难的发病机制各异，但均可导致肺的通气和（或）换气功能障碍，引起呼吸困难。

（一）呼吸系统疾病

1. 吸气性呼吸困难 各种原因引起喉、气管、大气管狭窄或阻塞所致，常见于呼吸道炎症、水肿、肿瘤或异物等。其特点是吸气费力、显著困难，伴干咳及高调吸气性哮鸣音，重者由于呼吸肌极度用力，胸膜腔负压增大，吸气时胸骨上窝、锁骨上窝和肋间隙明显凹陷，称三凹征。

2. 呼气性呼吸困难 肺组织弹性减弱和（或）小支气管狭窄痉挛所致，常见于慢性阻塞性肺疾病、支气管哮喘。其特点是呼气费力、呼气时间延长而缓慢，常伴有干啰音；当有支气管痉挛时，可伴有呼气时哮鸣音。其中哮喘的发病机制非常复杂，气道炎症、气道反应性增高和神经调节等因素及其相互作用被认为与哮喘的发病密切相关。呼气性呼吸困难常因接触变应原、刺激物或呼吸道感染诱发。

3. 混合性呼吸困难 肺部病变广泛或胸部病变压迫，致使呼吸面积减少，影响换气功能所致，常见于急性肺栓塞（acute pulmonary embolism，APE）、重症肺炎、气胸、急性呼吸窘迫综合征（acute respiratory distress syndrome，ARDS）、胸廓疾病等。其特点为吸气与呼气均感费力，呼吸频率增快、深度变浅，常伴有呼吸音减弱或消失，可有病理性呼吸音。急性肺栓塞的发病机制为肺血管栓塞后，由于血栓机械性堵塞肺动脉，引发神经、体液因素参与的肺血管痉挛和气道阻力增加，从而引起通气与血流比例失调、肺不张和肺梗死，导致呼吸功能改变。胸廓疾病发生呼吸困难主要与胸壁顺应性降低、呼吸运动受限、肺通气明显减少、肺泡氧分压降低引起缺氧有关。

（二）循环系统疾病

循环系统疾病主要由左心和（或）右心功能不全引起，两者发生机制不同，左心衰竭所致的呼吸困难较重。

1. 左心功能不全 呼吸困难是左心功能不全最早出现的症状，也是最主要的症状。其病理基础为肺循环淤血与肺组织弹性减退。

（1）劳力性呼吸困难：劳累时诱发或加重，休息时缓解或减轻。

（2）夜间阵发性呼吸困难：急性左心功能不全的典型表现，具体如下。①睡眠中突感胸闷、气急而被迫坐起；②数分钟或数十分钟缓解；③常伴有气喘、发绀、哮鸣音、双肺湿啰音、咳粉红色泡沫痰、心率增快；④听诊可闻及舒张期奔马律、肺部湿啰音。这种阵发性呼吸困难也称为心源性哮喘，临床上常见于高血压心脏病、冠状动脉粥样硬化性心脏病等。其发生机制如下：①夜间睡眠时，迷走神经起主导作用，引起冠状动脉收缩，心肌供血量减少，心功能下降；②小支气管收缩，肺泡通气量减少；③平卧位时肺活量降低，另外也有利于血液回流心脏，导致肺淤血加重。

（3）端坐呼吸：卧位时加重，坐位时减轻，迫使患者采取端坐呼吸体位。

2. 右心功能不全　右心衰竭严重时也可引起呼吸困难，主要由体循环淤血导致缺氧及二氧化碳积聚所致。其发生机制如下：①右心房和上腔静脉压力升高，刺激压力感受器反射性地引起呼吸中枢兴奋；②血氧含量减少，乳酸、丙酮酸等代谢产物增多，刺激呼吸中枢；③淤血性肝脏肿大、腹腔积液和胸腔积液影响呼吸运动，使之受限，肺交换面积减少。右心功能不全临床主要见于慢性肺源性心脏病、某些先天性心脏病或由左心衰竭发展而来。

（三）神经系统疾病

1. 重症颅脑疾病　如脑出血、颅脑外伤、脑肿瘤等。呼吸中枢受增高的颅内压和供血减少的刺激，使呼吸变慢变深，并常伴呼吸节律的异常。

2. 癔病性呼吸困难　患者受精神或心理因素的影响可有呼吸困难发作，其特点是呼吸表浅而频率快，1 min 可达 60～100 次，并常因通气过度而发生呼吸性碱中毒，出现口周、肢体麻木和手足搐搦，严重时可有意识障碍。

（四）中毒

1. 代谢性中毒（糖尿病酮症酸中毒、尿毒症）　血中酸性代谢产物增多，强烈刺激呼吸中枢，致呼吸深而规则，可伴有鼾声，称为库氏呼吸。急性感染时，机体代谢增加，血液温度升高及血中毒性代谢产物的作用，可刺激呼吸中枢，使呼吸加深加快。

2. 药物中毒　吗啡类、巴比妥类药物中毒及有机磷杀虫药等药物中毒时，抑制呼吸中枢，导致呼吸缓慢，也可呈潮式呼吸。

（五）血液病

重度贫血、高铁血红蛋白血症或一氧化碳中毒等，致红细胞携氧量减少，血含氧量降低，引起呼吸较慢而深，心率加快。在大出血或休克时，也可因缺血与血压下降，刺激呼吸中枢，引起呼吸困难。

各种呼吸困难常见病因分类见表 6-1。

表 6-1　呼吸困难常见病因分类

疾 病 分 类	症 状 描 述	常 见 疾 病
呼吸系统疾病		
吸气性呼吸困难	吸气费力，出现三凹征，伴有高调吸气性哮鸣音	喉部、气管、大支气管的狭窄与阻塞
呼气性呼吸困难	呼气延长，伴有哮鸣音	慢性支气管炎（喘息性）支气管哮喘、慢性阻塞性肺疾病、弥漫性细支气管炎

续表

疾病分类	症状描述	常见疾病
混合性呼吸困难	吸气与呼气均费力,呼吸频率增快、深度变浅、呼吸音异常	重症肺炎、肺水肿、气胸、肺间质纤维化、胸腔积液、急性呼吸窘迫综合征
循环系统疾病	劳动、平卧时加重,休息坐位时减轻	急性左心衰竭、急性冠脉综合征、严重心律失常
神经系统疾病	呼吸节律改变,有时有手足抽搐	严重颅脑病变、重症肌无力危象、癔症
中毒性呼吸困难	深而大、浅而慢的呼吸困难	一氧化碳中毒、有机磷杀虫药中毒、药物中毒、毒蛇咬伤
血液病	心率快,有相关疾病史	重度贫血、甲亢危象、糖尿病酮症酸中毒、尿毒症

二、病情评估与判断

(一) 病史

1. 病史 呼吸困难作为常见症状,寻找其病因对下一步的治疗十分重要。首先要全面详细地询问病史,包括既往咳痰、喘等类似发作史与既往疾病,有无药物、毒物摄入史等。如咳痰、喘等症状与季节有关,可能为肺源性呼吸困难;既往有心脏病史,呼吸困难发作与活动有关,可能是心源性呼吸困难;有吗啡类药用药史,呼吸缓慢,可能与吗啡中毒有关。

2. 诱因 ①有过敏原(如鱼、虾、花粉、乳胶、霉菌、动物皮屑等)、运动、冷刺激(吸入冷空气和食用冰激凌)、吸烟、上呼吸道感染等诱因而出现的呼吸困难常提示哮喘或慢性阻塞性肺疾病(COPD)急性发作。②有深静脉血栓的高危因素,如骨折、创伤、长期卧床、外科术后、恶性肿瘤、高龄等,排除其他原因的呼吸困难可考虑肺栓塞。③在严重感染、创伤、休克和误吸等直接或间接肺损伤后 12～48 h 内出现呼吸困难可考虑 ARDS。④过度用力和屏气用力而突然出现的呼吸困难可考虑自发性气胸。

3. 发病特点 ①起病缓急,是突发性还是渐进性。突然发作的呼吸困难多见于自发性气胸、肺水肿、支气管哮喘、急性心功能不全和肺栓塞等。②呼吸困难的发作时间与活动、体位的关系,昼夜是否一样。夜间阵发性呼吸困难以急性左心衰竭所致心源性肺水肿为最常见,COPD 患者夜间可因痰液聚积而引起咳嗽,被迫取端坐体位。③呼吸困难的特点,观察其是吸气性呼吸困难、呼气性呼吸困难还是混合性呼吸困难,呼吸困难的特点不同,提示不同的基础疾病。④急性呼吸窘迫综合征(ARDS)患者多在原发病起病后 7 日内,约半数在 24 h 内出现呼吸加快,随后呼吸困难呈进行性加重或窘迫。

(二) 临床特点

1. 呼吸型态的改变

(1)呼吸频率:呼吸频率增快常见于呼吸系统疾病、心血管疾病、贫血、发热、

ARDS等；呼吸频率减慢多见于镇静催眠药中毒、吗啡中毒、CO中毒等。

（2）呼吸深度：呼吸加深见于糖尿病、尿毒症引起的代谢性酸中毒。呼吸变浅见于肺气肿、重症肌无力等呼吸肌麻痹及镇静剂过量等。呼吸浅快常见于癔症发作。

（3）呼吸节律：常见的呼吸节律异常可表现为潮式呼吸或间断呼吸，是呼吸中枢兴奋性降低的表现，反映病情严重。

2. 主要症状与伴随症状　引起呼吸困难的原发病不同，其主要症状与伴随症状也各异。当患者有不明原因的呼吸困难、胸痛、咳嗽，同时存在深静脉血栓的高危因素，应高度怀疑急性肺栓塞的可能。既往曾诊断哮喘和（或）类似症状反复发作，骤然发作的严重呼气性呼吸困难伴哮鸣音，可考虑支气管哮喘急性发作。急性起病，呼吸困难和（或）呼吸窘迫，顽固性低氧血症，常规给氧方法不能缓解，出现非心源性肺水肿可考虑ARDS。呼吸困难伴有突发一侧胸痛，呈针刺样或刀割样疼痛，有时向患侧肩部放射常提示气胸。呼吸困难伴咳嗽、咳痰，痰液为大量泡沫痰可见于有机磷中毒，伴粉红色泡沫痰见于急性肺水肿。

3. 体征　体征主要通过观察患者的胸廓外形及呼吸肌活动情况来评估，如有无三凹征和颈静脉充盈、叩诊胸廓和听诊呼吸音等。肺栓塞患者可有颈静脉充盈，肺部可闻及局部湿啰音及哮鸣音，肺动脉瓣区第二心音亢进或分裂，严重时血压下降甚至休克。支气管哮喘急性发作时胸部呈过度充气状态，双肺可闻及广泛的呼气性哮鸣音，但非常严重的哮喘发作可无哮鸣音（寂静胸）。呼吸浅快、桶状胸、叩诊呈过清音，辅助呼吸机参与呼吸运动常见于COPD。患侧胸部饱满、叩诊呈鼓音、听诊呼吸音减弱或消失应考虑气胸。

（三）辅助检查

1. 血氧饱和度监测　了解患者缺氧情况。

2. 动脉血气分析　呼吸困难最常用的检查，通过氧分压、二氧化碳分压的高低以及pH值判断是否存在呼吸衰竭、呼吸衰竭类型以及酸碱平衡等情况。

3. 胸部X线或CT检查　有助于呼吸系统疾病的诊断。了解肺部病变程度和范围，明确是否存在感染、占位性病变、气胸等情况。

4. 心电图、心脏彩超检查　初步了解心脏情况，排除有无心脏疾病。

5. 血常规检查　了解是否存在感染、贫血及其严重程度。

6. D-二聚体检查　结合支气管动脉造影，了解是否存在肺血栓栓塞。

7. 特殊检查　如病情允许可完善下列检查。①肺动脉造影：确诊或排除肺血栓栓塞症。②肺功能检查：可进一步明确呼吸困难类型。

三、救治与护理

（一）救治原则

呼吸困难的救治原则有积极治疗原发病、改善症状和提高活动耐量。

（二）护理措施

1. 即刻护理措施　无论什么原因引起的呼吸困难均应以抢救生命为首要原则。①保持呼吸道通畅。②氧疗：目前氧疗是肺康复治疗内容之一。鼻导管、面罩或鼻罩给氧，氧气吸入量应该以维持血氧饱和度不低于94%为佳。COPD伴有CO_2潴留和肺栓塞合并通气功能障碍时先低流量给氧，如果缺氧严重，应经面罩或鼻罩给氧。ARDS患者一般高浓度给氧，尽快提高氧分压。③心电监护：监测心律、心率、血压、呼吸和血氧饱和度。④建立静脉通路:保证及时给药。⑤及时准确留取血标本:采血查动脉血气、D-二聚体、血常规等。根据血气分析结果判断有无呼吸衰竭及氧疗方式,必要时给予无创或有创呼吸机辅助呼吸,需气管插管者配合医生行气管插管。⑥取舒适体位:安抚患者,保持安静,取半坐卧位或端坐卧位,昏迷或休克患者取平卧位,头偏向一侧。⑦备好吸引器等物品和抢救药品。⑧根据病情需要,做好隔离措施:疑似呼吸道传染性疾病患者应注意做好隔离与防护,防止交叉感染。

2．用药护理 遵医嘱及时、准确给予各种药物。

(1) 控制感染:呼吸困难伴呼吸道和肺部感染时,遵医嘱应用抗生素,制订抗生素使用时间,保证抗生素的有效药物浓度,并注意观察患者有无药物过敏反应。

(2) 解痉、平喘:①β_2受体激动剂(如沙丁胺醇、特布他林和非诺特罗):β_2受体激动剂作为哮喘急性发作的首选药,通过舒张支气管平滑肌有效控制哮喘。哮喘急性发作时常因气道痉挛影响口服气道吸入法治疗的效果,可皮下和静脉紧急给药。应用时注意观察患者有无心悸、头痛、头晕、手指颤抖等不良反应。②氨茶碱:具有舒张支气管平滑肌及强心利尿扩张冠状动脉、兴奋呼吸中枢和呼吸肌的作用。静脉滴注时浓度不宜过高,注射速度不宜超过 0.25 mg/(kg·min),以免引起心动过速、心律失常、血压下降,甚至突然死亡等中毒反应。③糖皮质激素:糖皮质激素是控制哮喘发作最有效的药物,可分为吸入、口服和静脉用药,重度或严重哮喘发作时应及早遵医嘱应用激素。④肾上腺素:在支气管哮喘发作紧急状态下,可遵医嘱给予 0.1%肾上腺素 0.3~0.5 mL 皮下注射,以迅速解除支气管痉挛。

(3) 维持呼吸:呼吸兴奋剂可应用于 CO_2 潴留并有呼吸中枢抑制的患者,如不能改善缺氧状态,应做好人工机械通气的准备。应用呼吸兴奋剂时,应保持呼吸道通畅,适当提高吸氧浓度,静脉滴注时速度不宜过快,注意观察呼吸频率、节律、神志变化,监测动脉血气。

(4) 维持血压:肺栓塞、气胸的患者,往往会有血流动力学的改变,出现心率加快、血压下降甚至休克,应遵医嘱及时给予多巴胺或多巴酚丁胺等血管活性药物治疗心力衰竭、休克,维持体循环和肺循环稳定。

(5) 止痛:剧烈胸痛影响呼吸功能时,遵医嘱应用止痛药物。

(6) 纠正酸中毒:严重缺氧可引起代谢性酸中毒,根据血气分析结果,遵医嘱静脉滴注 5%碳酸氢钠。

3．病情观察

(1) 监测生命体征和呼吸功能:监测心率和血压的变化,有无血流动力学的障碍。观察呼吸频率深度和节律改变,注意检测血氧饱和度和动脉血气情况。

(2) 观察氧疗效果:氧疗过程中应注意观察氧疗效果。如吸氧呼吸困难缓解、发绀减轻、心率减慢,表示氧疗有效;如意识障碍加深或呼吸过度表浅、缓慢,可能为 CO_2 潴留加重。应定期遵医嘱复查动脉血气,根据动脉血气分析结果和患者临床表现,及时遵医嘱调整氧流量或呼吸机参数设置,保证氧疗效果。

4．ARDS 的护理

(1) 氧疗护理:确定给氧浓度原则是在保证 PaO_2 迅速提高到 60 mmHg 或 SpO_2 达 90%以上的前提下,尽量降低给氧浓度。ARDS 患者轻者可面罩给氧,多数患者使用机械通气。

保护性机械通气治疗 ARDS 中最重要的是应用 PEEP 和小潮气量治疗。采用小潮气量,旨在控制吸气平台压,防止肺泡过度扩张。应用 PEEP 时应注意:①血容量不足的患者，应补充足够的血容量以代偿回心血量的不足，但又不能过量，以免加重肺水肿。②PEEP 一般从低水平开始应用，逐渐增加至合适水平，维持 $PaO_2 > 60$ mmHg 而 $FiO_2 < 0.6$。③使用 PEEP 时，应注意避免 PEEP 设置过高、潮气量过高和吸气峰压 $> 45\ cmH_2O$，导致气压伤的发生。④有条件者应采用密闭式吸痰方法，尽量避免中断 PEEP。

（2）控制液体量：注意控制 ARDS 患者液体摄入量，出入量易维持负平衡。

（3）积极配合治疗原发病：如按医嘱控制感染，固定骨折，纠正休克、心力衰竭等。

（4）营养支持：由于 ARDS 使机体常处于高代谢状态，应按医嘱补充足够的营养，应提倡全胃肠营养。

（5）防治并发症：注意观察感染等并发症，如发热、咳嗽、咳黄绿色痰液等，应根据医嘱留取各种痰液标本。

5. 慢性阻塞性肺疾病急性发作的护理　在控制性氧疗、抗感染、祛痰、止咳、松弛支气管平滑肌等治疗措施的基础上，协助患者咳嗽咳痰，必要时给予吸痰，保持呼吸道通畅。

6. 气胸的护理　积极配合，排出胸腔气体，闭合瘘口，促进患肺复张，减轻呼吸困难，改善缺氧症状等急救措施。

（1）胸腔穿刺抽气：张力性气胸患者如病情危重，应做好紧急穿刺排气的准备。在患侧锁骨中线第 2 或第 3 肋间用 16～18 号粗针头刺入排气，每次抽气量不宜超过 1000 mL。

（2）胸腔闭式引流：目的是排出气体促使肺膨胀。患者在胸腔闭式引流时，护理上应注意以下几点。①连接好胸腔闭式引流装置。②搬动患者时应夹闭引流管，并妥善固定。③更换引流装置时需夹闭引流管，注意无菌操作。④引流过程中注意观察引流是否通畅，穿刺口有无渗血。渗血多时及时报告医生，随时进行敷料更换等处理。⑤鼓励患者咳嗽、深呼吸，促进胸腔内气体的排出。

（3）手术准备：若胸腔引流管内不断逸出大量气体，呼吸困难未改善，提示可能有支气管和肺的严重损伤，应做好手术探查修补裂口的准备。

（4）并发症的护理：①复张后肺水肿处理：复张后肺水肿多发生于抽气过多和过快时，表现为胸闷、咳嗽、呼吸困难无缓解，严重时可有大量白色泡沫痰或泡沫血痰。处理措施包括停止抽气，患者取半卧位、酒精湿化吸氧、应用利尿药等。②皮下气肿和纵隔气肿：皮下气肿一般不需要特殊处理往往能自行吸收，但需要注意预防感染。吸入高浓度氧可促进皮下气肿的吸收消散。纵隔气肿张力过高，必要时进行锁骨上窝切开或穿刺排气处理。

6. 心理护理　呼吸困难患者因为突然发病，几乎都存在恐惧焦虑心理，应安抚患者，给予恰当的病情告知、安慰与心理支持，尽可能消除其恐惧，保持情绪稳定，有良好的遵医行为。

7. 转运护理　急诊处理后需手术或住院的患者，应做好转运的准备工作。根据病情，准备氧气、监护仪、简易呼吸器、除颤仪等必要的转运抢救设施，安排相应的工作人员护送至手术室或病房，保证转移途中安全。

四、小结

呼吸困难是一种病因及机制非常复杂的症状。任何系统的疾病只要影响呼系统或引起通气的需求增加或呼吸泵衰竭都可能产生呼吸困难。呼吸困难的病因诊断需要全面的临床资料,当原因隐匿不容易发现时,需要进行全面的检查和分析,包括心脏、气管、肺血管、肺实质甚至食管的检查也是必要的。积极治疗原发病,大多数呼吸困难可缓解,在原发病治疗不能缓解时,治疗主要为了缓解症状,要联合健康教育、体质锻炼、氧疗等。

第二节　重症哮喘

案例导入

患者,男性,66 岁,因反复咳痰、喘 20 年,加重伴呼吸困难 3 天因"支气管哮喘急性发作"入院。20 年前无明显诱因出现咳嗽、胸闷、气喘症状,以呼气性呼吸困难为主,不规律使用沙美特罗替卡松,口服泼尼松。3 天前患者劳累后出现咳嗽,咳少量白色黏痰,未重视。今凌晨 4 点出现呼吸困难加重,送至医院急诊室治疗,入院时患者端坐呼吸,大汗淋漓,咳少量白色黏痰,口唇、指甲发绀。入院查体:P 122 次/分,R 33 次/分,末梢血氧饱和度为 86%,两肺布满哮鸣音,立即使患者采用半卧位,予氧气 3 L/min 吸入。辅助检查:胸部 CT 检查未见气胸及明显炎症。动脉血气分析:pH 7.06,PaO_2 78 mmHg(吸氧),$PaCO_2$ 136 mmHg。实验室检查:急诊生化正常;血常规检查示白细胞计数明显升高;心电图示窦性心动过速。治疗:布地奈德、特布他林雾化吸入,甲基泼尼松龙静脉滴注。

(1) 初步诊断是什么?

(2) 该疾病的临床表现是什么?

(3) 哮喘患者如何做好自我管理?

重症哮喘是指患者虽经吸入糖皮质激素(≥1000 μg/d)和应用长效 β 受体激动剂或茶碱类药物治疗后,哮喘症状仍持续存在或继续恶化;或哮喘呈暴发性发作,从哮喘发作后短时间内进入危重状态,临床上常常难以处理。这类哮喘患者可能迅速发展至呼吸衰竭并出现一系列的并发症,既往也称为哮喘持续状态。

一、病因及发病机制

(一) 病因

1. 哮喘触发因素持续存在　引起哮喘发作的吸入性过敏原或其他致敏因子持续存在,使机体持续发生抗原-抗体反应,引起气道炎症、气道高反应性和支气管平滑肌持续痉挛,导致严重的气道阻塞。

2. 激素使用不当　长期应用糖皮质激素后突然减量或停用,可造成体内糖皮质激素水平的突然降低,导致哮喘恶化且对支气管舒张剂反应不佳。尤其是长期吸入或口服大剂量的激素（每日使用丙酸倍氯米松超过 800 μg）者，常伴有下丘脑-脑垂体-肾上腺皮质功能抑制，突然停用糖皮质激素往往相当危险。

3. 呼吸道感染 呼吸道感染是导致哮喘急性发作的主要原因。细菌、病毒、肺炎支原体和衣原体等引发的呼吸道感染，引起黏膜炎症、充血、水肿和黏液的大量分泌，使小气道阻塞，气道高反应性加重，导致支气管平滑肌进一步缩窄。

4. 水、电解质紊乱和酸中毒 由于摄入水量不足、呼吸道水分丢失以及多汗、感染、发热等原因，患者常常伴有不同程度的脱水，从而造成气道分泌物黏稠难以咳出，甚至形成小气道黏液栓阻塞并发肺不张，从而加重病情。此外，由于代谢性酸中毒，气道对许多支气管扩张药物反应性降低，进一步加重病情。

5. 精神因素 国内外很多研究均证实精神因素可促成哮喘。精神过度紧张、不安、焦虑和恐惧等因素，均可导致哮喘病情的恶化和发作加剧。精神因素可能通过影响某些神经肽的分泌等途径加重哮喘。

6. 严重的并发症 哮喘患者如合并气胸、纵隔气肿或肺不张等，以及伴发其他脏器的功能衰竭时均可造成哮喘症状加剧。

（二）病理生理

重症哮喘的病理生理特点为气道阻力明显增加，进行性低氧血症，最终发展为呼吸衰竭。

1. 气道动力学 由于气道阻塞和肺弹性回缩力下降，气道阻力明显增加，表现为所有气流流速指数均降低，包括最大呼气流速（PEF）、用力呼气容积（FEV）、1 s 用力呼气容积（FEV_1）等。气道受到动态压迫的程度和支气管平滑肌张力有关，支气管平滑肌的收缩可使气道硬度增加，在用力呼气过程中反使气道动态受压减少。因而临床上有报告，应用支气管舒张剂后，阻抗增加，但 PEF 反而下降，即可能是出现上述气道受压相互作用的结果。

2. 呼吸力学 肺容积增加，呼吸动作在较高肺容积条件下进行，使潮气呼吸处于压力-容积曲线的上部，增加吸气做功，即须以较大的肺压改变，以克服肺、胸弹性回缩的增加，产生足够的潮气量。

3. 呼吸类型的改变 哮喘重度发作时，最大呼吸流速，尤其是最大呼气流速明显受限，当残气量增加时，要使潮气呼吸过程处于最适当的呼气流速，其潮气呼吸还应处在最大吸气状态，由于肺活量的降低，呼气流速的受限，因而潮气量必然减少，患者要维持足够的通气，只能增加呼吸频率，因而形成浅快呼吸。

4. 气体交换 哮喘急性发作期气道阻塞，造成吸入气体分布不均和肺内通气与血流的比例失衡，生理死腔和分流均异常增大，因此在发病早期即可出现不同程度低氧血症（PaO_2 降低），在此阶段，由于代偿性过度通气和较强的呼吸驱动，因此出现了过度通气现象，血 CO_2 排出增多，形成低碳酸血症和呼吸性碱中毒，但随病情发展，气道阻塞进行性加重，肺泡通气不足区域增加，以及出现呼吸肌疲劳，甚至呼吸衰竭、通气不足现象，血 CO_2 排出量减少，甚至在体内潴留，因此 $PaCO_2$ 由早期降低至逐渐恢复，甚至出现高碳酸血症和呼吸性酸中毒，由于严重缺氧，体内乳酸积聚，产生代谢性酸中毒，因此出现混合型酸中毒，pH 值降低更显著，随时可发生呼吸、心搏骤停。

哮喘使气体交换障碍致呼吸衰竭时，具有下列特点：①哮喘通常表现为通气过度，CO_2 潴留则意味着疾病后期的表现；②病程急，因而低氧的慢性代偿机制，如红细胞增多,并不出现;③青紫少见,但低氧所致的焦虑、不安、精神紊乱则较明显;④早期出现碱血症,后期阶段则为酸血症。

5.血流动力学　胸内负压增高,且胸腔内压波动大,心室充盈受限,心排血量减少。为维持心排血量,心率代偿增速,心肌负荷增加,心肌劳损。

二、病情评估与判断

重症哮喘患者的主要症状为呼吸困难。临床上可根据患者呼吸困难的程度来评价其严重性。患者表现为喘息、咳嗽、呼吸困难,呼吸频率>30次/分。常呈现极度严重的呼吸性呼吸困难,吸气浅,呼气延长且费力,强迫端坐呼吸,不能平卧,不能讲话,大汗淋漓,焦虑,表情痛苦而恐惧。病情严重者可出现意识障碍,甚至昏迷。

(一)呼吸系统体征

1.哮鸣音　哮喘急性发作时的典型体征为两肺闻及广泛的哮鸣音,临床上常习惯于根据哮鸣音的多少来估计病情的轻重,分析病情的变化。但是单凭哮鸣音的强度判断哮喘的严重程度是不可靠的,因为哮鸣音的强度主要取决于呼吸动力、肺泡通气量和气流流速,流速很快时,即使气道阻塞很轻,也可产生较强的哮鸣音;危重型哮喘由于气道平滑肌痉挛,黏膜充血、水肿,黏液堵塞造成气道明显狭窄,特别是由于呼吸肌疲劳、呼吸动力减弱时,呼吸音以及哮鸣音可明显降低甚至消失,即所谓的"静息胸"。临床上对气促明显患者比较重视,而对于哮鸣音微弱、呼吸缓慢的衰竭患者则疏于观察护理,从而失去抢救机会。因此,临床上凡遇到哮喘患者呼吸困难且进行性加重,但哮鸣音反而减弱者则应高度警惕病情的恶化。

2.呼吸次数　重症哮喘时,呼吸动力学发生了一系列变化,呼气流速受限,因而潮气量减少,患者要维持足够的通气,只能通过增加呼吸频率,因而形成浅快的呼吸形式。呼吸次数>30次/分,提示病情严重。

3.辅助呼吸肌的参与　正常情况下吸气是主动的,而呼气是被动的,哮喘严重发作时,呼气流速受限,呼气也转成主动,辅助呼吸肌活动增强,胸锁乳突肌过度收缩。

(二)循环系统体征

1.心动过速　引起的因素有机体对缺氧的代偿性反应、外周血管阻力增高、胸腔内压波幅增大、静脉回心血量减少及低氧本身对心肌的损害等,治疗药物如β受体激动剂、茶碱等也可使心率加快,除了发热及药物因素,如心率>120次/分是哮喘严重发作的指标之一,一般需24 h治疗,心率可从120次/分下降到105次/分。但是严重的低氧血症也可损害心肌,反使心率减慢,因此严重哮喘患者如出现心率缓慢则预后不良。

2.血压　哮喘严重发作时血压常升高,这与缺氧及应激状态有关,但当静脉回心血量明显减少、心肌收缩力降低时血压反会下降,因而血压降低是病情严重的指标。

3.奇脉　在呼吸周期中,最大和最小收缩压之差正常值为4~10 mmHg。在严重气道阻塞时,可高于15 mmHg,它反映了胸腔内压的巨大波动,在用力呼气时,胸内巨大正压减少了血流回到右心室,在对抗阻塞气道用力吸气时,则使进入胸内的血流量增大,在吸气相早期右心室充盈,使心室间隔移向左心室,导致左心室功能障碍和充盈不全,胸内负压增大也直接通过增加后负荷,影响左心室排空。此外,肺过度充气,通过增加肺动脉压而引起右心室后负荷增加,这些周期性呼吸变化,使得正常的心排血量吸气相降低现象放大。因而奇脉可作为哮喘严重发作的一项指标,但需注意在哮喘患者衰竭时,不能产生显著的胸腔内压波动也会导致压差的减少,因而不出现奇脉并不总是轻症发作。

4. 全身状态 全身状态的观察非常重要,不能平卧、出汗、感觉迟钝,不能讲话和辅助呼吸肌的参与均提示疾病处于严重状态。

（三）辅助检查

1. 动脉血气分析 重症哮喘患者均有中度的低氧血症,甚至是重度低氧血症。动脉血气分析是客观评估哮喘病情严重程度的重要手段,应及时检查。尤其是临床表现或肺通气功能显示 $FEV_1<1$ L,$PEF<120$ L/min 或 $PEV\leqslant50\%$ 者,则提示严重哮喘,应严密监测动脉血气分析,以确定低氧血症和酸碱平衡失调状态。

2. 氧饱和度 脉搏血氧仪可无创测定和连续观察血氧饱和度,了解缺氧程度。

3. 胸部 X 线检查 常表现为肺过度充气,也可有气胸、纵隔气肿、肺不张或肺炎等。

4. 血常规、电解质检查 了解有无感染及电解质紊乱。重症哮喘常有低钾血症,与 β_2 受体激动剂和糖皮质激素临床应用有关。

5. 心电图检查 重症哮喘患者常表现为窦性心动过速、电轴右偏,偶见肺性 P 波。

6. 肺通气检查 可以较客观地反映气道阻塞程度,最好在用药前检查,既可客观判断病情,又可作为判断疗效和病情演变的依据。

三、救治与护理

（一）救治原则

重症哮喘的救治原则是尽早静脉应用糖皮质激素,持续雾化吸入短效 β_2 受体激动剂(SABA),联合雾化吸入短效抗胆碱药、激素混悬液以及静脉茶碱类药物,吸氧。迅速解除气道阻塞,减轻呼吸肌疲劳,改善肺泡通气。

（二）护理措施

1. 一般治疗

（1）氧疗:患者有低氧血症时,应通过鼻导管或面罩氧疗,且采用高流量吸氧,使氧分压恢复到 $60\sim80$ mmHg,以纠正威胁生命的低氧血症,改善组织供氧,并缓解因低氧所致的肺动脉高压,提高药物治疗支气管舒张效果。纠正低氧血症,缓解呼吸肌疲劳状态,亦有利于改善体内 CO_2 潴留,减轻并发的高碳酸血症。

（2）补液:纠正脱水、稀释痰液、防止黏液痰栓形成。每日输液量维持在 $2500\sim4000$ mL,每日尿量维持在 1000 mL 以上。

（3）纠正酸碱平衡失调和电解质紊乱:重症哮喘多为单纯呼吸性酸中毒或混合型酸中毒,一般单纯呼吸性酸中毒在解除气道梗阻后会好转,无须补碱,pH<7.2 时,适量补碱,以免发生碱中毒。

（4）促进排痰:排痰的常用方法如下。①补液纠正脱水,达到稀释痰液的目的;②应用排痰药,雾化吸入氨溴索等稀释痰液的药物;③机械性排痰。

（5）抗生素:遵医嘱正确留取痰细菌培养和药敏试验标本,要根据患者病情、个体情况,以及痰细菌培养和药敏试验结果,合理选择抗生素,预防肺部感染的发生。

2. 药物使用 遵医嘱静脉使用糖皮质激素和持续雾化吸入短效支气管舒张剂。

（1）糖皮质激素:重症哮喘患者宜早使用糖皮质激素,病情危重者更应尽早采用糖皮质激素静脉滴注或推注,以便及时控制病情,由于糖皮质激素起效较慢,常须用药 4～6 h 才显效,因此诊断为哮喘急性危重发作者,原则上应在急性发病后 1 h 内全身应用糖皮质激素,而不应在重复使用 β₂受体激动剂等支气管舒张剂无效时才考虑使用,从而避免和减少因病情变化而使用机械通气抢救治疗。首选药物为甲泼尼龙,常用剂量为 40 mg,静脉注射,每 4～6 h 重复用药一次。而吸入性糖皮质激素治疗则应根据病情分级,作为长期预防性治疗,避免或减轻哮喘急性发作。吸入糖皮质激素气雾剂后,应用清水漱口。

(2)支气管舒张剂:β₂受体激动剂可以迅速缓解支气管收缩,而且起效快、不良反应小、易被患者接受。常用药物为沙丁胺醇或特布他林雾化吸入液,用压缩氧气驱动做雾化吸入治疗,可同时为患者提供氧疗,以减少用 β₂受体激动剂治疗引起通气/灌流失衡所致低氧血症的发生。急危重症哮喘发作患者可能因气道严重阻塞而影响吸入治疗的效果,故有人采用静脉途径给药,但是不良反应发生率较高,如心动过速、心律失常等,使用应极慎重。静脉途径给药亦可引起低钾血症,应及时补钾。

3. 机械通气 经上述治疗,临床症状和肺功能无改善甚至继续恶化,应及时给予机械通气治疗。其应用指征如下:呼吸肌疲劳、$PaCO_2 \geqslant 45$ mmHg、意识发生改变(意识障碍,甚至昏迷)。对于使用有创机械通气治疗的患者要做好其护理,预防呼吸机相关性肺炎(VAP)的发生;对于使用无创机械通气治疗的患者要指导其正确呼吸,以防气体吸入胃内而发生腹胀,造成胃内容物反流,引发误吸的风险。

4. 自我管理 哮喘成功管理目标,除了控制急性期病情,重点还需预防哮喘急性发作,避免因哮喘药物治疗导致的不良反应,要指导患者从以下几个方面进行管理。

(1)树立战胜疾病的信心,相信长期、适当、充分的治疗可有效控制发作。

(2)了解哮喘的激发因素,避免接触诱发因素。

(3)能识别哮喘发作先兆表现,学会简单的紧急自我处理方法。

(4)在家中自行监测病情变化,并进行评定。

(5)了解常用药物的作用、正确剂量、用法等。

(6)掌握正确的吸入技术。

(7)及时去医院就诊。

知识拓展

哮喘研究新热点

研究证明,哮喘有明显的家族聚集性、遗传倾向,一般人群哮喘发病率为 4%～5%,而在哮喘患者的一级亲属中发病率为 20%～25%,相对危险度为 4～5。气道高反应性也有家族聚集性的特点。单卵双生子与双卵双生子双胞胎哮喘同病率研究显示,单卵双生子同病率的可能性为 19%,而双卵双生子为 4.8%,存在明显差异。哮喘为多基因遗传病,已发现至少 12 对染色体有哮喘相关基因及其多态性。哮喘是遗传因素、环境因素相互作用的结果,遗传因素对哮喘的影响占 40%～60%,环境因素尤其是相关危险因素暴露,对哮喘的发生发展也起到了重要作用。呼吸道感染常是年长者及成人哮喘发作的诱发因素。

第三节　急性胸痛

案例导入

患者，男性，66岁，因"持续性胸骨后疼痛3h"急诊就诊。主诉胸部呈压榨性疼痛，伴冷汗、恶心、呕吐。舌下含服硝酸甘油2次，无明显缓解。既往有冠心病、心绞痛史3年，高脂血症10年，否认糖尿病史。查体：T 37 ℃，P 94 次/分，R 24 次/分，BP 130/70 mmHg，神志清，痛苦貌，四肢温暖。听诊：心律齐，肺部无异常。

（1）作为分诊护士，应通过哪几个方面来对胸痛进行评估？

（2）一旦确诊为急性胸痛，护士应协助医生完成哪些关键的辅助检查？

（3）急诊护士应该立即采取哪些护理措施？

（4）检查过程中，患者突然出现心率进行性增快（180 次/分），血压下降（70/40 mmHg），表情淡漠，皮肤发绀，四肢湿冷，请问其可能发生了什么情况？护士应该采取哪些急救护理措施？

胸痛（chest pain）是指胸前区的不适感，包括胸部闷痛、刺痛，烧灼、紧缩或压榨感等，有时可放射至面颊、下颌部、咽颈部、肩部、后背部、上肢或上腹部，表现为酸胀、麻木或沉重感等，常伴有精神紧张、焦虑、恐惧感，是急诊科常见的症状之一。胸痛的病因复杂，表现各异，且危险性存在较大的差别。急性胸痛是一些致命性疾病的主要临床表现，如急性冠状动脉综合征、主动脉夹层、急性肺栓塞等。"胸痛中心模式"是当前一种新型的医疗模式，通过院内多学科联合，实现院前、院内、院后患者急救和及时治疗，为以急性胸痛为主要临床表现的急危重症患者提供快速诊疗通道和规范化治疗流程，最大限度地减少胸痛患者的救治时间，提高救治率，降低死亡率，改善患者预后。

知识链接

胸痛中心的起源与发展

全球第一家"胸痛中心"于1981年在美国巴尔的摩建立，至今全球多数国家均在医院内设立了"胸痛中心"。各国研究数据显示，"胸痛中心"的建立显著降低了胸痛确诊时间，降低ST段抬高型心肌梗死再灌注治疗时间，缩短了住院时间，减少了再就诊和（或）再住院次数及不必要的检查，改善了患者健康、生活质量、就诊满意度。

2010年，在著名心脏病学专家胡大一教授倡导下，我国第一份关于"胸痛中心"建设的共识性文件——《"胸痛中心"建设中国专家共识》正式发表，标志着我国"胸痛中心"建设正式起步。2011 年 3 月，广州军区广州总医院（现中国人民解放军南部战区总医院）成立的中国首个区域军民协同远程胸痛急救网正式投入运营。2012 年 8 月，广州军区广州总医院和上海胸科医院的"胸痛中心"首批通过美国"胸痛中心"认证。2013 年 9 月《中国胸痛中心认证体系》发布，成为继美国、德国之后第三个有"胸痛中心"建设标准的国家。

一、胸痛分类

胸痛是常见的临床症状之一，重者危及患者生命。引起胸痛病因众多，胸部疾病及部分消化系统、循环系统疾病等都可引起胸痛。胸痛按病因分类可分为心源性胸痛和非心源性胸痛。心源性胸痛多由缺血性心脏病引起，常见的有心绞痛、急性冠脉综合征、心包填塞、主动脉夹层等；非心源性胸痛多由除心脏外的其他器官疾病所致，常见的有肺栓塞、气胸以及消化系统疾病等。其中，急性冠脉综合征、主动脉夹层和急性肺栓塞引起的胸痛属于致命性胸痛。

急性冠脉综合征（ACS）是一组由急性心肌缺血引起的临床综合征，主要包括不稳定型心绞痛（UA）、非 ST 段抬高型心肌梗死（NSTEMI）和 ST 段抬高型心肌梗死（STEMI）。其中，斑块破溃若形成微栓子或不完全血栓，可诱发 UA 或 NSTEMI；若形成完全性血栓，可诱发 STEMI。这些综合征均可导致心搏骤停和死亡，因此早期识别和快速反应至关重要。

主动脉夹层（AD）是指主动脉内膜撕裂后，腔内血液通过内膜破口流入动脉中层形成夹层血肿，并沿血管长轴方向扩展，形成动脉真、假腔病理改变的严重主动脉疾病。其临床特点为突发撕裂样的胸部剧烈疼痛。高血压是发生主动脉夹层最重要的危险因素，65%～75% 主动脉夹层患者合并高血压，且多数患者的血压控制欠佳；此外，动脉粥样硬化和增龄也是主动脉夹层的重要危险因素。

二、病情评估与判断

（一）评估与判断流程

急诊接诊急性胸痛患者时，首要任务是迅速评估患者生命体征，简要收集临床病史，判断是否危及生命；然后排查是否是致命性胸痛，详细询问病史、疼痛及放射的部位、性质、持续时间、影响因素、伴发症状等，配合体格检查和辅助检查，做出综合分析与判断（图 6-1）。

（二）临床表现

1. 起病　ACS 多在 10 min 内胸痛发展到高峰，而主动脉夹层是突然起病，发病时疼痛最严重。

2. 部位　心绞痛或心肌梗死的疼痛常位于胸骨后或心前区，向左肩和左臂内侧放射。主动脉夹层随夹层血肿的扩展，疼痛可随近心端向远心端蔓延，升主动脉夹层疼痛可向前胸、颈、喉放射，降主动脉夹层疼痛可向肩胛间、背、腹、腰或下肢放射。急性肺栓塞、气胸常有剧烈的患侧胸痛。

3. 性质　典型的心绞痛或心肌梗死呈压榨性疼痛，伴紧缩感、窒息感、濒死感。主动脉夹层为突发的撕裂样剧痛。急性肺栓塞患者会出现胸膜炎性胸痛或心绞痛

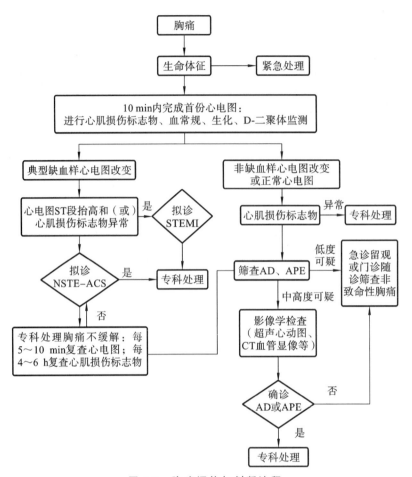

图 6-1　胸痛评估与判断流程

样疼痛。

4. 持续时间及影响因素　心绞痛一般持续时间短,休息或含服硝酸甘油后 3～5 min 内缓解,多因劳累、运动、饱餐、寒冷、情绪激动等引起。心肌梗死的胸痛持续时间常大于 30 min,舌下含服硝酸甘油无缓解。呼吸时加重的胸痛多见于肺、心包或肌肉骨骼疾病。与进食关系密切的胸痛多见于食管疾病。

（三）体格检查

ACS 患者常无特异性临床体征,急性发作时部分表现为面色苍白、皮肤湿冷、发绀、颈静脉怒张、低血压、心脏杂音、肺部啰音等。主动脉夹层累及主动脉根部,可闻及主动脉瓣杂音;主动脉夹层破入心包引起心脏压塞可出现 Beck 三联征,即颈静脉怒张、低血压、心音低钝遥远;血肿压迫锁骨下动脉可造成脉搏短绌、双侧收缩压和（或）脉搏不对称。急性肺栓塞患者最常见的体征是呼吸频率增快,伴有口唇发绀;血压下降、休克提示大面积肺栓塞;单侧或双侧不对称性下肢肿胀、腓肠肌压痛提示患者合并深静脉血栓形成。

（四）辅助检查

1. 心电图检查　心电图检查不仅可帮助诊断,而且根据其异常的范围和严重程度提示疾病预后。

2. 实验室检查　心肌肌钙蛋白 I（cTnI）或心肌肌钙蛋白 T（cTnT）是诊断心肌坏死最特异或敏感的首选指标,在起病 2～4 h 后升高,较传统的 CK 和 CK-MB 更敏感、更可靠;多数急性肺栓塞患者血气分析 $PaO_2 < 80$ mmHg,血浆 D-二聚体升高,但无诊断价值,若含量低于 500 $\mu g/L$,可基本排除急性肺栓塞。

3.超声心动图检查　该检查可定位主动脉夹层内膜裂口,显示真、假腔的状态及并发心包积液和主动脉瓣关闭不全的改变等。

4.CT血管成像　这是主动脉夹层和急性肺栓塞的临床诊断首选的影像学检查。

5.肺动脉造影术　肺动脉造影术在 CT 检查难以确诊或排除急性肺栓塞诊断时应用,但由于其为有创性检查,有发生严重甚至致命性并发症的可能,不作为首选的检查和常规检查。

三、救治与护理

（一）救治原则

导致胸痛的原因很多,急性胸痛的处理原则是首先快速识别致命性胸痛,及早明确诊断,给予积极病因治疗。

（1）一般处理:卧床休息,必要时吸氧。

（2）病因治疗:胸痛的根本治疗是对因治疗。如心绞痛患者给予硝酸甘油含服;心肌梗死患者给予双联抗血小板(阿司匹林加氯吡格雷或替格瑞洛)及 β 受体阻滞剂(无禁忌证者)口服;胸痛患者走绿色通道(尽量绕行急诊科和/或 CCU 病房)进行经皮腔内冠状动脉成形术(PTCA)或溶栓治疗;心包填塞患者给予解除填塞治疗;肺栓塞患者应收住院溶栓治疗等。

（3）对症治疗:针对胸痛,如果明确原因后应给予镇痛治疗,常用的有解热镇痛药物,也可以用阿片类药物;对于其他的伴随症状,也应给予相应的对症治疗。老年人的胸痛有可能发展为威胁生命的高风险状态,必须仔细评价胸痛。

（二）护理措施

1.即刻护理措施　急性胸痛在没有明确病因前应给予以下处理:①卧床休息;②心电监护;③鼻导管或面罩吸氧,使血氧饱和度≥94%;④12 导联心电图或 18 导联心电图;⑤建立静脉通路,保持通畅;⑥遵医嘱留取动、静脉血标本,监测血常规、血气指标、心肌损伤标志物、电解质、凝血功能、肝肾功能、D-二聚体等;⑦备齐急救药物和抢救设备;⑧ 对于极高危缺血患者(发病<2 h),做好紧急行冠状动脉造影的准备。

2.胸痛护理　观察胸痛的部位、性质、严重程度、持续时间、伴随症状、缓解情况和加重因素。根据医嘱使用镇痛药,及时评估止痛的效果,常见 ACS 患者的护理措施如下。

（1）遵医嘱应用药物:明确用药剂量、途径、适应证、禁忌证以及简单药物处理。

① 阿司匹林是抗血小板治疗的基石。对于疑似 STEMI 患者,如无禁忌证,应遵医嘱立即嚼服阿司匹林负荷量 150～300 mg。

② 硝酸酯类药物:包括硝酸甘油和硝酸异山梨酯。对于阿司匹林无法缓解的胸痛患者,若血流动力学稳定(收缩压高于 90 mmHg 或低于基线值 30 mmHg,且心率为 50～100 次/分),每 3～5 min 舌下含服硝酸甘油 0.5 mg,含服时确保舌下黏膜湿润,尽可能取坐位,以免加重低血压反应。若胸痛仍未缓解,及时报告医生,准备给予静脉滴注硝酸甘油,注意定期调整滴注速度,监测血流动力学和临床效果。血压正常的患者平均动脉压下降 10%,高血压患者平均动脉压下降 20%～30%。部分

患者用药后可能出现副作用，如面色潮红、头部胀痛、头晕、心动过速、心悸等，应告知患者是由于药物致血管扩张引起的，并注意密切观察。而心室前负荷不足的患者应慎用或不用硝酸甘油，如下壁心梗、可疑右室心梗、明显低血压的患者。

③ 吗啡：对于经硝酸酯类药物治疗胸痛未缓解的患者，应遵医嘱给予吗啡 2～4 mg 静脉注射，可减轻交感神经过度兴奋和濒死感。注意低血压和呼吸功能抑制的副作用。

④ β 受体阻滞剂：能减少心肌耗氧量和改善缺血区的氧供需失衡，缩小梗死面积，减少复发性心肌缺血、再梗死、心室颤动及其他恶性心律失常，对降低急性期病死率疗效显著。

⑤ 氯吡格雷：为 P_2Y_{12} 受体拮抗剂。除非有极高出血风险等禁忌证，UA/NSTEMI患者均建议在使用阿司匹林的基础上，联合应用一种 P_2Y_{12} 受体拮抗剂，并维持至少 12 个月。

（2）再灌注心肌的治疗与护理：起病 3～6 h，最多在 12 h 内，开通闭塞的冠状动脉，使心肌得到再灌注，减小心肌梗死的范围，减轻梗死后心肌重塑。

① 经皮冠脉介入术术前护理：协助医生向患者及家属介绍经皮冠脉介入术（PCI）的目的、方法。做好术前准备，术区备皮，准备便携式给氧设施及必要的抢救药品与物品，以最短最安全的方式护送患者到导管室。

② 溶栓治疗的护理：如预计直接 PCI 时间大于 120 min 或其他原因无法进行 PCI，则采用溶栓治疗。应从以下几个方面进行评估：a. 评估溶栓治疗的适应证和禁忌证。b. 遵医嘱准确给药，如尿激酶（UK）、链激酶（SK）和重组组织型纤溶酶原激活剂（rt-PA）。c. 监测血压的改变。d. 遵医嘱随时做心电图，了解再灌注心律失常和 ST 段的改变。e. 溶栓治疗最严重的并发症是颅内出血，应密切观察患者是否发生严重头痛、视觉障碍、意识障碍等。动、静脉穿刺后要注意延长局部按压时间至不出血为止。f. 按医嘱及时抽取和送检血液标本，及时了解化验和特殊检查结果。g. 注意观察有无药物不良反应，如寒战、发热等过敏反应。

（3）并发症的监测与护理：

① 心律失常的监测与处理：注意观察监护仪及心电图，及时识别各种心律失常，并迅速配合医生给予及时处理。

② 心源性休克的监测：密切观察患者的呼吸、血压、心率及皮肤颜色、温度及潮湿度等表现，如果患者出现心率持续增快、血压有下降趋势（收缩压＜90 mmHg），血氧饱和度低于 94%，皮肤颜色苍白或发绀，四肢湿冷，表情淡漠等症状，应高度警惕发生心源性休克的可能，应及时通知医生，配合给予必要的处理。

③ 心源性休克的处理：a. 补充血容量：估计有血容量不足，按医嘱补充液体，注意按输液计划调节滴速，观察有无呼吸困难、颈静脉充盈、恶心、呕吐、心前区疼痛加重等心力衰竭表现。b. 及时按医嘱用药：如血压低于 90 mmHg 及时给予血管活性药物（如多巴胺）等静脉滴注。用药时注意观察血压和输液部位的皮肤，根据医嘱和血压具体情况调节输液速度。需要时，按医嘱采取措施纠正酸中毒及电解质紊乱，保护肾功能。c. 密切观察病情变化：注意观察药物作用与副作用，密切观察心率、心律、血压、血氧饱和度、尿量和患者状况，准确记录出入量，及时向医生报告病情变化情况。

3. 心理护理 ACS 患者突然发病、症状重，加之处于医院的特殊环境，告知的手术风险及医疗费用等因素均会引起其紧张、恐惧、焦虑、烦躁甚至绝望等负性情绪。因此，应重视对患者的心理护理，注意关心体贴患者，减轻患者的恐惧感，使患者及家属积极配合救治。

4. 健康指导 在救治 ACS 患者的同时,结合患者病情和不同特点对患者和家属实施健康教育和康复指导,强化预防意识。

(1) 改变生活方式:提供合理膳食、适当运动、控制体重、戒烟戒酒。

(2) 避免诱发因素:不可过于劳累,避免情绪激动,减轻精神压力,保证充足睡眠。

(3) 正确应用药物:告知患者用药目的、作用及注意事项,指导患者正确应用抗血小板凝集、抗缺血、抗心律失常、降压降脂降糖等药物,积极治疗冠心病、高血压、高血脂、糖尿病等基础慢性病。

(4) 病情自我监测:向患者讲解疾病的知识,包括 ACS 发生的诱因、发展过程、治疗方法等。教会患者自测脉率,及早发现心律失常。告知患者及家属心绞痛发作时的缓解方法,如果心绞痛发作比以往频繁、程度加重,疼痛时间延长,应警惕心肌梗死的发生,及时就医。

第四节　严重心律失常

案例导入

患者,女性,31 岁,因"阵发性心悸十余年再发一周"入院。症状突发突止,发作时自觉心慌,自数脉搏规则。护理查体:P 170 次/分,BP 90/68 mmHg。听诊:HR 170 次/分,律齐。心电图示窄 QRS 波心动过速。

(1) 对患者的评估程序是什么?

(2) 根据患者的心电图特点,该患者的心电图诊断很可能是什么?

(3) 医护人员应采取哪些急救措施?

心律失常(cardiac arrhythmia)是指心脏冲动的频率、节律、起源部位、传导速度或激动次序的异常。严重心律失常是指可以迅速导致晕厥、心绞痛、心力衰竭、休克甚至心搏骤停的心律失常,也是临床常遇到的急危重症,如不能及时快速地识别和处理,患者可在短期内死亡。

一、病因与发病机制

绝大多数严重心律失常都伴有器质性病变,常由下列病理状况引起:①器质性心脏病变:急性冠脉综合征、心肌病、先天性心脏病、病态窦房结综合征等;②药物中毒:洋地黄、奎尼丁、胺碘酮等;③电解质紊乱:低血钾、高血钾、低血镁等;④长 QT 间期综合征等。

心律失常的发生机制包括冲动形成的异常和(或)冲动传导的异常。窦房结、结间束、冠状窦口附近、房室结的远端和希氏束-浦肯野系统等处的心肌细胞均具有自律性。自主神经系统兴奋性改变或内在的病变,均可导致不适当的冲动发放。此外,原来无自律性的心肌细胞,如心房、心室肌细胞,亦可在病理状态下出现异常自律性。冲动传导异常可以产生折返，折返是快速性心律失常的最常见发病机制。

二、病情评估与判断

（一）病情评估

评估心律失常严重程度的关键是确定有无脉搏。如果没有脉搏，立即进行心肺复苏。如果存在脉搏，再判断患者血流动力学状态是否稳定，如出现血压低、晕厥、抽搐等血流动力学不稳定的情况，一律按严重心律失常处理。快速性心律失常患者血流动力学稳定时，评估心电图，确定 QRS 波宽窄是否规则。规则的窄 QRS 波（<0.12 s）心动过速常为室上性心动过速。规则的宽 QRS 波（>0.12 s）心动过速常为室性心动过速。快速心房颤动可表现为不规则的窄 QRS 波心动过速。伴随差异性传导的心房颤动、预激综合征伴心房颤动、尖端扭转型室性心动过速等亦可表现为不规则的宽 QRS 波心动过速。

（二）临床表现

评估患者有无心悸、头晕、乏力、胸闷等症状。快速性心律失常可使心脏病患者发生心绞痛、心力衰竭、肺水肿、休克。心率过于缓慢的心律失常可发生阿-斯综合征，引起晕厥或抽搐。

心律失常症状的轻重取决于心律失常类型、心率快慢、持续时间、有无血流动力学变化及潜在心脏疾病的严重程度。

（1）心房颤动：心房颤动症状的轻重受心室率的快慢的影响，心室率超过 120 次/分，多数患者有心悸、胸闷、头晕、乏力等。心室率超过 150 次/分时可诱发心绞痛或心力衰竭。

（2）阵发性室上性心动过速：突然发作，可能持续数秒、数小时或数日。根据患者发作时的心率、持续时间、伴发的心脏病及其严重程度的不同，可出现心悸、胸闷、头晕等表现。听诊心室率可达 150～250 次/分，大多心律绝对规则，心尖部第一心音强度恒定。

（3）室性心动过速：非持续性室性心动过速（发作时间小于 30 s，可自行终止）的症状较轻微。持续性室性心动过速（发作时间超过 30 s，需药物或电复律终止）常伴有明显血流动力学障碍与心肌缺血的症状，使心、脑、肾等脏器血液供应骤然减少，临床可出现心绞痛、呼吸困难、少尿、低血压、晕厥、休克甚至猝死。

（4）尖端扭转型室性心动过速：多形性室性心动过速的一个特殊类型，可进展为心室颤动或猝死。

（5）三度房室阻滞：临床症状取决于心室率的快慢与伴随病变，症状包括疲乏、头晕、晕厥、心绞痛、心力衰竭等。若心室率过慢导致脑缺血，可出现暂时性意识丧失，甚至抽搐，严重者可猝死。

（三）辅助检查

1. 心电图检查 不同类型的心律失常，心电图表现各不相同。

（1）心房颤动：①P 波消失，代之以小而不规则的极限波动，形态与振幅均变化不定，称为 f 波；②心室率极不规则；③QRS 波群形态一般正常，当心室率过快，发生室内差异性传导时，QRS 波群可增宽变形。

（2）室上性心动过速：①心率为 150～250 次/分，节律规则；②QRS 波形态与时限均正常，但发生室内差异性传导或束支传导阻滞时，QRS 波形态异常；③P 波为逆行性(Ⅱ、Ⅲ、avF导联倒置)或房性P波,常埋藏于QRS波群内或位于其终末部分,当心室率过快时,QRS波群增宽变形。

（3）室性心动过速:①3个或3个以上的室性期前收缩连续出现;②心室率通常为100~250次/分;③节律规则或略不规则;④心房独立活动与QRS波无固定关系,形成房室分离;⑤偶可见心室激动逆传夺获心房。

（4）尖端扭转型室性心动过速:多形室性心动过速的一种特殊类型,心电图表现为QRS波群的振幅与波峰宛如围绕等电位线扭转,呈周期性改变,频率为200~250次/分。

（5）心室颤动:心电图表现为QRS-T波群消失,呈形态、振幅各异的不规则心电波形,频率为250~500次/分。

（6）二度Ⅱ型房室传导阻滞:①PR间期恒定,部分P波后无QRS波群,间断或周期性出现P波后QRS波脱落,下传搏动的PR间期大多正常;②阻滞位于希氏束-浦肯野系统,QRS波群增宽,形态异常。

（7）三度(完全性)房室传导阻滞:①P波与QRS波各自成节律、互不相关;②P波频率较QRS波群频率为快。③心室起搏点位于希氏束及其近邻,QRS波群正常,频率为40~60次/分;为交界性逸搏心律,则QRS波群增宽,心室率可低至40次/分以下,心室率常不稳定。

2. 动态心电图检查　连续记录患者24 h心电图的目的是了解心律失常发作与日常活动的关系及昼夜分布特征,以及协助评价抗心律失常药物的疗效等。

3. 心脏超声检查　协助诊断有无器质性心脏病,如心肌病、先天性心脏病、急性心肌梗死等。

4. 实验室检查　明确病因,判断是否有低血钾、高血钾、低血镁等离子紊乱,检查心肌生化标志物,协助急性心肌梗死的诊断等。

三、救治与护理

（一）救治原则

尽快终止心律失常,改善血流动力学状态,积极治疗原发病。

（二）护理措施

1. 一般护理措施　①嘱患者卧床休息,减少心肌耗氧量;②给予氧气吸入,改善因心律失常造成血流动力学改变而引起的机体缺氧;③立即描记12导联心电图,协助心律失常的诊断;④遵医嘱给予心电监护,注意电极位置应避开电复律的电极板放置区域和心电图胸导联位置;⑤立即建立静脉通路,为用药、抢救做好准备;⑥备齐抗心律失常药物、其他抢救药品以及除颤仪等。

2. 快速性心律失常的处理

（1）血流动力学稳定的快速性心律失常:对于血流动力学稳定的心动过速患者,立即描记与评估12导联心电图,确定QRS波群时限,判断QRS波是窄还是宽,及早确定心律失常类型,并根据心律失常类型遵医嘱用药。①室上性心动过速:如血流动力学稳定,遵医嘱给予普罗帕酮、维拉帕米、胺碘酮等药物治疗,或遵医嘱协助患者办理住院手续,准备接受经食管心房调搏复律和导管射频消融术等其他治疗。②心房颤动:主要是处理心律失常及预防发生血栓栓塞。目前常用胺碘酮药物治疗,导管消融被列为心房颤动的二线治疗,不推荐作为首选治疗方法。同时遵医嘱给予肝素或华法林进行抗凝治疗,预防血栓栓塞。③室性心动过速:遵医嘱给予静脉注射抗心律失常药物或进行同步电复律,首选药物为胺碘酮,也可以使用普鲁卡因胺、利多卡因等。对于血流动力学尚稳定但持续时间超过 24 h 或药物治疗无效的室性心动过速患者也可选择电复律。④尖端扭转型室性心动过速,应立即遵医嘱给予硫酸镁,并做好随时进行心肺复苏的准备。

(2)血流动力学不稳定的快速性心律失常:如快速性心律失常患者常伴有晕厥、持续的胸部不适或疼痛、低血压或其他休克征象,应立即准备进行同步电复律。

(3)心室颤动:立即进行心肺复苏,尽早实施非同步直流电除颤,首次单相波除颤能量为 360 J,双相波除颤能量选择 120~200 J,除颤之后立即继续 5 个周期(约 2 min)的 CPR,CPR 后再次分析心律,必要时再次除颤。遵医嘱给予肾上腺素和抗心律失常药。

3. 病情观察　注意了解引发心律失常的原因、发作时的症状、持续的时间及患者发作时的心理状态。当患者主诉头晕、乏力时,应注意观察患者是否伴有血流动力学不稳定。当患者出现胸痛、胸闷,甚至心绞痛发作时,说明冠状动脉灌注减少。如果出现了呼吸困难,说明患者可能出现了心力衰竭。如果患者出现头痛、恶心、肢体活动及语言障碍、下肢疼痛,应高度警惕患者发生了血栓栓塞事件。应对患者的主诉给予高度的重视,为尽快救治患者提供最佳的时机。

4. 用药护理　遵医嘱及时、正确地使用抗心律失常药物。应用抗心律失常药物时,应注意获取基线生命体征数据,观察药物的疗效和不良反应。

5. 持续心电、血压监护　给予心电、血压监护,严密监测心率、心律和血压的变化。如出现影响血流动力学改变的情况时,应及时与医生联系,随时做好急救处理的准备。

(1)心率:低于 50 次/分或大于 150 次/分。

(2)心律:①频发室性期前收缩(每分钟 5 次以上),或室性期前收缩呈二联律;②连续出现 2 个以上多源性室性期前收缩,或反复发作的短阵室性心动过速;③室性期前收缩在前一搏动的 T 波之上(RonT 现象);④心室颤动;⑤不同程度的房室传导阻滞。

(3)低血压:收缩压低于 90 mmHg,脉压小于 20 mmHg。

(4)阿-斯综合征:患者突然意识丧失、昏迷或抽搐、心音消失、血压测不到、呼吸停止或发绀、瞳孔散大。

6. 电复律治疗与护理　对血流动力学不稳定的异位性快速心律失常或心室颤动,应配合医生紧急进行直流电复律或除颤。电复律后应严密监测心率、心律的变化。如有异常及时配合医生处理。

7. 介入治疗准备　及时按医嘱做好心脏起搏、导管射频消融治疗的准备工作。

8. 健康宣教

(1)病因预防:注意劳逸结合、生活规律,保证充足的休息和睡眠,避免过多摄入浓咖啡、浓茶等。

(2)用药:遵医嘱服用抗心律失常药物,不要擅自增减药物,如有异常及时就诊。

(3)自我监测病情:学会测量脉搏的方法,了解心律失常的相关症状,进行自我监测。

(4)定期复查心电图:便于及早发现病情变化并及时就诊。

知识拓展

放疗用于器质性室速的研究新进展

长久以来，对于难治性的器质性室速，除了姑息性的 ICD 置入之外，针对病灶进行根治当然是最佳策略，而心内膜或外膜导管标测与消融也取得了较大的成功。遗憾的是，对于缺血性、扩张性和肥厚性心肌病等合并的室速，往往由于心功能障碍、病灶部位、可诱发性和导管消融操作方面的制约而难以进行有效的消融。采用无创性能量进行治疗取决于两个重要的前提：一是有效的治疗能量，肿瘤放射治疗当然早已成熟；二是无创性精准三维电解剖标测技术，正是近年来此领域的进步使得该研究得以实施。

美国华盛顿大学医学院 Cuculich 团队在 2015 年的研究中共入选了 5 例置入了 ICD 的高危、难治性室速患者，均采用体表 256 电极的 BioSemi 标测与 CT 三维解剖扫描整合的无创性电解剖标测技术，来定位室速的疤痕组织。所有的患者采用 25Gy 的靶放射剂量，根据 ICD 随访到的室速发作频率评价该方法治疗室速的有效性，采用心脏和经胸 CT 扫描评估放疗的安全性。结果显示，在立体定向放射消融治疗前，全部患者共计发作 6577 次室速事件，在放疗后为期 6 周的恢复期内，室速事件减少至 680 次，较治疗前减少 90％。此后，一年随访期内，4 例存活患者仅发作 4 次。

此种治疗策略非常具有吸引力，但也存在着一些问题。①体表无创电-解剖标测的精准性：目前还缺乏足够的临床数据来形成可靠的操作方案，不过，由于此项研究结果的发表，相信近年相关研究会成为热点。②放射损伤的副作用：本研究使用 25Gy 作为目标放射剂量，虽然似乎给患者毗邻肺组织带来的放射损伤在观察期间均可消失，但此种强度的放射剂量在多大程度上会增加患者远期相关肿瘤发生率需要长期的大系列随访。当然，如果主要是用于高龄、晚期或终末期心肌病患者则此问题几乎可以忽略。③对跳动的心室进行放射治疗必然可能伤及冠状动脉以及瓣膜等结构，如何减少此种损伤也需要未雨绸缪。

除了能量的精准投放（包括质子刀的应用）之外，展望未来，随着三维影像与电解剖标测技术的进步，辅以更加精准及副作用更小的能量（并不一定意味着放射能）方式，无创性消融治疗室早/室速乃至房性心律失常应该不再是不切实际的梦想。

第五节　急性腹痛

案例导入

患者，女性，26 岁，主诉右下腹痛。1 天前在外院诊断为急性阑尾炎。患者在家属搀扶下弯腰进入急诊，意识清楚，精神萎靡，痛苦表情，分诊至急诊外科就诊。查体：BP 90/60 mmHg，P 96 次/分，R 20 次/分，T 37 ℃。

右下腹压痛（＋），反跳痛（＋），患者主诉月经第 3 天。实验室检查：WBC 11×10^9/L，RBC 3.25×10^{12}/L，Hb 85 g/L。遵医嘱静脉滴注头孢曲松钠。

（1）作为分诊护士，如何评估腹痛的特性？

（2）分诊护士在分诊此患者时，还需考虑哪些因素？

（3）该名患者因急性宫外孕而出现休克，作为抢救护士应采取哪些急救措施？

急性腹痛（acute abdominal pain）是指发病在 1 周内，由各种病因引起的腹部疼痛的症状，是临床上常见的急症之一，具有发病急、病情重、变化快的特征，轻者可呈自限过程，重者可危及生命。护士细致的评估、严密的观察和及时的护理，对把握患者抢救时机和疾病的治疗与预后起到重要作用。

一、病因

引起急性腹痛的病因很多，多由腹部疾病所致，也可因腹部以外疾病或全身性疾病引起。通常急性腹痛可分为器质性和功能失调性两类。器质性病变包括急性炎症、梗阻、扩张、扭转、破裂、扭伤、出血、坏死等；功能失调性因素有麻痹、痉挛、神经功能紊乱、功能暂时性失调等。

（一）腹腔脏器病变

1. 急性炎症 如急性胃炎、急性胃肠炎、急性肠系膜淋巴结炎、急性肾盂肾炎、急性回肠或结肠憩室炎、自发性腹膜炎等；急性胰腺炎、阑尾炎、胆囊炎、急性化脓性胆囊炎、腹腔内各种脓肿、急性盆腔炎、急性附件炎、急性泌尿系统感染以及急性细菌性或阿米巴性痢疾等。

2. 急性梗阻或扭转 常见的有急性肠梗阻（包括肠套叠、肠扭转），腹内/外疝，胆道、肾、尿路结石嵌顿性绞痛，肠道蛔虫症，肠系膜或大网膜扭转，急性胃或脾扭转，胃黏膜脱垂症，卵巢囊肿蒂扭转等。

3. 急性穿孔 消化性溃疡急性穿孔、胃肠道癌或肠炎症性疾病急性穿孔、胆囊穿孔、子宫穿孔、外伤性胃肠穿孔等。

4. 急性内出血 如腹部外伤所致肝、脾、肾等实质脏器破裂，异位妊娠、卵巢或黄体破裂等。

5. 血管病变 腹主动脉瘤、肾梗死、肠系膜动脉急性栓塞或血栓形成、肠系膜静脉血栓形成、急性门静脉或肝静脉血栓形成、脾梗死、夹层动脉瘤等。

6. 其他 如急性胃扩张、痛经、肠易激综合征、腹壁皮肤带状疱疹等。

（二）腹腔外脏器病变或全身性疾病

以胸部疾病所致的放射性腹痛和中毒、代谢疾病所致的痉挛性腹痛为多，常伴有腹腔外其他脏器病症，而无急性腹膜炎征象。

1. 胸腔病变 如不典型心绞痛、急性心肌梗死、急性心包炎、主动脉夹层、肋间神经痛、下肺肺炎、肺脓肿、胸膜炎、气胸等。

2. 代谢及中毒疾病 如铅、砷、汞、酒精中毒，尿毒症，糖尿病酮症酸中毒，低钙血症等。

3. 变态反应性疾病 如腹型过敏性紫癜、腹型风湿热。

4. 神经源性疾病　如脊柱结核、带状疱疹、末梢神经炎、腹型癫痫、胃肠功能紊乱、神经功能性腹痛等。

二、病情评估与判断

评估急性腹痛,应立即询问病史,进行全面体格检查和选择必要的辅助检查,综合分析病情的严重程度,确定病变的部位、性质和病因。

(一) 快速评估全身情况

应首先判断患者病情的轻、重、缓、急,为急救处理做准备。危重患者重点评估意识、表情、血压、脉搏、体位、疼痛程度等,之后迅速分诊送入治疗区进行急救处理,待情况允许再做详细检查。如患者出现表情痛苦、面色苍白、脉搏细速、呼吸急促、大汗淋漓、仰卧不动或蜷曲侧卧、明显脱水等提示病情较重;脉搏细速,伴低血压,提示低血容量。

(二) 病史及诱发因素

了解既往有无引起急性腹痛的病史。如溃疡病、阑尾炎等,有无类似发作史,有无腹部外伤史、手术史,有无心肺等胸部疾病和糖尿病、高血压史等。女性应了解月经生产史,闭经且发生急性腹痛并伴休克者,应高度警惕异位妊娠破裂内出血。急性肠胃炎多有不洁饮食史,胆囊炎或胆石症常于进食油腻食物后发作;急性胰腺炎发作前常有酗酒、高脂饮食、暴饮暴食史;部分机械性肠梗阻与腹部手术有关;溃疡病穿孔在饱餐后多见;剧烈运动或突然改变体位后突发腹痛可能为肠扭转;腹部受暴力作用引起剧痛伴休克者,可能是肝、脾破裂所致。

(三) 临床表现

1. 腹痛部位　腹痛部位多为病变脏器所在位置。弥漫性或部位不定的腹痛多见于急性弥漫性腹膜炎、机械性肠梗阻、急性出血坏死性肠炎、铅中毒、腹型过敏性紫癜等。

2. 腹痛的程度和性质

(1) 腹痛程度:腹痛程度在一定意义上可反映腹内病变的轻重,但因个体对疼痛的敏感性和耐受性不同,影响其评价。刀割样剧痛可能为化学刺激引起,如空腔脏器急性穿孔;梗阻性疾病可引起剧烈疼痛,如肠扭转、卵巢囊肿蒂扭转、肾绞痛等;脏器破裂出血性疾病引起的腹痛次之,如宫外孕、脾破裂、肝破裂等;炎症性疾病引起的腹痛较轻,如阑尾炎、肠系膜淋巴结炎等。

(2) 腹痛的性质:

① 炎症性急性腹痛:以腹痛、发热、压痛或腹肌紧张为主要特点。一般起病较缓慢,多由轻渐重,剧痛呈持续性并进行性加重,炎症波及脏器浆膜和壁腹膜,呈典型局限性或弥漫性腹膜刺激征。常见于急性阑尾炎、胆囊炎、腹膜炎、胰腺炎、盆腔炎等。

② 穿孔性急性腹痛:突发的中上腹剧烈刀割样痛或烧灼样痛,呈持续性,可伴有肠鸣音消失或气腹为主要特点。

③ 梗阻性急性腹痛:以阵发性腹痛、呕吐、腹胀、停止排气排便为主要特点。当梗阻器官合并炎症或血运障碍时,疼痛阵发性加重。常见于肾结石、输尿管结石、胆绞痛、胆道蛔虫病、肠梗阻、肠套叠、嵌顿性疝、卵巢囊肿蒂扭转等。

④ 出血性急性腹痛:以腹痛、失血性休克与急性贫血、隐性或显性出血(呕血、便

血、尿血）为主要特点。起病较急骤，呈持续性，但不及炎症性或穿孔性腹痛剧烈，由于大量积血刺激导致急性腹膜炎，但腹膜刺激症状较轻，有急性失血症状。常见于消化性溃疡出血、肝脾破裂出血、胆道出血、肝癌破裂出血、腹主动脉瘤破裂出血、异位妊娠破裂出血等。

⑤ 功能性紊乱及全身性疾病所致急性腹痛：疼痛常无明显定位，呈间歇性、一过性或不规律性，腹痛虽然严重，但体征轻，腹软，无固定压痛或反跳痛，常有精神因素或全身性疾病史。如肠道易激综合征、胃肠神经症、肠系膜动脉硬化或缺血性肠病、腹型癫痫、过敏性紫癜等。

⑥ 腹部绞痛：发病急、患者痛苦，应注意鉴别，及早明确病因（表6-2）。

表6-2 几种腹部绞痛的鉴别

绞痛类别	绞痛的部位及放射痛	伴随症状
肠绞痛	多位于脐周、下腹部	恶心、呕吐、腹泻或便秘、肠鸣音亢进等
胆绞痛	位于右上腹，放射至右背与右肩胛	黄疸、发热、肝可触及或Murphy征阳性
肾绞痛	肾区痛，沿腹直肌外缘向下放射，达于腹股沟、外生殖器及大腿内侧	尿频、尿急、蛋白尿、血尿等
子宫病变绞痛	腰骶部或下腹部剧痛、坠痛	阴道流血、阴道排液等
胰腺绞痛	上腹或中上腹部，向左侧腰背部放射	黄疸、消化道症状、消瘦和乏力等

3. 发作时间 餐后痛可能由消化不良、胆胰疾病或胃部肿瘤所致；呈周期性、节律性的饥饿痛者见于胃窦、十二指肠溃疡；子宫内膜异位者腹痛与月经周期有关。

4. 与体位的关系 如改变体位使腹痛加剧或减轻，可成为诊断的线索，如胃黏膜脱垂患者左侧卧位可使疼痛减轻；腹膜炎患者活动疼痛加剧，蜷缩侧卧疼痛减轻；胰腺疾病患者前倾坐位或膝胸位时疼痛减轻；反流性食管炎患者烧灼痛在躯体前屈时明显，而直立位时减轻。

5. 放射痛 腹痛伴有特殊部位的放射痛对疾病很有诊断价值，如腰背部或左肩放射痛可能为胰腺炎；右肩部放射痛常为胆囊炎；而放射到腹股沟的阵发绞痛常为输尿管结石。需要注意腹腔外脏器病变有时也可产生放射痛，如心肌梗死时胸主动脉夹层产生的上腹部痛。

6. 伴随症状

（1）腹痛伴恶心、呕吐：常发生于腹痛后，可由严重腹痛引起。急性胆囊炎、溃疡病穿孔均可伴有恶心、呕吐。急性胃肠炎、胰腺炎发病早期呕吐频繁，高位肠梗阻呕吐出现早而频繁。低位肠梗阻或结肠梗阻呕吐出现晚或不出现；呕吐物的性质及量与梗阻部位有关，如呕吐宿食不含胆汁则为幽门梗阻，呕吐粪水物常为低位肠梗阻。

（2）腹痛伴排便改变：腹痛伴有呕吐，肛门停止排气、排便多见于肠梗阻；腹痛伴有腹泻多见于急性肠炎、痢疾、炎症性肠病、肠结核等；伴有果酱样便是肠套叠的特征；伴有血便，常见于绞窄性肠梗阻、肠套叠、溃疡性结肠炎、坏死性肠炎、缺血性疾病等。

（3）腹痛伴休克：腹痛同时伴有贫血者可能是腹腔脏器破裂（如肝、脾破裂或异位妊娠破裂）；不伴贫血者见于急性胆管炎、胃肠穿孔、绞窄性肠梗阻、肠扭转、急性胰腺炎等。

（4）腹痛伴发热：外科疾病一般是先有腹痛后发热；而内科疾病多先有发热后腹痛。如伴发热、寒战者，多见于胆道感染、腹腔或腹内脏器化脓性病变、下肺炎症或脓肿等。血尿、排尿困难多见于泌尿系统感染、结石等。

（5）腹痛伴黄疸：多与肝胆胰疾病有关。急性溶血性黄疸也可出现腹痛和黄疸。

（四）体格检查

1. 视诊　全腹膨胀是肠梗阻、腹膜炎晚期的表现。不对称性腹胀可见于肠扭转、闭袢性肠梗阻。急性腹膜炎时腹式呼吸减弱或消失。注意有无胃肠蠕动波及胃肠型，腹股沟区有无肿块等。

2. 触诊　这是最重要的腹部检查，着重检查腹膜刺激征，腹部肌紧张、压痛与反跳痛的部位、范围和程度。压痛最明显之处往往就是病变所在，是腹膜炎的客观体征。炎症早期或腹腔内出血表现为轻度腹肌紧张，较重的感染性病变（如化脓性阑尾炎、肠穿孔等）表现为明显肌紧张。胃十二指肠、胆道穿孔时，腹壁可呈"板状腹"，但随着时间延长，腹腔内渗液增加反而使腹膜刺激征减轻。注意年老体弱者、肥胖者、小儿或休克患者，腹膜刺激征常较实际为轻。

3. 叩诊　先从无痛区开始，叩痛最明显处常是病变部位。肝浊音界消失提示胃肠道穿孔致膈下游离气体。移动性浊音表示腹腔积液或积血。

4. 听诊　判断胃肠蠕动功能，一般选择脐周听诊。肠鸣音活跃、音调高、有气过水音提示机械性肠梗阻。肠鸣音消失或减弱多见于急性腹膜炎、血运性肠梗阻和肠麻痹。上腹部振水音可能提示幽门梗阻或胃扩张。

（五）辅助检查

1. 实验室检查

（1）血常规：白细胞总数和中性粒细胞计数增多提示感染性疾病；血红蛋白及红细胞进行性减少提示有活动性出血可能。

（2）尿常规：尿中大量红细胞提示肾绞痛、泌尿系统肿瘤和损伤，白细胞增多表示感染。糖尿病酮症酸中毒可见尿糖、尿酮体阳性。

（3）大便常规：糊状或水样便，含少量红、白细胞可能为细菌性食物中毒引起的急性肠炎；黏液脓血提示痢疾可能；血便提示有消化道出血；大便隐血阳性提示消化道肿瘤。

（4）血生化：血、尿或腹腔积液淀粉酶增高常是急性胰腺炎；血肌酐、尿素氮升高提示肾功能不全；人绒毛膜促性腺激素有助于异位妊娠诊断。

2. X线检查　如发现膈下游离气体，提示胃肠穿孔；肠内有气液平面，肠腔内充气较多，提示肠梗阻；怀疑有尿路病变可摄腹部平片或做静脉肾盂造影。

3. 超声检查　对肝、胆、胰、脾、肾、输尿管、阑尾、子宫及附件、膀胱等形态、大小、占位病变、结石、异位妊娠，腹腔积液、腹腔内淋巴结及血管等的病变均有较高的诊断价值，是首选检查方法。在超声指引下进行脓肿、腹腔积液及积血等的穿刺抽液。

4. 内镜检查　可直接观察消化道有无病变；内镜逆行胰胆管造影（ERCP）和超声内镜（EUS）检查有助于胆道和胰腺疾病的诊断；膀胱镜可用于诊断膀胱炎症、结石或肿瘤；腹腔镜检查对腹腔炎症、肿瘤或粘连有较高的诊断价值。

5．CT检查　对病变定位定性有很大价值。其优点是不受肠管内气体的干扰。CT检查是评估急腹症的又一个安全、无创而快速有效的方法，特别是对判断肝胆胰等实质性脏器病变、十二指肠和主动脉病变方面较超声检查更具优势。PET-CT检查对肿瘤的诊断更加敏感。

6．直肠指检　盆位阑尾炎可有右侧直肠壁触痛，盆腔脓肿或积血可使直肠膀胱凹窝呈饱满感、触痛。

7．诊断性腹腔穿刺　疑腹腔内有积液或积血，可进行腹腔诊断性穿刺，吸取液体进行常规检查和细胞学检查，可以确定病变性质。

三、救治与护理

（一）救治原则

急性腹痛的救治原则为挽救生命、减轻痛苦、对因治疗和预防并发症，治疗分为手术治疗和非手术治疗。

1．手术治疗　手术治疗是急性腹痛的重要治疗手段。急性腹痛患者如有腹腔内脏器破裂或穿孔、绞窄性肠梗阻、急性阑尾炎等，病因明确、有手术指征时应及时做好手术治疗。

2．非手术治疗　主要适用于病因未明而腹膜炎症状不严重的患者，给予纠正水、电解质紊乱，抗感染，防治腹胀，防止休克等对症支持措施。对于病因明确而不需要手术治疗、疼痛较剧烈的患者，可适当使用镇痛剂。

3．对无法确诊的急腹症患者　应遵循"四禁"原则，即禁食、禁灌肠、禁止痛、禁用泻药。经密切观察和积极治疗后，腹痛不缓解，腹部体征不减轻，全身状况无好转反而加重的患者可行剖腹探查，明确病因。

（二）护理措施

1．急救措施　首先处理危及生命的情况，如腹痛伴有休克的患者应立即建立静脉通路，及时补液纠正休克。如有呕吐，头应偏向一侧，以防误吸。对于病因明确者，遵医嘱积极完善术前准备。对于病因未明者，遵医嘱暂时实施非手术治疗措施。

2．控制饮食及胃肠减压　对于病情较轻且无禁忌证者，可给予少量流质或半流质饮食。病因未明或病情严重者，必须禁食。疑有空腔脏器穿孔、破裂，腹胀明显或肠梗阻患者须行胃肠减压，应注意保持引流通畅，观察与记录引流液的量、颜色和性状，及时更换减压器。对于病情严重、预计较长时间不能进食者，按医嘱尽早给予肠外营养。

3．补液护理　遵医嘱给予输液，补充电解质和能量合剂，纠正体液失衡，并根据病情变化随时调整补液方案和速度。

4．严密观察病情变化　观察期间要注意病情演变，综合分析，特别是对病因未明的急性腹痛患者进行严密观察是极为重要的护理措施。观察内容包括：①意识状态及生命体征；②腹痛部位、性质、程度、范围以及腹膜刺激征的变化和胃肠功能状态（饮食、呕吐、腹胀、排便、肠蠕动、肠鸣音等）；③全身情况及重要脏器功能变化；④腹腔异常，如腹腔积气、积液，肝浊音界变化和移动性浊音；⑤新的症状与体征出现等。

5．遵医嘱给予抗生素控制感染　急性腹痛多由腹腔内炎症和脏器穿孔引起，多有感染，是抗生素治疗的确切指征。一般首先经验性用药，宜采用广谱抗生素，且主张联合用药。待细菌培养,明确病原菌及药敏后,尽早采用针对性用药。

6. 卧床休息　取舒适体位。无休克的急性腹痛患者取半卧位,使腹腔内渗出物局限,控制感染,松弛腹肌来减轻疼痛。已发生休克者,应采取休克卧位。

7. 对症处理　腹痛病因明确者,应遵医嘱及时给予解痉镇痛药物。但使用止痛药物后应严密观察腹痛等病情变化,病因未明时禁用镇痛剂。高热者可给予物理降温或药物降温。

8. 术前准备　对危重患者,应在不影响诊疗前提下尽早做好必要的术前准备,一旦治疗过程中出现手术指征,立刻完善术前准备,送入手术室。

知识拓展

急性重症胰腺炎早期肠内营养护理新进展

急性重症胰腺炎患者病情危重,死亡率非常高,患者在治疗过程中需要禁食禁水,长时间禁食禁水会让机体能力下降无法维持生命体征,且患者也容易处于高分解代谢状态,因此在治疗过程中需要予以营养支持。给予营养支持不仅能够维持患者生命,同时能够改善患者体质,降低并发症发生率。

常用营养支持方式有肠外营养支持和肠内营养支持。肠外营养支持途径以静脉置管、外周静脉置管为主,近年来的研究认为,既往患者发病后 5 天予以肠外营养支持并不符合患者生理需求,患者发病后 $24 \sim 72$ h 即应该予以肠外营养支持。虽肠外营养支持能够维持机体生命体征,但完全肠外营养会导致胃肠道功能失常、胃肠道细菌群失衡,会加剧患者感染发生率。因此肠内营养支持具有非常重要的意义。肠内营养支持输入位置与患者胰腺损伤程度有关,在近期的研究中发现,急性重症胰腺炎患者早期能量消耗严重,在肠外营养支持 $2 \sim 5$ 天后给予肠内营养支持。但也有研究认为,尽早开展肠内营养支持更有利于改善患者胃肠道功能,若患者能够耐受肠内营养支持则应该在 24 h 内予以肠内营养支持。总的来说,急性重症胰腺炎患者营养支持非常重要,对于患者的护理管理也非常重要,不仅要保证管道通畅、营养液妥善保存,同时也要根据患者身体状况调整营养液配方。虽然现阶段临床中针对此类患者的护理管理存在一定争议,但随着研究的不断深入,对其管理也将逐步走向成熟,更好地为患者提供治疗、护理服务。

第六节　高血糖症和低血糖症

糖尿病(diabetes mellitus,DM)是一组由多病因引起的以慢性高血糖为特征的代谢性疾病,是由胰岛素分泌和(或)利用缺陷所引起。糖尿病典型的症状为"三多一少",即多尿、多饮、多食及体重减轻。长期碳水化合物、脂肪及蛋白质代谢紊乱可引起多系统损害,心、脑、肾、眼、神经、血管等组织器官慢性进行性病变、功能减退及衰竭;病情严重或应激时可发生急性严重代谢紊乱,如糖尿病酮症酸中毒(DKA)、高血糖高渗状态、低血糖症等。

一、高血糖症

案例导入

患者，女性，53岁，3天前刀割伤手指，今天出现伤口处流脓、恶心、呕吐，并伴有头痛、烦躁，呼气中有烂苹果味急诊入院。既往有糖尿病病史10年。查体：T 36.8 ℃，P 100 次/分，R 25 次/分，BP 120/80 mmHg，身高160 cm，体重60 kg，BMI 23.4 kg/m²。血糖27.8 mmol/L，尿酮体（+++），血钾2.9 mmol/L，血钠135 mmol/L，血氯92 mmol/L。血气分析：pH 7.20，HCO_3^- 17 mmol/L，CO_2CP 15 mmol/L。诊断：2型糖尿病合并酮症酸中毒。入院后予补液、补钾、纠酸、胰岛素控制血糖、清创抗感染、心电监护、吸氧等对症治疗，72 h后病情明显好转，于入院后第10天痊愈出院。

（1）该患者发生酮症酸中毒的诱因是什么？

（2）护士应配合医生采集哪些关键的实验室标本项目，以便观察患者动态病情变化？

（3）该患者初始补充生理盐水，当血糖下降到多少时改用5%葡萄糖溶液加胰岛素继续输注？

高血糖症主要有糖尿病酮症酸中毒和高渗高血糖综合征。下面重点介绍糖尿病酮症酸中毒。

糖尿病酮症酸中毒（diabetic ketoacidosis，DKA）是由胰岛素不足和升糖激素不适当升高引起的糖、脂肪和蛋白质严重代谢紊乱综合征，主要临床表现是高血糖、高血酮和代谢性酸中毒。DKA常分为三个阶段：①早期酮血症，主要表现为血酮升高，尿酮排出增多；②酮症酸中毒，酮体代谢产物 β-羟丁酸和乙酰乙酸为酸性，引起血pH值下降，发生代谢性酸中毒；③酮症酸中毒昏迷，随着病情进一步发展，出现神志障碍。DKA是糖尿病严重的急性并发症，也是急诊急救中常见的急危症之一。

（一）病因与发病机制

1型糖尿病患者有自发DKA倾向，2型糖尿病患者在一定诱因作用下也可发生DKA。DKA最常见的诱因为感染，其他包括胰岛素治疗突然中断或不适当减量，以及各种创伤、手术、妊娠和分娩、脑卒中、心肌梗死、精神刺激等，但有时可无明确诱因。

DKA发病的基本环节是各种诱因导致胰岛素缺乏和胰岛素拮抗激素增加，引起糖、脂肪、蛋白质三大营养物质代谢障碍，血糖升高，脂肪分解加速。脂肪动员和分解加速，在肝脏组织经 β 氧化产生大量乙酰乙酸、β-羟丁酸和丙酮，三者统称为酮体。当酮体生成超过组织利用和排泄的速度时，即出现酮血症，多余酮体经尿排出时，成为尿酮。β-羟丁酸、乙酰乙酸以及蛋白质分解产生的有机酸增加，超过机体酸碱平衡的调节能力时，即发生代谢性酸中毒。DKA主要病理生理变化为酸中毒、严重脱水、电解质紊乱、周围循环障碍、肾功能障碍以及中枢神经系统功能障碍。

（二）病情评估与判断

1. 病史及诱发因素　评估患者有无糖尿病病史或家族史，明确患者有无感染、降糖药物应用不规范、胰岛素耐药性、拮抗激素分泌过多、应激、饮食失调或胃肠疾病、妊娠和分娩、糖尿病未控制或病情加重等诱因，但亦可无明显诱因。

2. 临床表现　一般发病急骤，多见于 30～40 岁。患者早期主要表现为乏力和"三多一少"症状加重，酸中毒失代偿后，患者出现食欲减退、恶心、呕吐，常伴头痛、嗜睡、烦躁、呼吸深快、呼气中有烂苹果味（丙酮）等症状；后期出现严重失水、皮肤黏膜干燥、眼眶下陷、尿量减少、心率加快、血压下降、四肢发冷；晚期各种反射迟钝甚至消失，患者出现昏迷。

3. 病情判断　临床上，原因不明的恶心、呕吐、酸中毒、失水、休克、昏迷患者，尤其呼吸有烂苹果味、血压低而尿量多者，不论有无糖尿病病史均高度怀疑 DKA，并立即化验血糖、血酮、尿糖、尿酮，以及血气分析、电解质等，以肯定和排除本病。

根据酸中毒的程度，DKA 分为轻、中、重度。轻度是指仅有酮症而无酸中毒，即糖尿病酮症；中度指除酮症外，伴有轻度至中度的酸中毒，即 DKA；重度是指酸中毒伴随意识障碍，即 DKA 昏迷，或无意识障碍，但二氧化碳结合力低于 10 mmol/L。

（三）实验室检查

1. 尿　尿糖、尿酮体均呈阳性或强阳性，可有蛋白尿及管型尿。

2. 血　血糖明显升高，一般为 16.7～33.3 mmol/L，超过 33.3 mmol/L 时常伴有高渗状态或肾功能障碍；血酮体升高，>1.0 mmol/L 为高血酮，>3.0 mmol/L 提示可有酸中毒；血标准和实际 HCO_3^- 降低，CO_2 结合力降低，酸中毒失代偿后血 pH 值下降。

测血糖

（四）救治与护理

1. 救治原则　DKA 以预防为主，一旦明确诊断，应及时给予补液以恢复血容量、纠正失水状态，降低血糖，纠正电解质及酸碱平衡失调，同时积极寻找和消除诱因，防止并发症，降低病死率。

（1）补液是 DKA 抢救的关键环节。只有在有效组织灌注改善、恢复后，胰岛素的生物效应才能充分发挥。

（2）胰岛素治疗：降低血糖。

（3）纠正电解质及酸碱平衡失调：一般酸中毒经输液和胰岛素治疗后，可自行纠正，但严重酸中毒影响心血管、呼吸和神经系统功能，应给予相应治疗，补碱不应过多、过快。电解质紊乱多为低钾，根据血钾和尿量进行补钾。

（4）处理诱发病及防治并发症：在抢救过程中要注意治疗措施之间的协调，一开始就重视防治重要并发症，特别是脑水肿和肾衰竭，维持重要脏器功能。

2. 护理措施　良好的护理是抢救 DKA 的重要环节。

（1）即刻护理措施：保持呼吸道通畅，防止误吸，必要时建立人工气道。如有低氧血症伴呼吸困难，给予吸氧 3～4 L/min。建立静脉通路，立即开放 2 条以上静脉通路补液。立即采取动脉血标本行血气分析，及时查验血糖、电解质、尿等标本。

（2）补液：补液治疗不仅能迅速纠正失水，改善循环血容量与肾功能，还有助于降低血糖和清除酮体。补液原则为"先快后慢，先盐后糖"。中度以上 DKA 必须进行静脉补液。通常先补充生理盐水，但当血糖降至 13.9 mmol/L 时，应注意按医嘱将生理盐水改为 5% 葡萄糖溶液，防止低血糖反应。补液量和速度的掌握非常重要，根据患者体重和失水程度确定补液量及速度。当 DKA 失水量超过体重的 10%，如患者无心、肾功能不全者，开始时补液速度较快，在 1～2 h 内输入 0.9% 氯化钠 1000～2000 mL，以尽快补充血容量，改善周围循环和肾功能。以后根据血压、心率、每小时尿量、周围循环情况及有无发热、呕吐、腹泻等决定补液量和速度，老年患者及有心肾疾病的患者，必要时监测中心静脉压，以便调节输液速度和量。

（3）胰岛素治疗：一般采用小剂量（短效）胰岛素治疗方案，即每小时给予 0.1 U/kg 胰岛素，以便血糖快速平稳下降而又不发生低血糖，同时抑制脂肪分解和酮体生成。通常将短效胰岛素加入生理盐水中单独持续静脉滴注。血糖下降速度一般以每小时降低 3.9～6.1 mmol/L 为宜，监测血糖每 1～2 h 一次，根据血糖监测结果遵医嘱调节胰岛素用量。若每 2 h 后血糖下降不理想或反而升高，且脱水已基本纠正，提示患者对胰岛素敏感性较低，胰岛素剂量可加倍。病情稳定后过渡到胰岛素常规皮下注射。

（4）纠正酸碱平衡失调：轻、中度 DKA 经输液和胰岛素治疗后，酮体水平下降，酸中毒随代谢紊乱的纠正而恢复，一般不必补碱。但严重酸中毒，即血 pH<7.1，HCO_3^-<5 mmol/L 时，影响心血管、呼吸和神经系统功能，应给予相应治疗，但补碱不宜过多、过快，以防诱发或加重脑水肿、血钾下降和反跳性碱中毒等。应采用小剂量等渗碳酸氢钠溶液（1.25%～1.4%）静脉输注。

（5）纠正电解质紊乱：DKA 患者有不同程度失钾，经胰岛素及补液治疗后有可能加重低钾。治疗前的血钾水平不能真实反映体内缺钾程度，在静脉输入胰岛素和补液同时，应结合血钾水平和尿量，遵医嘱补钾，注意控制补钾速度，监测血钾浓度。低血钾严重者可发生心律失常。

（6）严密观察病情：在抢救患者的过程中需注意治疗措施之间的协调，重视病情观察，防止并发症，尤其是脑水肿和肾衰竭等，以维持重要脏器功能。①生命特征的观察：严重酸中毒可使外周血管扩张，导致低体温和低血压，并降低机体对胰岛素的敏感性，故应严密监测患者体温、血压的变化，及时采取措施。②心律失常、心力衰竭的观察：血钾过低、过高均可引起严重心律失常，应密切观察患者心电监护情况，尽早发现，及时治疗。高龄或合并冠状动脉病（尤其是心肌梗死）、补液过多可导致心力衰竭和肺水肿，应注意预防，一旦患者出现咳嗽、呼吸困难、烦躁不安、脉搏加快等，特别是在昏迷好转时出现上述表现，提示输液过量的可能，应立即减慢输液速度，并立即报告医生，遵医嘱给予及时处理。③脑水肿的观察：脑水肿是 DKA 最严重的并发症，病死率高，可能与补碱不当、长期脑缺氧和血糖下降过快、补液过多等因素有关，需密切观察患者意识状态、瞳孔大小以及对光反射。如 DKA 患者经治疗后血糖下降、酸中毒改善，但昏迷反而加重，或患者虽然一度清醒，但出现烦躁、心率加快等，要警惕脑水肿的可能。④尿量的观察：密切观察患者尿量的变化，准确记录患者 24 h 液体出入量。DKA 时失水、休克，或原来已有肾脏病变等，均可引起急性肾衰竭，肾衰竭是本症主要死亡原因之一，注意预防。尿量是衡量患者失水状态和肾功能的简明指标，如尿量<30 mL/h 时，应及时通知医生，给予积极处理。

（7）积极处理诱因：预防感染，遵医嘱应用抗生素。

（8）其他：及时采血、留取尿标本，监测血糖、血酮、电解质及血气分析等结果。加强基础护理，昏迷患者应勤翻身，做好口腔和会阴护理，防止压疮和继发性感染的发生。

二、低血糖症

案例导入

患者,女性,52 岁,患糖尿病、高血压十余年。查体:T 36.5 ℃、P 78 次/分、R 21 次/分、BP 210/100 mmHg。长期由家属注射胰岛素和口服硝苯地平治疗,饮食自控能力差,既往有因饥饿发生不省人事的情况,口服糖水后可缓解。经常发生头痛头昏、全身不适,多次住院治疗,并逐渐出现视物模糊、夜尿增多现象。平时血压和血糖控制不理想。某日中午进少量食物后午休,至下午 4 时口吐泡沫,躁动不安,急诊入院。立即静脉注射 50% 葡萄糖溶液 40 mL,5 min 后患者清醒,醒后不知发生经过。

(1)该患者发生了什么?

(2)护士应配合医生采集哪些关键的实验室标本项目,以便及早确定诊断?

(3)糖尿病患者发生低血糖的危害有哪些?

低血糖症(hypoglycemia)是一组由多种病因引起的以血浆葡萄糖(简称血糖)水平降低,并足以引起相应症状和体征的临床综合征。临床上常以交感神经兴奋和(或)神经精神及行为异常为主要特点。一般以血浆葡萄糖浓度低于 2.8 ~ 3.9 mmol/L 作为低血糖症的标准。当血糖降低时,出现交感神经兴奋的症状,持续严重的低血糖将导致昏迷,可造成永久性的脑损伤,甚至死亡。

(一)病因与发病机制

1. 病因 低血糖症病因复杂,一般分为空腹低血糖和餐后低血糖两种临床类型。空腹低血糖常见于使用胰岛素治疗、口服磺胺类药物、高胰岛素血症、胰岛素瘤、重症疾病(肝衰竭、心力衰竭、肾衰竭等)、升糖激素缺乏(皮质醇、生长激素、胰高血糖素)等;餐后低血糖常见于 2 型糖尿病患者初期餐后胰岛素分泌高峰延迟、碳水化合物代谢酶的先天缺乏、倾倒综合征、肠外营养治疗等。

2. 发病机制 大脑几乎完全靠葡萄糖提供能量。当动脉血糖浓度降到生理范围以下,集体通过精细调节机制,使血糖控制在正常范围。维持正常血糖平衡依赖于消化道、肝脏、肾脏及内分泌腺体等多器官功能的协调一致。人体通过神经-体液调节机制来维持血糖的稳定,其中胰岛素起着主要作用。降低胰岛素分泌是防止低血糖的第一道防线;当血糖下降低于生理范围时,胰岛素的反向调节激素(升糖激素)分泌增加,这是防止低血糖的第二道防线;当高血糖素分泌不足以纠正低血糖时,肾上腺素分泌增加,作为第三道防线。临床上出现低血糖症状和体征的血糖阈值并非一个固定的数值,而是根据不同病因、低血糖发生的频率和持续时间的不同而存在差异。

(二)病情评估与判断

1. 病情评估

(1)健康史:评估有无糖尿病病史及诱发低血糖的病因,如是否进食和应用降糖药物等因素。

（2）临床表现：低血糖常呈发作性，发作时间及频率随病因不同而有所差异。其临床表现为低血糖症状和体征。低血糖典型的症状具有 Whipple 三联征特点：与低血糖相一致的症状；症状存在时通过精确方法测得的血糖浓度偏低；血糖水平升高后上述症状缓解。低血糖症状分为自主神经低血糖症状和大脑神经元低血糖症状。①自主神经低血糖症状：表现为心悸、焦虑、饥饿和感觉异常；②大脑神经元低血糖症状：表现为认知损害、行为改变、精神运动异常，以及血糖浓度更低时出现的癫痫发作和昏迷。部分患者虽然有低血糖但无明显症状，往往不被察觉，极易进展成严重低血糖症，陷于昏迷或惊厥，称为未察觉低血糖症。低血糖最常见的体征是面色苍白和出汗。

2．病情判断　低血糖时临床表现的严重程度主要取决于以下几种因素。①低血糖的程度；②低血糖发生的速度及持续时间；③机体对低血糖的反应性；④年龄。根据血糖水平，低血糖症可分为轻、中、重度：血糖小于 2.8 mmol/L 为轻度低血糖；血糖小于 2.2 mmol/L 为中度低血糖；血糖小于 1.11 mmol/L 为重度低血糖。长期、反复严重低血糖的患者和一次严重低血糖未能及时纠正的患者常可发生永久性神经功能损害。

3．实验室检查　实验室检查首先是为了证实 Whipple 三联征。如已证实，检测的目的是评价胰岛素在此次低血糖发生中的作用。

（1）血糖：正常空腹血糖值的低限一般为 3.9 mmol/L。引起低血糖的阈值是可变的，在临床上要结合患者实际情况进行判别。

（2）血浆相关激素：为进一步探寻糖尿病病因，需要同时测定自发性低血糖症状发作时的血糖、胰岛素、C 肽、胰岛素原和 β-羟丁酸水平，以及胰岛素自身抗体。血浆 C 肽水平和胰岛素原可进一步确认内源性或外源性高胰岛素血症。

（三）救治与护理

1．救治原则　低血糖发作可在短时间内危及患者生命，救治原则为正确快速识别低血糖，并迅速升高血糖，去除潜在病因和预防再发生低血糖。

（1）紧急复苏：遇有昏迷、心率加快者立即采取相应复苏措施。立即测定血糖，遵医嘱进行相关检查。

（2）升高血糖：①轻、中度低血糖者：给予口服含糖溶液，或进食糖果、饼干等即刻缓解。②药物相关性：要及时停用相关药物。③重者或疑似低血糖昏迷的患者：应立即测定血糖，及时给予 50% 葡萄糖溶液 60～100 mL 静脉注射，必要时遵医嘱采用抑制胰岛素分泌的药物治疗。

（3）去除病因：及早查明病因，积极治疗原发病。

2．护理措施

（1）即刻护理措施：立即检测血糖水平。对于低血糖昏迷者，应按昏迷护理常规进行护理。

（2）补充葡萄糖：遵照救治原则升高血糖。意识清楚者，口服葡萄糖时防止呛咳。静脉注射 50% 葡萄糖溶液时，防止渗漏至皮下，引起局部组织肿痛。

（3）严密观察病情：严密观察生命体征、神志变化、心电图、尿量等。定时监测血糖。意识恢复后，仍要密切观察是否有出汗、嗜睡、意识模糊等低血糖症状，以便及时处理。

(4) 加强护理：抽搐者除补充葡萄糖外，遵医嘱酌情使用适量镇静剂，注意保护患者，防止外伤。

(5) 健康教育：低血糖症纠正后，加强患者糖尿病教育，指导糖尿病患者合理饮食、进餐，教患者自我监测血糖的方法，让患者知晓在胰岛素和口服降糖药过程中可能会发生低血糖，指导患者携带糖尿病急救卡，对于儿童或老年患者的家属也要进行相关的培训，教会患者及亲属识别低血糖早期表现和自救方法。

知识拓展

口服葡萄糖耐量试验

临床上可通过口服葡萄糖耐量试验(OGTT)来诊断患者有无糖代谢异常。实验方法如下：被试者清晨空腹静脉采血测定血糖浓度，然后一次服用100 g 葡萄糖，服糖后的0.5 h、1 h、2 h(必要时3 h)各测血糖一次。以测定血糖的时间为横坐标，血糖浓度为纵坐标，绘制糖耐量曲线。正常人在服糖后0.5～1 h血糖浓度达到高峰，然后逐渐降低，一般2 h左右恢复正常值。糖尿病患者的空腹血糖高于正常值，服糖后血糖浓度急剧升高，2 h后明显高于正常值。有的人空腹血糖正常，服糖后各时间点血糖浓度高于正常值，提示糖代谢出现异常，如胰岛素抵抗。

第七节　脑　卒　中

案例导入

患者，女性，60岁，晨起不慎滑倒，发现右侧肢体活动不灵，伴言语障碍3 h后入院，立即予以心电监护，吸氧，遵医嘱予以20%甘露醇、营养神经等治疗。患者无头痛、恶心、呕吐、尿急，无意识障碍。既往有高血压及糖尿病病史5年。入院时体检：双侧瞳孔直径2.0 mm，等大等圆，对光反射迟钝。GCS评分12分，BP 185/112 mmHg，神志清，运动性失语，右侧鼻唇沟变浅，右侧鼓腮、示齿、噘嘴不能，伸舌右偏，右侧上下肢肌张力增高、腱反射活跃，右上肢肌力2级、下肢3级。右下肢病理征(+)，脑膜刺激征(−)，右侧偏身深浅感觉减退，双眼右侧同向偏盲。急诊CT提示：左侧大脑中动脉高密度影，基底节和周围白质界限模糊。入院诊断：急性脑卒中。

(1) 为明确诊断，应如何遵医嘱协助患者尽快完善检查？

(2) 救治此类患者的急救生存链是什么？

(3) 目前最可能优先采取的护理措施有哪些？

脑卒中(stroke)是指由于急性脑循环障碍所致的局限性或弥漫性脑功能缺损综合征，分为缺血性脑卒中和出血性脑卒中，前者发病率高于后者。

脑卒中是世界范围内致残率和致死率较高的疾病之一。我国流行病学数据显示，脑血管疾病的死亡率已超过恶性肿瘤，成为我国的第一死因。最新数据显示，我国每年新增脑卒中患者人数超过200万，现有脑卒中患者约700万。更为严重的是，存活下来的脑卒中患者中约有3/4遗留不同程度的残障，给社会和家庭带来沉重的负担。

一、病因及危险因素

（一）病因

1. 缺血性脑卒中 这是最常见的脑卒中类型，占全部脑卒中的60%～70%，多见于40岁以上者。严重的缺血性脑卒中可致患者死亡，颈内动脉和椎动脉均可发生。主要原因是在动脉粥样硬化基础上发生脑血管痉挛或血栓形成，导致脑的供应动脉狭窄或闭塞。某些使血流缓慢和血压下降的因素是本病的常见诱因，故患者多在睡眠中发病。

2. 出血性脑卒中 多发生于50岁以上的高血压动脉硬化患者，男性多见，是高血压病死亡的主要原因。常因剧烈活动或情绪激动使血压突然升高而诱发粟粒状微动脉瘤破裂导致出血。

（二）危险因素

与脑血管疾病发生有密切因果关系的因素称为危险因素。其可以是一种疾病或生理状态，如高血压、糖尿病等；也可以是一种生活方式或环境因素，如吸烟、肥胖等。脑血管疾病的危险因素又可分为可干预和不可干预两种。

可干预的危险因素指可以控制或治疗的危险因素。①高血压：高血压患者的脑卒中危险性是正常人的3～6倍。②糖尿病：脑血管疾病最常见的危险因素。糖尿病患者发生缺血性脑血管疾病的危险性是正常人群的3～6倍。③脂代谢紊乱：脑血管疾病的重要危险因素。④心脏病：各种心脏病均可引起脑血管疾病。⑤短暂性脑缺血发作（TIA）：既是一种脑血管疾病，也是一种危险因素，30%的脑梗死患者在发病前曾有过TIA的病史。⑥颅内外动脉狭窄：缺血性脑血管疾病的潜在危险因素。当狭窄程度加重或发生血流动力学改变时，则可发生缺血性脑血管疾病。⑦脑血管疾病史：曾患过脑血管疾病者的复发率明显升高。⑧生活方式或环境因素：吸烟、缺乏运动、腹型肥胖、不良饮食习惯、过量饮酒及精神压力过大等。

不可干预的危险因素是指不可控制和治疗的危险因素。①年龄：最重要的独立危险因素。超过55岁以后，每增加10岁，脑血管疾病的发病率增加1倍以上。②性别：男性危险因素高于女性，且病死率也高。③遗传：家族中有脑血管疾病的子女发生脑血管疾病的可能性明显升高。

在所有危险因素中，大约90%的脑卒中归因于高血压、高血脂、心脏疾病、糖尿病、吸烟、肥胖、精神压力过大等。其中，高血压是最重要的危险因素。

二、病情评估与判断

（一）病情评估

1. 病史采集 系统的病史采集对于判断脑卒中的病因、发病机制以及采取个体化的诊断和治疗是必不可少的。根据是否需要对脑卒中患者进行紧急处理，采取针对性的病史采集策略，重点如下。①起病情况：询问清楚起病时间，起病时患者是在安静的状态还是活动或紧张状态;是急性还是逐渐起病;有无发作先兆及多次发作情况。②前驱症状及近期事件:在脑卒中形成过程中,脑血液循环从代偿阶段到失代偿阶段的变化过程,代偿阶段的改变表现就是本病的前驱症状。如能仔细询问这些前驱症状,找到症状的诱发因素以及病因线索,给予合理治疗,有时可避免或延缓完全性脑卒中的发生,或延缓病情进展。③伴随疾病:有无高血压、糖尿病、心脏病、高血脂、吸烟和饮酒情况等。④用药情况:有的药物可诱发低血压和短暂性脑缺血发作,如降压药等;有的药物可并发脑内出血,如抗凝剂;有时可并发高血压危象等。故在询问脑血管疾病患者时,要仔细询问服用药物情况。

(二)脑卒中快速判断方法

急诊处理,由于时间紧,难以进行详细的病史采集,分诊护士对疑似脑卒中的患者必须立即进行迅速判断和分诊,当患者或家属主诉有以下情况时,常提示有脑卒中的可能:①症状突然发生;②一侧肢体(伴或不伴面部)无力、笨拙、沉重或麻木;③一侧面部麻木或口角歪斜,说话不清或理解语言困难,双眼向一侧凝视;④一侧或双侧视力丧失或视物模糊;⑤视物旋转或平衡障碍;⑥既往少见的严重头痛、呕吐;⑦上述症状伴意识障碍或抽搐。

(三)脑卒中严重程度评估

准确评估患者的病情严重程度,是有效观察患者病情变化的前提。脑卒中严重程度的评估常使用美国国立卫生研究院卒中量表(NIHSS)。NIHSS用于评估有反应的脑卒中患者,是目前世界上较为通用的、内容全面、简明易行的脑卒中评价量表,根据详细的神经学检查,有效测量脑卒中的严重程度(表6-3)。

表6-3　美国国立卫生研究院卒中量表(NIHSS)

检查项目	名　称	反应和评分
1A	意识水平	0—清醒 1—嗜睡 2—昏睡 3—昏迷、无反应
1B	定向力提问(月份,年龄)	0—回答都正确 1—一个问题回答正确(构音障碍/气管插管/语言障碍) 2—两个问题回答都不正确
1C	指令反应(握手,闭眼)	0—两个任务执行正确 1—一个任务执行正确 2—两个任务都不执行
2	凝视	0—水平运动正常 1—部分凝视麻痹 2—被动凝视或完全凝视麻痹

续表

检查项目	名 称	反应和评分
3	视野	0—无视野缺损 1—部分偏盲 2—完全偏盲 3—双侧偏盲,双盲,包括皮质盲
4	面部运动	0—正常 1—轻微面肌无力 2—部分面肌无力 3—完全面瘫(单或双侧)
5	运动功能(臂) a. 左 b. 右	0—上举90°或45°能坚持10 s 1—上举90°或45°但不能坚持10 s 2—上举不能达90°或45°就下落 3—不能抵抗重力,立刻下落 4—无运动;UN=截肢或关节融合
6	运动功能(腿) a. 左 b. 右	0—抬起30°能坚持5 s 1—抬起30°但5 s末下落 2—5 s内下落 3—不能对抗重力,立刻下落 4—无运动;UN=截肢或关节融合
7	肢体共济失调	0—无共济失调 1——个肢体共济失调 2—两个肢体共济失调 3—麻痹或关节融合
8	感觉	0—无感觉丧失 1—轻到中度感觉缺失 2—重度到完全感觉丧失,四肢瘫痪,昏迷
9	语言	0—正常 1—轻到中度失语 2—重度失语 3—哑或完全失语,昏迷无反应
10	发音	0—正常 1—轻到中度,能被理解,但有困难 2—哑或严重构音障碍;UN=气管插管/无法检查

续表

检查项目	名　称	反应和评分
11	感觉消退和忽视	0—正常 1—视/触/听/空间/个人忽视，或对双侧刺激消失 2—严重的偏身忽视或一种以上的忽视

注：1.评分范围为0~42分，分数越高，神经受损越严重，分级如下：0~1分，正常或近乎正常；2~4分，轻度卒中/小卒中；5~14分，中度卒中；15~20分，中至重度卒中；21~42分，重度卒中。

2.基线评估>16分的患者很有可能死亡，<6分者很有可能恢复良好；每增加1分，预后良好的可能性降低17%。

（四）鉴别

出血性脑卒中和缺血性脑卒中在治疗上显著不同，出血性脑卒中的患者禁忌给予抗凝和纤溶治疗，而缺血性脑卒中患者在症状出现后3 h内可以提供静脉溶栓疗法。注意早期识别脑卒中，并对脑梗死与脑出血进行鉴别（表6-4）。

表6-4　脑梗死与脑出血的鉴别要点

项　目	脑　梗　死	脑　出　血
发病年龄	多>60岁	多<60岁
起病状态	安静或睡眠中	动态起病（活动中情绪激动）
起病速度	10余小时或1~2天症状达到高峰	10 min至数小时症状达到高峰
全脑症状	轻或无	头痛、呕吐、嗜睡、打哈欠等高颅内压症状
意识障碍	无或较轻	多见且较重
神经体征	多为非均等性偏瘫（大脑中动脉主干或皮质支）	多为均等性偏瘫
CT检查	脑实质内低密度病灶	脑实质内高度病灶
脑脊液	无色透明	可有血性

三、救治与护理

（一）救治原则

脑卒中的预后与医疗服务是否得当有关，总体遵循循证医学与个体化分层相结合的原则，按正确的时间顺序提供及时的评价与救治措施以及标准化脑卒中单元管理，以减轻和控制脑损伤，预防与治疗各种并发症，并尽可能地提高患者的康复率与生存质量，防止复发。

1.基本原则　①出血性脑卒中救治原则：安静卧床、保持呼吸道通畅、脱水降颅内压、调整血压、防止继续出血、加强护理防治并发症。当病情严重、颅内压过高、内科保守治疗效果不佳时，应及时进行外科手术治疗。②缺血性脑卒中救治原则：脑血栓形成的急诊处理包括维持生命体征、处理并发症和溶栓、抗凝治疗等。

2. 卒中生存链 卒中生存链是由美国心脏协会（AHA）和美国卒中协会（ASA）共同制定，包括：①对卒中警示体征的快速识别和反应；②快速启动紧急医疗服务（emergency medical services，EMS）；③EMS向接诊医疗机构快速运送患者并进行院前通知；④院内快速诊断和救治。卒中生存链将各个操作环节紧密衔接，以便患者、家庭成员及医务人员实施，从而尽可能提高患者康复率和生存质量。

AHA把卒中救治总结为8个"D"。detection（发现）：迅速识别卒中症状；dispatch（派遣）：拨打"120"，及早启动和派遣EMS；delivery（运送）：EMS快速识别、治疗和运送患者；door（入院）：将患者转送至卒中医疗中心；data（资料）：在急诊科对患者进行快速预检分诊、评估与治疗；decision（决定）：治疗选择；drug（药物）：溶栓治疗、动脉内治疗方案；disposition（安排）：迅速将患者收治于卒中病房或ICU。脑卒中患者急诊预检分诊流程见图6-2。

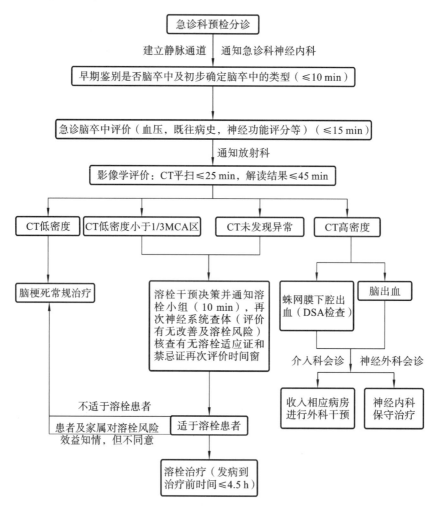

图6-2 脑卒中患者急诊预检分诊流程

3. 溶栓治疗 急性期早期溶栓治疗可以降低死亡率、致死率，保护神经功能。

（1）动脉溶栓治疗：大脑中动脉等大动脉闭塞引起的严重脑卒中患者，可在DSA直视下进行动脉溶栓治疗。治疗栓塞的适应证、禁忌证和并发症与静脉溶栓基本相同。

（2）静脉溶栓治疗：

① 适应证：a. 年龄为 18～80 岁；b. 临床确诊为缺血性脑卒中，神经功能障碍明显；c. 症状开始出现至静脉溶栓干预时间为静脉溶栓时间窗，常见的阿替普酶溶栓的时间窗＜4.5 h，尿激酶溶栓的时间窗＜6 h；d. 脑 CT 等影像学检查已排除脑出血；e. 患者或其家属签署静脉溶栓风险知情同意书。

② 禁忌证：a. 脑 CT 等影像学检查已证实颅内出血；b. 近 3 个月内有颅内手术、脑卒中或脑外伤史，3 周内有胃肠道或泌尿系统出血史，2 周内有外科手术史，1 周内有腰穿或动脉穿刺史；c. 有出血或明显出血倾向者；d. 血糖＜2.7 mmol/L，血压＞180/110 mmHg；e. CT 显示低密度＞1/3 大脑中动脉供血区。

③ 并发症：梗死灶继发性出血或身体其他部位出血。

4. 抗血小板治疗　未行溶栓的急性脑梗死患者可在 48 h 之内应用抗血小板聚集药，降低死亡率和复发率。常用药物有阿司匹林和氯吡格雷，氯吡格雷不良反应少于阿司匹林，但在溶栓后 24 h 内不应使用。

5. 抗凝治疗　不应作为常规治疗。对发作频繁、发作时间长、症状逐渐加重且无出血倾向和严重高血压、肝肾疾病、消化性溃疡者，可行抗凝治疗。常用药物包括肝素、低分子肝素和华法林。

6. 神经保护治疗　脑保护剂包括自由基清除剂、阿片受体阻滞剂、钙通道阻滞剂等，可降低脑代谢，减轻缺血性脑损伤。此外，早期应用头部或全身亚低温治疗也可以降低脑代谢和脑耗氧量，减轻神经元损伤。

7. 对症治疗　维持生命体征，处理并发症，如高血压、高血糖、脑水肿等，延缓和控制脑功能障碍。

（二）护理措施

1. 常规护理措施

（1）取平卧位，避免情绪激动，保证脑部血液供应；床头适当抬高 30°，减轻脑水肿。

（2）保持呼吸道通畅，给氧，及时清除口腔内分泌物和呕吐物，舌后坠者予以口咽通气道协助通气，必要时做好气管插管或气管切开的准备。

（3）心电监护：密切观察患者的生命体征、意识、瞳孔及肢体的变化，评估有无意识障碍加重、血压升高、瞳孔不等大、呕吐等再出血或颅内压增高的临床表现。

（4）建立静脉通路，遵医嘱准确给药。

（5）对烦躁不安者，予以床栏，必要时给予保护性约束，防止坠床意外发生。

（6）遵医嘱马上完成头颅 CT、心电图、血常规、血糖、生化 17 项、凝血系列等检查。

2. 专科护理措施

（1）降颅内压：遵医嘱应用脱水药，通常使用 20% 甘露醇、呋塞米等药物。20% 甘露醇为高渗性液体，应选择粗大的上肢静脉输注，保证在 15～30 min 内输完，并注意保护血管及局部组织，防止外渗。密切观察瞳孔、血压、尿量的变化，监测肾功能和血液电解质浓度，动态评估用药效果及药物副作用。

（2）调整血压：急性期血压升高是对颅内压升高的一种代偿反应，一般不需紧急处理，但过高的血压增加再出血的风险。一般来说，当收缩压＞200 mmHg，或平均动脉压＞150 mmHg 时，应积极控制血压。遵医嘱静脉应用降压药物时，需使用输液泵严格控制给药速度，加强血压监测，并随时根据血压调整滴速，以免血压下降过快导致脑低灌注。此外,血压升高也可因躁动、气道梗阻、膀胱充盈等因素引起,需注意去除这些诱因。

(3)溶栓治疗的护理:严格按医嘱剂量给药,密切观察患者有无出血倾向,如头痛、呕吐、意识障碍加重等脑出血症状,以及牙龈、皮肤黏膜、穿刺部位、消化道出血等征象,遵医嘱复查凝血时间、头部 CT,评价溶栓效果及病情变化。

(4)并发症护理:①高血糖:当血糖>10 mmol/L 时,应遵医嘱予以胰岛素治疗,将血糖控制在 7.8～10 mmol/L,注意监测血糖,避免低血糖。②心脏损伤:动态心电监测,随时做好检查心肌损伤标志物的准备,及时发现和治疗心肌损伤。③上消化道出血:密切观察患者有无消化道出血征象,遵医嘱给予预防性措施。

(5)物理降温:出血性脑卒中急性期发热较多见,降低体温,使脑代谢率降低、耗氧量减少,有利于保护脑细胞和减轻脑水肿。可用头枕冰袋、冰帽、冰毯行物理降温,最好使体温保持在 32～36 ℃。

(6)加强基础护理:昏迷患者应及时清除其口腔和气管内分泌物,防止反流、误吸等,采取翻身、叩背等排痰措施,加强口腔护理,预防肺部感染。加强皮肤护理,预防压疮。保持肢体功能位置。做好尿管和会阴护理,防止尿路感染。

(7)做好术前准备及转运护理:当病情危重,颅内压过高,内科保守治疗效果不佳时,及时完善外科手术治疗的准备。需住院治疗的患者,应做好入院转运前的各项准备工作,保障转运途中患者安全,按要求做好交接工作。

知识拓展

脑卒中与睡眠呼吸障碍

50%～75%以上的脑卒中患者出现睡眠呼吸障碍(SDB),SDB 是脑卒中的独立危险因素,也是脑卒中并发症,SDB 特别是阻塞性睡眠呼吸暂停(OSA)常在脑卒中以及短暂性脑缺血发作(TIA)时被发现,SDB 不仅影响脑卒中患者神经、感觉和精神功能恢复,而且影响脑卒中患者的康复和生活质量,增加脑卒中的复发率和死亡率。SDB 是脑卒中的独立危险因素,明显增加脑卒中的发病率和死亡率,但 50%以上的睡眠呼吸暂停患者被漏诊或未接受相应治疗,因此应对 TIA 和脑卒中患者进行 SDB 的筛查,及时进行呼吸机辅助治疗,有助于改善合并 OSA 的脑卒中患者的预后。

第八节 癫　痫

案例导入

患者,女性,57 岁,因"突发意识不清伴肢体抽搐 4 h"拟以"继发性癫痫、癫痫持续状态"入院。患者半年前曾因脑出血行脑室引流术,3 个月前出院,5 h 前突发意识不清,伴肢体抽搐,口吐白沫,大小便失禁,急诊入院。入院后护理查体:患者神志不清,双侧瞳孔等大等圆直径约 4.0 mm,对光反射迟钝,眼球向右凝视,时有右侧肢体抽搐,给予心电监护,吸氧,抗癫痫,脱水降颅内压治疗,于第2天患者抽搐停止,神志转清,一周后出院给予出院指导。

(1)患者入院后首要的护理措施是什么?

(2)患者5h前突发癫痫至入院时神志仍不清,说明患者发生了什么? 控制发作首选什么药物? 静脉应用药应注意什么?

(3)患者出院前在用药方面应如何指导?

癫痫(epilepsy)是一组由不同病因引起的,以反复发生的大脑神经元异常超同步化放电引起的发作性的、一过性的脑功能障碍,常伴有意识障碍。根据异常放电的神经元的部位及放电扩散的范围不同,可表现为感觉、运动、意识、行为、情感及自主神经等不同程度的功能障碍。癫痫是神经系统常见病之一,全球患病率为(4～10)/1000,年发病率为(50～120)/10万。可见于各个年龄段,大约40%的癫痫在16岁以前发病,约20%在65岁以后发病。出生后第一年和老年期是癫痫发病的两个高峰年龄段。

一、病因与发病机制

(一) 病因分类

癫痫的发生是内在遗传因素和外界环境在个体内相互作用的结果。每个患者的病因学包括这两种因素,但是所占的比例不同。病因具体可分为遗传性、结构性、代谢性、免疫性及病因不明。引起癫痫的病因非常复杂,根据病因癫痫可分为两大类。

1. 特发性癫痫(idiopathic epilepsy)　病因不明,除了可能的遗传易感性外,没有其他病因。没有脑部结构性病变损伤和其他神经系统症状或体征。首次发作常在20岁之前,有一定年龄依赖性,具有特征性临床及脑电图表现。如伴中央颞区棘波的家族性颞叶癫痫、良性儿童癫痫。

2. 症状性癫痫(symptomatic epilepsy)　由各种明确的中枢神经系统结构病变或功能异常所致。

(1)脑部疾病:①先天性疾病,如脑积水、胎儿感染、各种遗传代谢疾病。②颅脑外伤,常见有脑挫裂伤、硬膜下血肿、脑内出血等因脑组织软化或瘢痕形成而发生外伤性癫痫。③脑部感染,各种脑炎、脑膜炎及脑脓肿的急性期,充血、水肿、毒素和渗出物均可导致癫痫发作,而愈合后瘢痕和粘连亦为癫痫的病因。④脑血管疾病,脑血管畸形致癫痫多发生在青壮年,脑动脉硬化导致癫痫多见于中、老年人。畸形脑血管疾病中以蛛网膜下腔出血和脑栓塞引起癫痫较多见。⑤颅内肿瘤,为中年人发生癫痫的常见原因,天幕上肿瘤最多见,少突胶质细胞瘤最易引发癫痫,其次为脑膜瘤和星形细胞瘤。各种转移瘤也可继发癫痫。⑥脑部变性病,如结节性硬化症、阿尔茨海默病均可发生癫痫。

(2)全身性疾病:①脑缺氧,如窒息、休克、急性大出血、一氧化碳中毒等。缺氧易造成脑神经元的坏死和胶质细胞的增生形成致痫灶,这在婴儿期较多见。②儿童期发热惊厥、缺钙、维生素 B_6 缺乏。③遗传性代谢病、家族性黑蒙性痴呆、异染性白

117

质脑病等。④药物中毒、金属中毒、食物和农药中毒以及酒精戒断等。⑤内科疾病的神经系统并发症，如尿毒症、阿-斯综合征、肝性脑病、甲状旁腺功能减退、胰岛细胞瘤等。

（3）隐源性癫痫（cryptogenic epilepsy）：推测病因也是症状性的，以目前的检查手段无法明确病因。可能与年龄相关，但通常没有定义明确的脑电临床特征。随影像技术的发展及遗传病因学的发展，这类癫痫会逐渐减少。

知识拓展

早发癫痫性脑病

早发癫痫性脑病（EIEE）是一类由于癫痫频繁发作及痫性放电导致的严重脑疾病，主要特点为新生儿或婴儿早期发病，难以控制的癫痫发作及痫性放电，精神运动发育迟滞或倒退。根据发病年龄、发作类型及脑电图等特点，2010年国际抗癫痫联盟（ILAE）对EIEE进行了命名及归类，主要有新生儿期发病的早发肌阵挛脑病、大田原综合征，婴儿早期发病的婴儿恶性游走性部分性发作、West综合征和Dravet综合征，以及维生素依赖性脑病等。另外，临床上还可见到相当一部分EIEE不符合任何现已知的癫痫综合征，被称为非综合征性早发癫痫性脑病。

（二）发病机制

癫痫的发病机制十分复杂，至今没有完全了解其全部机制，但发病的一些重要环节已明确。不论何种原因引起的癫痫，其电生理改变是一致的，即发作时大脑神经元出现异常的、过度的同步性放电。

二、病情评估与判断

（一）临床表现

癫痫的临床表现极为多样，但均具有短暂、刻板、间歇、反复发作的特征，常见的有以下几种发作类型，每一种癫痫患者可以只有一种发作类型，也可以有一种以上的发作类型。

1. 单纯部分性发作　单纯部分性发作的发作时间短，一般不超过1 min，发作起始与结束均较突然，无意识障碍。可分四种亚型，部分运动性发作、部分感觉性发作、自主神经性发作和精神性发作。其中部分运动性发作表现为身体某一局部发生不自主抽动，多见于一侧眼睑、口角、舌、手指或足趾的麻木感和针刺感。部分感觉性发作常表现为一侧肢体的麻木感和针刺感，多发生在口角、舌、手指或足趾，病灶在中央后回躯体感觉区。自主神经性发作表现为面部及全身潮红、多汗、呕吐、腹痛、肠鸣、烦渴和欲排尿感。精神性发作可表现为各种类型的记忆障碍、情感障碍、错觉和复杂幻觉等。

2. 复杂部分性发作　复杂部分性发作占成人癫痫发作的50%以上，也称精神运动性发作，主要特征有意识障碍，发作起始出现精神症状或特殊感觉症状，随后出现意识障碍、自动症和遗忘症，有时发作开始即出现意识障碍和各种运动症状。

3. 全面强直-阵挛性发作　意识丧失、双侧强直后出现阵挛是此型发作的主要临床特征。可由部分性发作演变而来，也可一起病即表现为全面强直-阵挛发作。早期出现意识丧失、跌倒,随后的发作分为三期。①强直期:患者突然意识丧失,常伴一声大叫而跌倒,全身骨骼肌同时持续性抽搐、上眼睑抬起、眼球上窜、喉部痉挛、躯干和四肢强直性收缩,持续 20 s 左右。②阵挛期:肌肉交替性抽动,阵挛频率逐渐变慢,松弛时间延长,本期可持续 30~60 s 或更长。在一次剧烈阵挛后,发作停止,进入发作后期。可发生舌咬伤,并伴呼吸停止、血压升高、心率加快、瞳孔散大、光反射消失、唾液和其他分泌物增多;Babinski 征可为阳性。③发作后期:此期尚有短暂阵挛,以面肌和咬肌为主,导致牙关紧闭,可发生咬伤。本期全身肌肉松弛,括约肌松弛,可发生大小便失禁。呼吸先恢复,随后瞳孔、血压、心率渐至正常。肌张力松弛,意识逐渐恢复。从发作到意识恢复 5~15 min 不等。醒后可有头痛、全身酸痛、嗜睡,部分患者可意识不清,此时强行约束患者可能发生伤人和自伤。

4. 癫痫持续状态　癫痫连续发作之间意识尚未完全恢复又频繁再发,或癫痫发作持续 30 min 以上不自行停止的状态。其中强直-阵挛性发作持续状态最常见,表现为频繁发作,两次发作之间意识障碍无恢复。突然停用抗癫痫药物、饮酒、合并感染等容易诱发。癫痫持续状态下脑缺氧、代谢中间产物蓄积,造成脑水肿、神经元死亡。患者可有高热、脱水、酸中毒、白细胞增多,由于自主神经功能紊乱可产生休克。最终导致心血管、肾及呼吸功能衰竭,死亡率高达 10%~20%。

(二) 病情严重程度评估

癫痫持续发作 30 min 后,可引起继发性高热、高钾血症。若持续 60 min,可引起继发性代谢障碍、酸中毒、颅内压增高,出现自主神经功能障碍,如高热、脱水,最终导致休克。肌肉持续过度收缩致肌溶解,严重者可致急性肾衰竭。

(三) 辅助检查

1. 脑电图 (EEG)　脑电图是诊断癫痫首选及最重要的辅助检查方法。EEG 对发作性症状的诊断有很大价值,有助于明确癫痫的诊断及分型和确定特殊综合征。理论上任何一种癫痫发作都能用脑电图记录到发作和发作期间痫样放电,但实际工作中由于技术和操作上的局限性,常规发作间歇期脑电图能记录到 40%~50% 患者出现棘波、尖波、慢波等癫痫波形。脑电图也可为治疗效果的评价提供客观指标。

2. 24 h 动态脑电监测和视频脑电图 (video-ECG)　对检测痫样放电的可能性大大提高,特别是视频脑电图不仅同步检测记录患者的发作情况,而且也可以记录脑电图改变,可明确发作性症状及脑电图变化间的关系。

3. 神经影像学检查　包括 CT、MRI、DSA,可发现脑结构异常或病变,对癫痫及癫痫综合征诊断和分类颇有帮助,有时便于查找病因,如颅内肿瘤、灰质异位等。

4. 实验室检查　常见有血糖、肝肾功能、电解质等。

三、救治与护理

(一) 救治原则

由于癫痫的病因学差异性很大,目前治疗方法多样,首要目的是控制癫痫发作,提高患者生存质量。

(1) 发作间歇期的治疗:应当坚持长期足疗程的原则,以药物治疗为主,控制发作或最大限度地减少发作次数。

(2) 发作时的治疗:当患者还处在全身抽搐和意识丧失时,原则上是预防外伤及其他并发症,迅速终止呈持续状态的癫痫发作,有效维持生命体征平稳,进行心肺功能支持。

癫痫患者发作间歇期首先应进行药物治疗，坚持规律用药最为重要，其次避免所有一切诱发因素，定期监测血常规、肝肾功能及药物不良反应。药物治疗原则：正确选择药物，从单一药物开始，剂量由小到大，逐步增加；一种药物增加到最大且已达到有效血药浓度而不能控制发作者再加用第二种药物；停药遵循缓慢和逐渐减量的原则，一般来说经药物治疗控制发作4～5年后，或失神发作停止半年后可考虑停药，不能突然停药，应首先从复合治疗转为单一药物治疗，单一药物的剂量逐步减小。

（二）护理措施

1. 单次发作时的护理 单次发作时的护理原则是预防外伤。立即让患者就地平卧，解开衣领、衣扣和腰带，头偏向一侧，保持呼吸道通畅，及时给氧。在患者张口时，尽快将压舌板（用纱布或手巾缠上）置于上下齿间臼齿处，防止咬伤舌头，但不要强行在口中塞东西，亦不要用手掐"人中"穴。患者抽搐时不可强行喂水、喂药及用力按压肢体，以免窒息、骨折或脱臼。抽搐停止后，将头偏向一侧，使分泌物流出，避免误吸或窒息。

2. 癫痫持续状态的护理 癫痫持续状态是一种危急情况，可导致不可逆的脑及其他系统损害，甚至危及生命，必须设法于最短时间内终止发作。

（1）对症处理：①保持呼吸道通畅，立即吸氧。要及时清理呼吸道及口腔分泌物，舌下坠患者要将下颌托起并开放气道，必要时置口咽通气管或行气管切开术。②进行心电监护，严密观察患者的生命体征、意识及瞳孔的变化。观察发作类型、持续时间及用药后的效果。③防止脑水肿，遵医嘱给予20%甘露醇静脉滴注。④开通静脉通路，必要时深静脉置管。⑤观察有无脑膜刺激征或其他感染征象，控制感染或预防性应用抗生素。⑥预防并发症，纠正代谢紊乱，监测血糖、动脉血气、维持水及电解质平衡，给予营养支持，高热者给予物理降温。

（2）药物治疗：控制癫痫发作。癫痫发作超过1 h，容易造成大脑不可逆损伤。①首选地西泮10～20 mg，注射用水稀释到10 mL，缓慢静脉注射，2～5 mg/min。地西泮偶有抑制呼吸的副作用，静脉注射过程中应严密观察患者意识、呼吸情况及瞳孔大小。②10%水合氯醛，20～30 mL（儿童0.5 mL/kg）保留灌肠，适用于肝功能不全或不宜使用巴比妥类药物者。③咪达唑仑等，上述治疗无效者可选用。咪达唑仑起效快，5～15 min出现抗癫痫作用，使用方便，对血压和呼吸的抑制作用比传统药物小，咪达唑仑的使用已成为治疗癫痫持续状态的趋势。④苯巴比妥钠，0.1～0.2 g，肌内注射，8～12 h一次维持，常用于抽搐停止后。同时鼻饲或口服抗癫痫药，待药物达稳定浓度后逐渐停用苯巴比妥钠。

（马成华）

直通护考

选择题

A1型题

1. 以呼气性呼吸困难为主要表现的是（　　）。

答案与解析

Note

A. 急性喉炎　　　　　　　　　　　　　B. 肺炎

C. 慢性支气管炎　　　　　　　　　　　D. 支气管哮喘和肺气肿

E. 胸腔积液

2. 患者，男性，60岁。有慢性支气管炎、阻塞性肺气肿病史10余年，近3年来反复双下肢水肿，此次病情加重，口唇发绀，神志恍惚，双下肺可闻及干、湿啰音，心率为120次/分，有期前收缩。确定该患者有无呼吸衰竭，下列哪项最有意义？（　　　）

A. 动脉血气分析　　　　　B. 发绀　　　　　　　　C. 神志变化

D. 心律失常　　　　　　　E. 呼吸困难

3. 以下心律失常中，哪项不需紧急处理？（　　　）

A. 窦性心动过缓，心率30次/分

B. 心房颤动，心房率400次/分，心室率70次/分

C. 阵发性室性心动过速，心室率200次/分

D. 阵发性室上性心动过速，心室率200次/分

E. 三度房室传导阻滞，心室率35次/分

4. 患者，男性，56岁。4 h前出现持续性心前区疼痛，不能缓解，诊断为急性心肌梗死，收入监护室。监护中患者突然出现不规则的波浪状曲线，QRS波与T波消失，护士应采取的首要措施是（　　　）。

A. 静脉注射利多卡因　　　　　　　　　B. 气管切开，呼吸机辅助呼吸

C. 高流量吸氧　　　　　　　　　　　　D. 非同步电除颤

E. 同步电除颤

5. 慢性呼吸衰竭患者最明显的表现是（　　　）。

A. 发绀　　　　　B. 呼吸困难　　　C. 心动过速　　　D. 血压下降　　　E. 心肌损害

6. 急性胰腺炎患者予以禁食，胃肠减压的主要目的是（　　　）。

A. 减轻腹痛　　　　　　　　　　　　　B. 避免胃扩张

C. 促进胰腺组织修复　　　　　　　　　D. 减少胰液分泌

E. 防止感染蔓延

7. 患者，男性，42岁。胃溃疡多年，突然出现呕血，出冷汗，面色苍白，诊断为胃溃疡出血，非手术治疗期间最关键的措施是（　　　）。

A. 禁食　　　　　B. 胃肠减压　　　C. 半卧位　　　D. 观察病情　　　E. 静脉补液

8. 糖尿病酮症酸中毒的抢救应综合治疗，但不能（　　　）。

A. 快速补液　　　　　　　　B. 采用小剂量胰岛素静脉滴注　　　C. 即刻补碱

D. 心电图示血钾低时可补钾　　　E. 去除诱因

9. 糖尿病患者进行体育锻炼的注意事项是（　　　）。

A. 运动量不宜过大　　　　　B. 持续时间要长　　　　　　　C. 每周1次

D. 宜在早晨空腹时进行　　　E. 应进行强度大的运动

10. 癫痫大发作的特征性表现是（　　　）。

A. 局部肌肉节律性抽搐　　　　　　　　B. 吸吮、咀嚼、流涎

C. 意识丧失、全身抽搐　　　　　　　　D. 突发突止的意识障碍

E. 无理吵闹、唱歌、脱衣

11. 脑血栓形成的溶栓治疗最佳时间是（　　　）。

A. 发病72 h之内　　　　　　　　　　　B. 发病48 h之内

C. 发病24 h之内　　　　　　　　　　　D. 发病12 h之内

E. 发病6 h之内

第七章 急性中毒

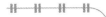

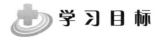**学习目标**

1. 掌握：急性中毒的诊断、救治要点及护理措施。
2. 熟悉：急性中毒的临床表现。
3. 了解：急性中毒的病因及中毒机制。
4. 具有急性中毒病情评估和现场救护能力。

第一节 总 论

当毒物接触或进入人体，在效应部位积累到一定量，造成组织器官结构破坏和功能损害的称为中毒。毒物在短时间内大量进入人体或毒性剧烈的毒物突然进入人体，迅速出现中毒症状甚至危及生命，称为急性中毒（acute poisoning）。小量毒物逐渐进入人体，蓄积到一定程度才出现中毒表现，称为慢性中毒。

中毒是一个重大的全球公共卫生问题。随着全球工业技术的迅猛发展，人们的生存环境日益恶化，接触的有毒物质日益增多，发生中毒的概率与日俱增。根据世界卫生组织的数据，每年全球平均约有 34 万人死于意外中毒，在这些死亡中，91%发生在低收入和中等收入国家。每年有近 80 万人自杀，其中约 20%自杀者采取的手段是喝农药。

知识链接

全球重大公害事件

（1）多诺拉烟雾事件：发生于 1948 年美国宾夕法尼亚州的多诺拉镇，因炼锌厂、钢铁厂、硫酸厂排放的二氧化硫、氧化物和粉尘造成大气严重污染，使近 6000 居民患病，死亡 17 人。

（2）水俣病事件：最早发生于 1953—1956 年日本熊本县水俣市，因石油化工厂排放含汞废水，人们食用了被汞污染和富集了甲基汞的鱼、虾、贝类等水生生物，造成大量居民中枢神经中毒，死亡 60 多人。当时由于病因不明，故称之为水俣病。

（3）博帕尔毒气事件：发生于 1984 年印度中央邦博帕尔市，由于设在该市的美国联合碳化物公司农药厂的储罐爆裂，大量剧毒物甲基异氰酸酯外泄，造成至少 2500 人死亡、十几万人受伤的惨剧。

急性中毒是临床常见的急症,其病情急骤,变化迅速,必须尽快做出诊断与急救处理,以提高急性中毒的抢救成功率。凡对机体产生毒害作用的外来物质称为毒物。毒物的概念是相对的,如洋地黄类药物小剂量服用有治疗作用,而大剂量服用则产生毒性反应。根据病变发生的快慢,中毒可分为急性中毒和慢性中毒。

一、病因及中毒机制

（一）病因

1. 毒物分类

（1）根据来源、用途分类:工业性毒物、药物、农药、有毒动物和植物、毒气。

（2）根据作用部位和性质分类:腐蚀性毒物、神经毒物、血液毒物、内脏毒物。

（3）根据溶解特点分类:水溶性毒物、脂溶性毒物。

2. 中毒病因

（1）生活性中毒:误食、用药过量、自杀、谋杀或意外接触有毒物质等,导致过量毒物进入人体而发生中毒。

（2）职业性中毒:人们在生产、运输、保管或使用等工作过程中,未注意劳动防护或未遵守安全防护制度,与有毒的生产原料、辅料、中间产物或成品密切接触而发生中毒。

（二）中毒机制

毒物主要通过呼吸道、消化道、皮肤黏膜进入人体而引起中毒,毒物的种类不同、作用不同,其中毒机制也各不相同。

1. 缺氧　窒息性毒物,如一氧化碳、亚硝酸盐、硫化氢、氰化物等中毒,它们以不同的作用途径阻止氧的吸收、转运和利用,从而抑制细胞呼吸和 ATP 的产生,造成机体的严重缺氧。脑组织和心肌对缺氧最敏感,易发生损害而出现意识障碍、心律失常和心功能障碍。

2. 麻醉作用　部分强亲脂性毒物,如苯、汽油、煤油等有机溶剂及吸入性麻醉药可通过血-脑脊液屏障蓄积于脑细胞膜而抑制脑细胞的功能。

3. 抑制酶的活性　许多毒物或代谢产物是通过抑制酶的活性而产生毒性作用。如有机磷杀虫药抑制胆碱酯酶、氰化物抑制细胞色素氧化酶、重金属抑制含巯基酶的活力等。

4. 干扰细胞膜或细胞器的生理功能　某些毒物及代谢产物可破坏细胞膜、细胞器的组织结构,干扰细胞膜的离子运动、膜的兴奋性及干扰细胞的能量代谢等而产生毒性作用。如四氯化碳能使线粒体和内质网变性,肝细胞坏死;酚类(如五氯酚、二硝基甲酚、棉酚等)可使线粒体内氧化磷酸化作用解偶联,妨碍三磷酸腺苷的形成和储存。

5. 竞争受体　某些毒物可阻断神经受体而产生毒性作用。如毒蕈和某些阿托品类物质中毒可产生毒蕈碱和阿托品样中毒综合征。

6. 直接腐蚀刺激作用　具有腐蚀性的毒物,如强酸、强碱等可吸收组织中的水分并与蛋白质或脂肪结合,数秒内即可引起接触部位组织细胞变性坏死。

二、护理评估

(一)健康史

详细询问病史特别是毒物接触史,这是诊断急性中毒直接而重要的环节。可向患者本人、亲属或同事及现场目睹者询问。询问内容包括中毒症状出现的时间、患者的精神状态、患者身边可能盛放毒物的容器和剩余毒物等,必要时亲临现场,寻找毒物的来源。对不明原因的中毒患者要仔细询问,询问时应注意以下几点。

(1)怀疑食物中毒者:应详细询问进食的种类、来源和同餐人员有无发病情况。

(2)怀疑自杀者:应询问患者近期精神状况、有无家庭矛盾、社会矛盾及其发生前后的情绪及举止异常情况等。

(3)怀疑服药过量者:应询问患者的服药史、服药种类、服药量等。

(4)怀疑气体中毒者:应询问中毒现场空气是否流通,是否有毒气产生或泄漏等。

(5)怀疑职业性中毒者:应询问患者的职业史,包括工种、工龄、接触毒物的种类、接触时间、防护条件等。

(二)身体状况

各种急性中毒的表现及严重程度取决于毒物的毒理作用和机体的反应性,不同的化学物质急性中毒后产生的中毒表现不同(表7-1)。

表 7-1　主要中毒表现与常见毒物的关系

主要中毒表现		常见毒物
特殊面容	颜面呈樱桃红色	CN^-、CO
	颜面潮红	阿托品、河豚毒素
	颜面口唇青紫	NO_2、苯胺、硝基苯
特殊气味	杏仁味	CN^-、硝基苯
	消毒水味	酚、来苏尔
	蒜臭味	有机磷、磷化锌
	霉臭味	六六六
血液变化	血色正常不凝	敌鼠钠盐
	血色鲜红	CN^-、CO
	血呈酱油色不凝	NO_2、苯胺、硝基苯
消化、泌尿系统	流涎	有机磷、有机氟、砷、汞
	口鼻冒白沫	有机磷
	口鼻冒灰色或血样沫	安妥
	剧烈腹痛	酚、砷、汞、磷化锌、斑蝥、河豚毒素
	口渴	磷化锌、砷
	剧烈呕吐与腹泻痛	砷、汞、巴豆、桐油、蓖麻
	血尿,尿闭	汞、斑蝥、蓖麻、敌鼠、毒藤
	大小便失禁	氟乙酰胺、毒鼠强、荞草籽

续表

主要中毒表现	常见毒物
	闪击样昏倒迅速死亡	CN⁻、烟碱
	昏睡	安眠镇静药、吗啡、CO
	痉挛	CN⁻、有机碳、氟乙酰胺、毒鼠强
	强直性痉挛	士的宁
神经	震颤	有机磷、有机氯、鱼藤
系统	幻觉	颠茄类、曼陀罗、大麻、芥草
	狂躁不安	氟乙酰胺、颠茄类、曼陀罗
	口唇四肢发麻	河豚毒素、蟾蜍、大麻
	视觉障碍、复视、失明	甲醇
	瞳孔缩小	有机磷、吗啡、氯丙嗪、磷化锌
	瞳孔放大	颠茄类、大麻、奎宁
呼吸	呼吸浅慢、血压下降	安眠镇静药、吗啡
循环	肺水肿	有机磷
系统	心跳加剧、心律不齐、出汗	氟乙酰胺、强心苷类、氨茶碱
及	大量出汗	有机磷
其他	体温升高	有机磷、有机氯、阿托品
	皮肤发红、其他	斑蝥、巴豆、强酸
	皮肤下有出血斑	敌鼠、氯敌鼠

三、病情判断

（一）毒物检测

对于急性中毒的患者，护士要立即收集标本，采集剩余毒物、食物、药物及含毒标本，如呕吐物、血、尿、大便及其他可疑物品等。采集的标本要注意妥善封存，尽量不放防腐剂，并及时送检，所有标本要标记清楚，如标本名称、中毒者姓名、取材日期、送检要求等。

毒物检测是诊断急性中毒最可靠的方法，它可确定毒物的性质并估计中毒的严重程度，但因鉴别很复杂，甚至出现假阳性、假阴性结果，故不能作为诊断的唯一依据。

（二）其他检查

其他检查如胆碱酯酶活性、碳氧血红蛋白、高铁血红蛋白、血气分析、血糖、肝功能、心电图、超声波等检查，主要目的是鉴别诊断和判断疾病严重程度。

（三）危重病例的判定

急性中毒患者出现下列临床表现之一者，均应提示危重病例：①高热或体温过低；②癫痫样发作；③精神激动；④血压很高或很低；⑤呼吸功能衰竭；⑥肺水肿或吸入性肺炎；⑦少尿或肾衰竭；⑧心律失常；⑨深昏迷；⑩抗胆碱能综合征。

四、救治与护理

（一）立即终止与毒物接触

1. 气体中毒　应立即撤离中毒现场，松解患者衣扣，保持呼吸道通畅，给氧，同时注意保暖，防止受凉。

2. 接触性中毒

（1）皮肤染毒：立即脱去污染的衣物，用大量清水反复冲洗皮肤，冲洗时间一般为 15～30 min，毒物种类明确者可用特殊清洗液清洗。

（2）眼睛染毒：先用清水冲洗眼球，冲洗时间不少于 5 min，然后给予眼药水或眼膏，防治继发感染。

（3）伤口染毒：先在伤口上方结扎止血带，再彻底清洗创面。

（二）清除尚未吸收的毒物

对于胃肠道内尚未吸收的毒物，待患者生命体征稳定后，给予催吐、洗胃、导泻、灌肠、活性炭吸附等方法清除。

1. 催吐　催吐是排空胃内容物最简单、最有效的方法。适用于神志清且能合作的患者。让患者饮水 300～500 mL，然后用手指、压舌板或筷子刺激咽喉壁或舌根，兴奋迷走神经引起呕吐。如此反复进行，直至呕吐物澄清无味。也可用吐根糖浆催吐。昏迷、惊厥者及口服汽油、煤油者不应催吐；婴幼儿及昏迷者不易合作，有误吸造成窒息的危险，不宜采用；强酸、强碱中毒者因多有食道黏膜腐蚀性损伤，呕吐可以造成穿孔、破裂；严重心脏病、消化道出血者也不宜采用。

2. 洗胃　应在催吐后尽早进行，是彻底清除胃内容物的有效方法，也是口服中毒患者抢救成功的关键措施。洗胃时应先吸出胃内容物再灌入洗胃液，每次灌入量为 300～500 mL。

（1）洗胃液的选择：可根据毒物类型选用不同的洗胃液，一般用量为 10000～20000 mL，温度为 25～38 ℃。①胃黏膜保护剂：牛奶、蛋清、米汤等，适用于口服腐蚀性毒物，如强酸、强碱中毒。②溶剂：适用于饮入脂溶性毒物者，如汽油、煤油中毒后，可先用液状石蜡溶解，然后进行洗胃。③解毒药：能改变毒物的理化性质，使其失去毒性，如 1∶5000 高锰酸钾溶液，能使生物碱、蕈类氧化解毒，但切勿使高锰酸钾结晶直接接触口腔及胃黏膜。④中和剂：吞服强酸后可用弱碱（如镁乳、氢氧化铝凝胶等）中和，忌用碳酸氢钠，因其遇酸后可生成二氧化碳，使胃肠充气膨胀，有穿孔的危险；强碱可用弱酸中和，如稀醋、果汁等；碘中毒用淀粉溶液（如面糊、米汤、1%～10%淀粉）中和。⑤沉淀剂：有些化合物与毒物作用后可使毒物变成溶解度低、毒性小的物质，可用作洗胃剂，如乳酸钙或葡萄糖酸钙遇氟化物或草酸盐生成氟化钙或草酸钙沉淀；2%～5%硫酸钠遇可溶性钡盐生成不溶性硫酸钡；生理盐水遇硝酸银生成氯化银；30%～50%鞣酸能沉淀阿扑吗啡、藜芦碱、辛可芬、士的宁、铅、铝和银盐等。临床常见毒物中毒的洗胃液如表 7-2 所示。

（2）胃肠道毒物吸附剂：活性炭是强有力的吸附剂，可在表面吸附多种水溶性或脂溶性毒物（氟化物除外），以阻止毒物在消化道内吸收。目前认为活性炭应用越早越好，特别是对有症状并且毒物能重新排入肠道（如巴比妥类、氨茶碱等）的患者效果明显。用法：取药用活性炭 20～30 g，加入 200 mL 温开水，调拌成混悬液，让中毒者吞服或由胃管灌入胃内，随后用催吐法或洗胃法，将吸附毒物的炭末排出。此法可反复使用，但有导致便秘的不良反应。

表 7-2 临床常用毒物中毒洗胃液

毒 物 种 类	常 用 溶 液	禁 忌 药 物
酸性物	镁乳、蛋清水、牛奶	
碱性物	5％醋酸、白醋、蛋清水、牛奶	
氰化物	3％过氧化氢溶液引吐后，1：2000～1：1500 高锰酸钾	
敌敌畏	2％～4％碳酸氢钠，1％盐水，1：2000～1：1500 高锰酸钾	
1605、1509、4049（乐果）	2％～4％碳酸氢钠	高锰酸钾
敌百虫	1％盐水或清水，1：1500～1：2000 高锰酸钾	碱性药物
DDT（灭害灵）、六六六	温开水或生理盐水洗胃，50％硫酸镁导泻	油性药物
酚类、煤酚类	用温开水、植物油洗胃至无酚味为止，洗胃后多次服用牛奶、蛋清保护胃黏膜	液状石蜡
苯酚（石炭酸）	1：2000～1：1500 高锰酸钾	
巴比妥类（安眠药）	1：2000～1：1500 高锰酸钾，50％硫酸钠导泻	硫酸镁
异烟肼	1：2000～1：1500 高锰酸钾，50％硫酸镁导泻	
灭鼠药（抗凝血类）	催吐、温水洗胃、硫酸钠导泻	碳酸氢钠

3. 导泻 洗胃后可口服或由胃管注入泻剂，帮助肠道毒物迅速排出体外，并能消除活性炭的致便秘作用。常用盐类泻剂如 50％硫酸镁 40～50 mL 或 25％硫酸钠 30～60 mL。注意：昏迷、肾衰竭者不宜用含镁化合物，因镁离子吸收过多，对中枢神经系统有抑制作用。

4. 全肠道灌洗 这是一种快速有效的肠道毒物去除法。用高分子聚乙二醇等渗电解质溶液，以 2 L/h 的速度灌洗。用于吸收缓慢、中毒严重、中毒时间超过 4 h 者。

（三）应用特殊解毒物

由于毒物的种类不同、中毒途径的不同、严重程度的不同以及个体的差异等，治疗方案也不同。部分毒物中毒具有特效的解毒药，一旦明确诊断应及时使用，以降低死亡率，但毒物未明确或中毒超过限定时间不宜应用。某些解毒药毒性较大，应用时应注意观察病情变化。常见毒物中毒的解毒药见表 7-3。

表 7-3 常见毒物中毒的解毒药

类别	解毒药名称	用量和用法	副作用及注意事项
氰化物中毒解毒药	亚硝酸异戊酯	立即压碎 1~2 支(0.2~0.4 mL)，给予吸入 15~30 s，必要时几分钟后重复一次	注意血压下降
	亚硝酸钠	3%溶液 10~20 mL(6~12 mg/kg)缓慢静脉注射(按 2 mL/min 的速度推入)	静脉注射过快，可引起血压骤降
	硫代硫酸钠(大苏打)	25%~50%溶液 25~50 mL(12.5~25 g)缓慢静脉注射，紧接着亚硝酸钠静脉注射后从同一个针头注入，必要时隔 1 h 后重复半量一次	静脉注射不要过快
	4-二甲氨基苯酚	轻度中毒口服本药 1 片和 PAPP 1 片；中度中毒立即肌内注射针剂 1 支；重度中毒立即肌内注射针剂 1 支后，并静脉注射 50%硫代硫酸钠 20 mL。若症状缓解或有反复，可在 1 h 后重复半量一次	用药后约 15 min，指甲、口唇出现青紫，是药物产生作用的特异性标志。用本品后严禁并用亚硝酸类化合物。重复用药亦应慎重
	对氨基苯丙酮(PAPP)	于接触氰化物前半小时，口服 1 片，并同时口服 4-DMAP 1 片	
苯胺、硝基苯类中毒解毒药	亚甲蓝(美蓝)	60~100 mg，用 25%葡萄糖溶液 20~40 mL 稀释后缓慢静脉注射，如效果不显著，可在 30~60 min 后重复 1 次	静脉注射过量可引起恶心、腹痛、眩晕、头痛及神志不清等反应
有机磷农药中毒解毒药	阿托品	皮下注射，1~2 mg，每 1~2 h 1 次，静脉注射，重度中毒用 2~10 mg，立即静脉注射，以后 1~5 mg 静脉注射，每 10~30 min 1 次	与胆碱酯酶复活药合用，有协同效果
	碘解磷定(PAM-I)	静脉注射或静脉滴注，根据不同的中毒程度，以 0.4~1.6 g 用葡萄糖溶液或生理盐水稀释后使用。必要时 2~6 h 重复 2~3 次，以静脉滴注给药维持，每小时给 0.4 g，共 4~6 次。与阿托品合用有协同作用	注射过速时出现眩晕、视物模糊、恶心、呕吐、心动过缓，严重者有阵挛性抽搐及呼吸抑制，有时有咽痛及腮腺肿大
	双复磷	肌内注射或静脉注射，按中毒程度不同，肌内注射 0.125~0.5 g，2~3 h 可重复注射，重度中毒静脉注射，0.5~0.75 g，半小时后可注射 0.5 g	注射过速时出现全身发热

续表

类别	解毒药名称	用量和用法	副作用及注意事项
有机磷农药中毒解毒药	氯解磷定（PAM-Cl）	肌内注射或静脉注射，按中毒程度不同，肌内注射 0.25～0.75 g，必要时 2 h 后重复 1 次，重度中毒时静脉注射，0.75～1.0 g，半小时后可重复	毒性较解磷定低。针剂溶液较稳定
金属与类金属中毒解毒药	依地酸二钠钙（乙二胺四乙酸二钠钙 EDTA-CaNa₂）	静脉滴注。每日 1 g。肌内注射，每次 0.25～0.5 g，2 次/日，3～4 日为 1 个疗程，间隔 3～4 日可重复应用	短暂头晕、恶心、关节酸痛及乏力反应，大剂量有肾小管损害，个别有过敏反应
	二乙烯三胺五乙酸三钠钙（五醋三胺，促排灵）	肌内注射，每次 0.25～0.5 g，2 次/日，每 3 日为 1 个疗程；静脉滴注，0.5～1.0 g/d，剂量可逐日增大，每 3 日为 1 个疗程	副作用同 EDTA-CaNa₂，但较重，剂量过大，可引起腹泻
	二乙基二硫代氨基甲酸钠	口服 3～4 次/日，每次 0.5 g，疗程视病情而定	与等量碳酸氢钠同服
	二巯基丙醇（BAL）	肌内注射，第 1 日 2.5～3 mg/kg，每 4～6 h 1 次；第 2～3 日，每 6～12 h 1 次，以后每 12 h 1 次，共 10～14 日	有血压升高、心悸、恶心、呕吐、腹痛、视物模糊、手麻等副作用，对肝、肾功能有损害
	二巯基丁二酸（DMS）	每次 0.5～1 g，口服，每日 3 次，疗程同 Na-DMS	个别发生皮疹。同时口服碳酸氢钠或枸橼酸钠可增加效果
	二巯基丁二酸钠（Na-DMS）	临用时配成 5%～10% 溶液静脉注射。每次 1 g，每日 1～2 次，3～5 日为 1 个疗程。间隔 3～4 日，可重复使用。小儿剂量酌减	可有口臭、头痛、恶心、乏力、肢体酸痛等
	硫酸钠	洗胃后将 10% 硫酸钠 150～300 mL 内服或灌入胃内，1 h 后重复 1 次，中毒严重者可用 10% 硫酸钠 10 mL 缓慢静脉注射或 1%～2% 硫酸钠 50～100 mL 缓慢静脉注射，连续 2～3 日	同时宜纠正低血钾
	二巯基丙磺酸钠（Na-DMPS）	5% 溶液 2～3 mL，以后每次 1～2.5 mL，每 4～6 h 1 次，1～2 日后每次 2.5 mL，1～2 次/日，共 1 周左右	可有恶心、心动过速、头晕等，很快消失，个别有过敏反应
	巯基乙胺（半胱胺）	急性中毒，静脉注射，每次 0.2 g，每日 1～2 次，或加入 5%～10% 葡萄糖溶液静脉滴注。症状改善后减量	注射时应取平卧位。注射过速可出现呼吸抑制。肝、肾功能不良者忌用

续表

类别	解毒药名称	用量和用法	副作用及注意事项
其他解毒药	解氟灵（乙酰胺）	肌内注射，每次 2.5～5.0 g，2～4 次/日，或 0.1～0.3 g/(kg·d)，分 2～4 次注射，一般连续注射 2～5 日	局部注射有疼痛感，本品与解痉药及半胱胺酸合用，效果更好
	纳洛酮	肌内注射和静脉注射，每次 0.4～0.8 mg	
	维生素 K_1	静脉注射或肌内注射，每次 10～20 mg，1～2 次/日	应缓慢注射

（四）促进已吸收毒物的排出

1. 利尿排毒　主要用于由肾脏排出的毒物中毒。①补液：利尿排毒的最简单措施，无脑水肿时，每小时补液 500～1000 mL，同时给予呋塞米 20～80 mg 静脉注射。②碱化尿液：苯巴比妥类、水杨酸类中毒时，静脉注射碳酸氢钠使尿液 pH 值达 8.0，加速毒物排出。③酸化尿液：如士的宁、苯丙胺等中毒时，用维生素 C 或氯化铵静脉注射，使尿液 pH＜5.0，加速毒物排出，急性肾衰竭患者不宜用此法。

2. 透析疗法　中毒 12 h 内患者透析效果较好，包括腹膜透析、血液透析等方法。

3. 血液灌流　将中毒患者的血液通过装有活性炭或树脂的灌流柱，吸附血中毒物后，再将血液回输到患者体内。

4. 换血疗法　适用于各种毒物所致的高铁血红蛋白血症及严重的巴比妥类、水杨酸类及一氧化碳中毒。选择两侧对称血管，一侧放血，一侧输入同型血（最好是新鲜血），放血量与输血量相等，一般每 20～30 min 换血 500 mL，如此反复进行，以达到排出血中毒物的目的。

（五）对症处理和预防并发症

许多急性中毒至今无特效的治疗方法和药物，对症支持治疗乃是抢救成功的关键，同时要采取积极措施防治并发症。如心搏、呼吸骤停者，应立即采取复苏措施；脑水肿者，用 20% 甘露醇或地塞米松等脱水治疗；出现惊厥者，选用速效巴比妥类、地西泮等药物；昏迷患者，应保持呼吸道通畅，给予吸氧，定时翻身以免发生坠积性肺炎和压疮等并发症。治疗过程中必须防止各种并发症，如肺水肿、呼吸衰竭、休克、心律失常、心搏骤停、急性心肌梗死、急性肾衰竭和急性脑血管意外等。

（六）护理措施

1. 一般护理措施

（1）中毒者急性期绝对卧床休息，保暖；昏迷患者应保持头偏向一侧，避免呕吐物误吸。

（2）病情允许时，鼓励患者多食高蛋白、高碳水化合物、高维生素的无渣饮食，口服中毒者，不宜过早进食，待病情稳定后进低脂、流质或半流质饮食，以防止胆道系统收缩，毒物再次进入胃内被吸收，导致症状加剧。

2．病情观察

（1）密切监测患者生命体征、意识、瞳孔的变化，详细记录出入液量，维持水、电解质平衡。

（2）注意呕吐物、排泄物的性状、颜色、气味、量等的观察，必要时留标本送检。

3．专科护理

（1）一旦发现中毒患者，立即使其脱离中毒环境，迅速协助医生做出初步诊断，备齐抢救器材、药品，维持呼吸道通畅并给氧，建立静脉通路。

（2）分清轻重缓急，根据病情及不同毒物、中毒途径采取相应的救护措施，如催吐、洗胃、灌肠、应用解毒药等。各种措施应交叉、按顺序进行。

（3）留取标本做毒物鉴定，包括抽取胃内容物，采集呕吐物、大小便、血标本等，各种标本及时送检。

（4）填写特别护理记录单，记录所有抢救措施、所用药品、患者生命指征及其他相关项目，保留空药瓶、空安瓿以备核查，执行口头医嘱时一定要核对清楚。

（5）正确使用解毒药，注意观察用药反应及病情变化。

4．心理护理　服毒自杀后清醒者不可独居一室，室内的锐利器械均需严格保管，以防患者再次自杀。同时了解患者的社会、文化背景，给予针对性指导，如指导患者阅读相关书籍，学习应对压力和矛盾的方法等，并为其提供情感支持。另外做好家属及相关人员的思想工作，取得他们的支持，以帮助患者重新树立信心，适应社会生活。

5．健康指导

（1）生活指导：近期腌制的咸菜、变质韭菜、腐烂的白菜等不可食用，因内含较多硝酸盐，进入肠道被细菌还原为亚硝酸盐，吸收后使血红蛋白氧化为高铁血红蛋白，导致机体缺氧；苦井水禁饮用，因苦井水含较多硝酸盐和亚硝酸盐；棉籽油含有棉酚，为工业用油不可食用；发芽或未成熟的马铃薯中含有有毒物质龙葵素，摄入后易引起中毒，不可食用，如要食用，烧煮时可加入少许的醋，破坏其毒素；生豆浆中含有一种有毒的胰蛋白酶抑制物，它能抑制人体蛋白酶的活性，影响蛋白酶在人体内的消化和吸收，所以豆浆一定要彻底煮熟后饮用；有些植物如蕈类如果不易辨认有无毒性，不可进食。

（2）疾病知识指导：普及防毒知识，介绍有关中毒的预防和急救知识，因地制宜地进行防毒的健康教育，如冬天预防煤气中毒、打农药季节预防农药中毒；加强毒物管理和完善个人防护，加强毒物的防护和管理制度，做好防护工作。厂矿中有毒物的车间和岗位加强局部通风和全面通风；遵守车间空气中毒物最高允许浓度的规定，注意废气、废水、废渣的治理；喷洒农药、灭鼠药或进入空气中含有高浓度毒物的场所，要加强个人防护，穿防护衣服，戴防毒面具；加强农药中杀虫药和灭鼠药的保管，盛装杀虫药的容器要加标识，投放灭鼠药也应有标识，以免误食。

第二节　有机磷杀虫药中毒

案例导入

　　患者，男性，22岁，因突然昏迷1h急诊入院，以昏迷待查收入病房。查体：神志不清，面色苍白，双侧瞳孔均如针尖状，皮肤有汗，肌颤，高度怀疑有机磷杀虫药中毒，家属否认接触史，只提示近因婚姻问题情绪不好，急查ChE为15%，确诊有机磷杀虫药中毒，给予针对性治疗，病情逐渐好转。

　　（1）如何对本患者实施急救？

　　（2）应该采取哪些护理措施？

　　有机磷杀虫药（organophosphorus insecticides）是我国目前使用广泛的一类高效杀虫药，对人畜均有毒性，多呈油状或结晶状，色泽淡黄至棕色，稍有挥发性，且有大蒜臭味，一般难溶于水，在碱性或高温条件下易分解失效（敌百虫除外）。该类杀虫药品种多，根据毒性大小分为四类：①剧毒类，如甲拌磷（3911）、对硫磷（1605）、内吸磷（1059）；②高毒类，如甲胺磷、氧化乐果、敌敌畏、甲基对硫磷；③中度毒类，如乐果、敌百虫、乙硫磷；④低毒类，如马拉硫磷等。生产或生活中过量接触均可引起中毒。

一、病因及中毒机制

（一）病因

有机磷杀虫药常通过皮肤、胃肠道和呼吸道黏膜吸收而中毒。

1．职业性中毒　有机磷杀虫药在生产、包装等过程中，由于设备密闭不严，化学物跑、冒、滴、漏，毒物污染衣服、口罩、皮肤，或吸入呼吸道导致中毒；也可在运输、保管和使用过程中，不注意个人防护，违反操作规程，有机磷杀虫药经呼吸道、皮肤、黏膜吸收而中毒。

2．生活性中毒　主要是自服或误服或误食被药物污染的蔬菜、水源或食物引起的中毒，也可见于接触灭虫药液浸湿的衣服、被褥等而中毒。

（二）中毒机制

在正常情况下，乙酰胆碱为胆碱能神经末梢的化学传导介质，能特异性地作用于各类胆碱受体，在组织内迅速被胆碱酯酶水解而失活。有机磷杀虫药的毒性作用主要是抑制体内胆碱酯酶的活性，与体内胆碱酯酶迅速结合，使其成为磷酰化胆碱酯酶，从而失去水解乙酰胆碱的能力，致使组织中的乙酰胆碱过量蓄积，引起胆碱能神经先兴奋后抑制的一系列毒蕈碱样（M样）、烟碱样（N样）和中枢神经系统症状，严重者可昏迷死亡。

二、护理评估

急性中毒发病时间与毒物种类、剂量和侵入途径密切相关。经皮肤吸收中毒，一般在接触 2～6 h 后发病，口服中毒在 10 min 至 2 h 内出现症状。因乙酰胆碱在体内分布及作用广泛，所以有机磷杀虫药中毒表现多种多样。由脏器平滑肌、腺体、汗腺等兴奋而引起的症状，与毒蕈碱中毒所引起的症状相似，称为毒蕈碱样症状；由交感神经节和横纹肌活动异常所引起的症状，与烟碱中毒所引起的症状相似，称为烟碱样症状。

（一）毒蕈碱样症状

该组症状出现最早，主要表现为副交感神经过度兴奋导致的平滑肌痉挛和腺体分泌增多。

1．腺体分泌亢进　有多汗、流涎、流泪、口吐白沫、肺水肿等症状。

2．平滑肌痉挛　有瞳孔缩小、恶心、呕吐、腹痛、大小便失禁，气管、支气管痉挛致呼吸困难等症状。

3．血管功能受抑制　可表现为心动过缓、血压下降、心律失常等。

（二）烟碱样症状

因乙酰胆碱在横纹肌神经肌肉接头处蓄积，使面、舌、眼睑和全身横纹肌发生肌纤维颤动，甚至全身肌肉强直性痉挛，表现为全身有紧缩和压迫感，继而发生肌力减退和瘫痪，呼吸肌麻痹引起周围性呼吸衰竭。

（三）中枢神经系统症状

可出现头晕、头痛、疲乏、共济失调、烦躁不安、谵妄、抽搐和昏迷等症状。

（四）其他症状

1．症状复发　中度、低毒类有机磷杀虫药口服中毒，经急救后好转，可在数日至 1 周内突然急剧恶化，重新出现有机磷急性中毒的症状，甚至发生肺水肿或突然死亡，临床上称为中毒后"反跳"现象。

2．迟发性多发性神经病　个别重度中毒者，在急性中毒症状消失后 2～3 周可发生迟发性神经损害，出现感觉、运动型多发性神经病变，主要累及肢体末端，表现为肢端麻木、疼痛、腿软、无力甚至下肢瘫痪，四肢肌肉萎缩等。

3．中间型综合征　少数病例一般在急性中毒后 24～96 h 突然发生肢体近端肌肉、颅神经支配的肌肉以及呼吸肌麻痹而死亡，称为中间型综合征。

4．局部损害　有机磷杀虫药污染眼部，引起结膜充血，瞳孔缩小；敌敌畏、敌百虫、对硫磷、内吸磷污染皮肤，可引起过敏性皮炎、水疱和脱皮。

三、病情判断

（一）全血胆碱酯酶活力测定

全血胆碱酯酶活力是诊断有机磷杀虫药中毒的特异性指标，能反映中毒严重程度、判断疗效、估计预后。正常人全血胆碱酯酶活力为 100%，有机磷杀虫药中毒时该值下降，轻度中毒者血液胆碱酯酶活力为 50%～70%，中度中毒者血液胆碱酯酶活力为 30%～50%，重度中毒者血液胆碱酯酶活力在 30% 以下。

（二）尿中有机磷杀虫药分解产物测定

对患者胃内容物或呼吸道分泌物做有机磷化合物鉴定，或尿中有机磷分解产物测定，有助于诊断。对硫磷和甲基对硫磷在体内氧化分解生成对硝基苯酚，敌百虫在体内生成三氯乙醇，均由尿排出。

四、护理问题

1. 体液不足 与严重呕吐、腹泻、体液丢失过多有关。

2. 组织灌注量改变 与体内液体不足及血管扩张有关。

3. 气体交换受损 与呼吸道腺体分泌过多有关。

4. 意识障碍 与有机磷毒物累及中枢神经系统有关。

5. 有自伤的危险 与曾有自伤史有关。

6. 知识缺乏 缺乏对有机磷杀虫药毒性的认识。

7. 潜在并发症 肺水肿、呼吸衰竭。

五、救治与护理

（一）治疗要点

1. 迅速清除毒物

（1）立即脱离中毒现场，脱去污染的衣服，用清水或肥皂水彻底清洗污染的皮肤、毛发和甲缝等处，禁用热水或酒精擦洗，以防皮肤血管扩张促进毒物吸收。

（2）眼部染毒者，用生理盐水反复冲洗后，滴入抗生素眼药水或眼膏。

（3）口服中毒 6 h 以内者，选用清水、生理盐水、2%碳酸氢钠溶液或 1∶5000 高锰酸钾溶液反复洗胃，直至洗出液与洗胃液颜色、气味一致为止，洗胃液的温度以 30～35 ℃为宜。注意敌百虫中毒禁用 2%碳酸氢钠洗胃，因碱性溶液可使其转化为毒性更强的敌敌畏，只能用清水冲洗；对硫磷中毒时忌用 1∶5000 高锰酸钾溶液洗胃，洗胃后保留胃管 24 h 以上，以便反复洗胃。洗胃的原则：持续减压、反复洗胃。首次洗胃剂量可达 30000 mL，1 h 后 10000 mL，以后每 1～2 h 5000 mL（以上均为机器洗胃），也可用 1000 mL 生理盐水，每 1～2 h 1 次，从胃管注入，再自然引流。若患者有喉头水肿或痉挛，无法插管时，可切开胃后进行彻底洗胃。

2. 解毒药的应用 解毒药的用药原则为尽早用药、联合用药、首次足量、重复给药。

（1）抗胆碱药：首选阿托品。能阻断乙酰胆碱对副交感神经和中枢神经的 M 受体作用，解除平滑肌痉挛，抑制腺体分泌，防止肺水肿，消除毒蕈碱样症状；兴奋呼吸中枢，消除或减轻中枢神经系统症状。对烟碱样症状无效，也不能恢复胆碱酯酶活力。应用原则是早期、足量、联合、反复、全程。严重心动过速和高热者应慎用。阿托品使用剂量可以根据病情而定，每 10～30 min 或 1～2 h 给药一次，直到症状明显好转或患者出现阿托品化表现为止。阿托品化表现为瞳孔较前扩大（对光反射存在）、心率增快、颜面潮红、皮肤黏膜干燥、肺内湿啰音消失。应注意，瞳孔扩大和颜面潮红不是阿托品化的可靠指征，如眼部染毒时瞳孔缩小，给予超大剂量的阿托品，瞳孔也不一定明显扩大。所以，目前一般认为阿托品化可靠的指征是口干、皮肤干燥和心率 90～100 次/分；如患者出现神情恍惚、高热等，提示阿托品过量，应酌情减量。

新型抗胆碱药盐酸戊乙奎醚(长效托宁),具有较强的中枢和外周抗胆碱作用,有效量小,持续时间长,副作用小,与胆碱酯酶复活药联用,对严重有机磷杀虫药中毒者疗效显著。

(2)胆碱酯酶复活药:此类药物包括碘解磷定、氯解磷定、双复磷和双解磷。其作用为肟类化合物通过竞争作用,夺取磷酰化胆碱酯酶中的磷酰基,使其与胆碱酯酶的酯解部位分离,从而使被抑制的胆碱酯酶恢复活力,消除烟碱样症状;对毒蕈碱样症状作用较差。但中毒48～72 h后,磷酰化胆碱酯酶"老化",胆碱酯酶复活药疗效降低。因此,胆碱酯酶复活药应及早足量使用,其使用足量的指征是肌颤消失和全血胆碱酯酶活力恢复至正常的50%以上。

有机磷杀虫药中毒最理想的治疗是胆碱酯酶复活药与阿托品合用,轻度中毒可单独应用胆碱酯酶复活药;中、重度中毒应联合应用阿托品和碘解磷定,联用时应减少阿托品用量。

(3)复方制剂:将生理性拮抗剂与中毒酶重活化剂组成复方制剂。它既能对毒蕈碱样、烟碱样和中枢神经系统症状有较好的对抗作用,又能使被抑制的胆碱酯酶恢复活性。常用解磷注射液(每支含阿托品3 mg,苯那辛3 mg,氯解磷定400 mg),首次剂量:轻度中毒1～2 mL,中度中毒2～4 mL,重度中毒4～6 mL,必要时可重复应用,但需另加碘解磷定,轻度中毒0.5 g以内,中度中毒0.5～1.0 g,重度中毒1.0～1.5 g,常规采用肌内注射,必要时可静脉注射,该制剂起效快,作用时间持久,目前临床上已广泛使用。

3.对症治疗　有机磷杀虫药中毒主要死因是肺水肿、呼吸衰竭。对症治疗以维持正常呼吸功能为重点,保持呼吸道通畅,正确给氧及应用呼吸机辅助、控制呼吸。循环系统衰竭时,立即进行心肺复苏,同时用大号静脉留置针开放两条静脉通路,以保证抢救的成功。肺水肿用阿托品,脑水肿用脱水剂和糖皮质激素、冬眠疗法降温等,休克用升压药,危重症患者可用输血治疗法。同时加强基础护理,尽量减少各种并发症。

(二)护理措施

1.一般护理

(1)病室环境:病室要保持安静,温度、湿度适宜,通风良好,空气新鲜。

(2)体位护理:根据患者的病情选择合理的体位,休克者取中凹卧位,中毒较重者取左侧卧位。

(3)饮食护理:吸入性或皮肤黏膜侵入性中毒者,应鼓励患者早期进食,宜选择清淡、少渣的流质或半流质饮食,逐渐恢复普食;口服中毒者,待病情稳定,神志清醒后可给予米糊、米汤、面糊、藕粉、蛋清等温流质饮食,禁食刺激性、高脂食物,以免引起胆道系统和胃黏膜皱襞毒物再次进入血液;昏迷者应鼻饲。

(4)对症护理:保持呼吸道通畅,及时清除呼吸道分泌物,缺氧者根据呼吸困难程度调节氧流量;昏迷患者要加强口腔护理和皮肤护理,防止坠积性肺炎和压疮的发生;留置导尿时要保持尿道口清洁,保持引流管的通畅,定时更换储尿袋,防止泌尿系统的逆行感染;惊厥者要注意安全,防止发生意外。

2.病情观察

(1)观察生命体征、瞳孔、意识的变化:有机磷杀虫药中毒者呼吸困难较常见,在抢救过程中应严密观察患者呼吸的变化,必要时做血气分析,如血氧分压低于6.67 kPa(50 mmHg),则应行气管插管,使用呼吸机;意识在一定程度上反映了中毒程度,随着毒物的吸收,意识障碍的程度逐渐加深。

（2）密切观察解毒药的疗效及不良反应:动态监测全血胆碱酯酶活力,观察面色、皮肤、口唇、心率、肺部啰音等;密切观察"阿托品化"指标,防止阿托品中毒。如出现瞳孔扩大、神志不清、烦躁不安、抽搐、昏迷和尿潴留等,提示阿托品中毒,应立即停用。

（3）观察有无"反跳"与猝死的发生:"反跳"与猝死多发生于中毒后 2～7 日,死亡率是急性有机磷杀虫药中毒者的 7%～8%。因此,应严密观察病情,一旦发生"反跳"或有"反跳"的先兆症状,如胸闷、流涎、出汗、言语不清、吞咽困难、神志不清等,应争分夺秒地抢救患者,迅速建立静脉通路,彻底清除残存在体内或体表的毒物,尽早应用特效解毒药,并密切观察药物的反应,做好病情记录。

（4）观察患者情绪反应:患者因误服、误用突然发病而导致精神紧张、恐惧、愤怒,因害怕留有后遗症而担忧。蓄意服毒的患者易出现激动、愤怒或抑郁的情绪反应;苏醒后,易产生矛盾心理,自卑、抑郁,不愿亲友同事探访。个别患者消极情绪严重,有再自杀的念头。

3.用药护理 遵医嘱给予阿托品及胆碱酯酶复活药,用药过程要注意其不良反应,对阿托品化、阿托品中毒的表现要区分明确,疑似阿托品中毒时应及时提醒医生,做好给药、输液及药物反应的记录。

4.心理护理 护士通过仔细观察以寻找急性中毒患者心理护理的切入点,对自杀患者应详细了解其心理-社会状况,以诚恳的态度与患者多交流,给予安慰、体贴及疏导,使患者打消自杀念头,同时应与患者家属及亲友沟通,做好他们的思想工作,帮助患者正确地对待人生,提高心理应激能力,出院后能尽快适应环境,投入社会。对于其他原因引起的中毒患者要做好解释工作,消除精神紧张、恐惧感或愤怒怨恨的情绪。

5.健康指导

（1）生活指导:普及预防知识教育,告知生产者、使用者,特别是农民,有机磷杀虫药通过皮肤、黏膜、呼吸道、胃肠道吸收进入人体内导致中毒,因此在喷洒农药时应遵守操作规程,加强个人防护,穿长袖衣裤及鞋袜,戴口罩、帽子及手套,下工后用碱水或肥皂洗净手和脸方能进食,污染衣物及时洗净。农药盛具要专用,严禁装食品、牲口饲料等。

（2）心理健康指导:教育人们要保持健康平和的心态,融入社会,积极参加有益健康的活动,遇到挫折和不快要以积极的心态去化解。

（3）疾病知识指导:告知患者出院后需要在家休息 2～3 周,按时服药不可单独外出,以防发生迟发性神经症;长期接触有机磷杀虫药者应定期体检,测定全血胆碱酯酶活力,若全血胆碱酯酶活力在 60% 以下,应尽早治疗,不宜工作。

第三节 镇静催眠药中毒

镇静催眠药(sedatives and hypnotics)是中枢神经系统抑制药,但服用过量可导致中毒而出现一系列的中枢神经系统抑制症状,表现为嗜睡、情绪不稳定、注意力不集中、共济失调、眼球震颤、呼吸抑制等。

镇静催眠药包括苯二氮䓬类、巴比妥类和非苯二氮䓬非巴比妥类，具有缓解焦虑和激动，消除躁动和稳定情绪，促进和维持近似生理性睡眠的作用。

镇静催眠药中毒分急性中毒和慢性中毒。急性中毒是指在短期内服用大剂量镇静催眠药而引起的中毒；长期过量使用镇静催眠药的患者因产生对药物的耐受性和依赖性而不断增加用药量易发生慢性中毒。

一、病因及中毒机制

（一）病因

镇静催眠药中毒多发生于蓄意自杀者，偶尔也见于儿童误服或药物滥用者的意外中毒。中毒途径绝大多数是口服，少数则通过静脉注射或肌内注射。

（二）中毒机制

1. 苯二氮䓬类中毒机制　中枢神经抑制作用与增强 γ-氨基丁酸（GABA）能神经的功能有关。主要选择性作用于边缘系统，影响情绪和记忆力。

2. 巴比妥类中毒机制　巴比妥类对 GABA 能神经的作用与苯二氮䓬类相似，不同的是它主要作用于脑干网状结构上行激活系统，阻断其传导功能，使大脑皮层发生弥漫性抑制。巴比妥类对中枢神经系统的抑制具有量效关系，随着剂量的增加，由镇静、催眠到麻醉，以致延脑中枢麻痹，导致呼吸抑制、血压下降、休克甚至死亡。短效类中毒剂量为 3～6 g，长效类中毒剂量为 6～10 g。摄入 10 倍以上催眠剂量时，可抑制呼吸而致死。

3. 非苯二氮䓬非巴比妥类中毒机制　对中枢神经系统作用与巴比妥类相似。

二、护理评估

（一）急性中毒

1. 苯二氮䓬类中毒　中枢神经系统抑制较轻，主要表现为头晕、嗜睡、健忘、言语不清、意识模糊、共济失调。严重过量者可出现血压下降、呼吸抑制。

2. 巴比妥类中毒　中毒症状轻重，与药物种类、剂量、给药途径有关。依病情轻重分类如下。①轻度中毒：记忆力减退、注意力不集中、嗜睡、发音不清、步态不稳、眼球震颤、共济失调。②中度中毒：由嗜睡进入浅昏迷，强刺激可有反应，呼吸变慢，眼球震颤。③重度中毒：逐渐进入深昏迷、呼吸浅慢、不规则、脉搏细速、血压下降、少尿、昏迷，早期有四肢强直、腱反射亢进，后期全身肌肉松弛，腱反射消失，长期昏迷者可并发肺炎、肺水肿、脑水肿、肾衰竭而危及生命。

3. 非苯二氮䓬非巴比妥类中毒　其症状与巴比妥类中毒相似，但各有其特点。①甲喹酮中毒：呼吸抑制明显，出现锥体束征，如肌张力增强、腱反射亢进、抽搐等。②水合氯醛中毒：可出现心律失常，肝肾功能损害。③格鲁米特中毒：意识障碍有周期性波动，有抗胆碱能神经症状，如瞳孔散大等。④甲丙氨酯中毒：常发生血压下降。

（二）慢性中毒

长期每日服用过量催眠药的患者可发生慢性中毒，表现为上述轻度中毒症状，可伴有工作、学习能力的减退，有的丧失进取心等精神心理变化。长期服用大剂量镇静催眠药的患者，突然停药或迅速减药时，可发生戒断综合征，轻者表现为焦虑、

Note

头痛、失眠、厌食、无力及肌肉震颤等;重者表现为癫痫样发作,有时出现幻觉、妄想、定向力丧失、谵妄等。

三、病情判断

尿中药物定性测定有助于确诊,但血、尿及分泌物中药物浓度与病情严重程度及预后无关。对严重中毒患者,应检查动脉血气、血糖、电解质和肝肾功能等。

四、护理问题

1. 意识障碍　与镇静催眠药作用于中枢神经系统有关。

2. 低效性呼吸型态　与药物抑制呼吸中枢有关。

3. 组织灌注量改变　与药物作用于血管运动中枢有关。

4. 知识缺乏　缺乏对镇静催眠药的使用知识。

5. 潜在并发症　休克。

五、救治与护理

（一）治疗要点

1. 清除毒物

（1）催吐、洗胃、导泻:服药 12 h 内均应洗胃,清醒者可先催吐。洗胃液可选用温清水或 1∶5000 高锰酸钾溶液,洗胃后灌入 50％硫酸镁 60 mL 或 25％甘露醇 100 mL 导泻。对深昏迷者在洗胃前应行气管插管。

（2）应用吸附剂:活性炭可有效吸附消化道中的镇静催眠药,首次剂量为 1～2 g/kg,洗胃后由胃管灌入,2～4 h 后可重复使用,直至症状改善。

（3）碱化尿液:静脉滴注 5％碳酸氢钠,使尿液碱化有利于药物排出,本法只对长效巴比妥类有效。

2. 使用特效解毒药　苯二氮䓬类中毒的特效解毒药是氟马西尼,该药能通过竞争抑制苯二氮䓬受体而阻断苯二氮䓬类的中枢神经抑制作用,但不能改善健忘症状。用法:0.2 mg 缓慢静脉注射,需要时可重复给药。巴比妥类中毒无特效解毒药。

3. 应用中枢神经系统兴奋药　对镇静催眠药中毒引起的意识障碍、反射减弱或消失、呼吸抑制,可根据病情轻重选用中枢神经系统兴奋药。

（1）纳洛酮为首选药物,0.4 mg 静脉注射后再用 0.4～0.8 mg 加入 5％葡萄糖溶液 250 mL 静脉滴注。

（2）贝美格 50～100 mg 加入 5％葡萄糖溶液 500 mL 静脉滴注,根据患者的反应决定是否继续用药及维持剂量,本药较安全、平稳。

（3）尼可刹米、洛贝林多用于呼吸中枢衰竭病例,可静脉滴注也可静脉注射。

4. 血液透析和血液灌注　服药剂量大,症状严重者可考虑血液透析和血液灌注,但对长效巴比妥类中毒效果好,对苯二氮䓬类中毒无效。

（二）护理措施

1. 一般护理

（1）病室环境:病室要保持安静,温度、湿度适宜,通风良好,空气新鲜。

（2）体位护理:根据病情选择体位,取仰卧位、侧卧位,取仰卧位时头偏向一侧。

（3）饮食护理:昏迷时间超过 3～5 天,患者营养不易维持,可由鼻饲补充营养及水分。一般给予高热量、高蛋白的流质饮食,避免刺激性、油腻食物。

（4）对症护理:保持呼吸道通畅,给予氧疗,呼吸困难者用鼻导管吸氧,必要时行气管内插管或气管切开,呼吸麻痹时可应用呼吸机;血压下降者可补充血容量,必要时用升压药;尿潴留者可行留置导尿并预防泌尿系统逆行感染。

2. 病情观察

（1）密切观察呼吸、血压、体温和脉搏的变化,及早发现呼吸衰竭和休克征兆;休克患者给予抗休克治疗并注意尿量变化。

（2）密切观察意识状态,瞳孔大小,对光反射,角膜反射,若瞳孔散大、血压下降、呼吸变浅或不规则,常提示病情恶化,应及时向医生报告,以便采取紧急处理措施。

3. 用药护理　严格遵医嘱用药,用药过程中耐心向患者解释药物的作用及注意点,细心观察药物的不良反应,如嗜睡、共济失调、语言不清、低血压、视物模糊、皮肤瘙痒等,若出现中毒反应必须立即告诉主管医生并迅速予以处理,如停药、洗胃、使用解毒药等。

4. 心理护理　急性中毒者多因自杀或精神异常,护理人员应了解患者的心理状态和心理需求,与之交流、沟通,帮助其正确认识人生,更快回归社会和家庭,安排专人陪伴,以防止再度自杀。

5. 健康指导

（1）生活指导:长期、过量服用镇静催眠药是导致中毒的直接原因,护理人员要向患者解释失眠的原因,教会患者避免失眠的方法,教育人们尽量少服或不服该类药物,长期失眠的患者应避免脑力过度疲劳,晚上做些轻松的工作,如睡前沐浴,热水泡脚,喝热牛奶,但禁饮有兴奋作用的饮料;白天坚持锻炼,如步行、慢跑、做体操等;保持睡眠的规律性,按时上床,早睡早起,午睡半小时左右较合适;尽量避免外界环境干扰等。

（2）疾病知识指导:加强镇静催眠药物运输、使用和保管,向患者解释长期服用各类催眠药均可产生耐药性,久用后会产生依赖性,甚至发生药物中毒;嘱咐患者不要长期服用镇静催眠药,已服用者在撤药过程中要逐渐减量,严防突然停药。

第四节　一氧化碳中毒

 案例导入

　　患者,女性,25岁,使用燃气热水器洗澡1 h后被发现昏迷,二便失禁,急诊入院治疗,经高压氧1天1次治疗,2天后患者病情好转,能进食和解二便,但过2天后又出现昏迷,二便失禁,CT提示缺血缺氧性脑病,改高压氧1天2次治疗,7天后清醒,改1天1次治疗,连续治疗5个疗程后,恢复正常,随访半年未复发。

（1）该患者的护理问题有哪些?

（2）针对这些护理问题,应该采取哪些护理措施?

一氧化碳是在生产和生活中，含碳物质燃烧不完全产生的一种无色、无臭、不溶于水的窒息性气体。吸入过量一氧化碳即可发生急性中毒。一氧化碳中毒是机体通过呼吸道吸入过量的一氧化碳并与人体血红蛋白（Hb）结合形成碳氧血红蛋白（COHb），致使机体各组织尤其脑组织缺氧，而产生一系列症状和体征。

一、病因及中毒机制

（一）病因

1. 煤气外漏　煤气外漏而又通风不畅引起中毒最常见。多发生于室内一氧化碳浓度过高，而室内门窗紧闭、火炉无烟囱或烟囱堵塞、漏气、倒风等情况。

2. 工伤事故　矿井挖掘、金属冶炼、炼焦等。

3. 其他　汽车尾气、失火现场等。

（二）中毒机制

一氧化碳吸入肺后，迅速与血红蛋白结合形成稳定的碳氧血红蛋白，而碳氧血红蛋白不能携带氧，且不易解离，使血红蛋白氧解离曲线左移，血液的携氧能力降低，造成组织缺氧。其中对缺氧最敏感的脑和心肌首先受累，出现中毒性脑水肿、心肌损害和心律失常等。

二、护理评估

一氧化碳中毒后主要表现为中枢神经系统功能障碍，临床参考血中碳氧血红蛋白测定值进行分级。

（一）轻度中毒

患者剧烈头痛、头晕、四肢无力、恶心、呕吐，视物不清、感觉迟钝、意识模糊、嗜睡、谵妄、幻觉、抽搐等。脱离中毒环境并吸入新鲜空气或氧气后，症状消失很快。血碳氧血红蛋白浓度为 $10\% \sim 30\%$。

（二）中度中毒

患者除有轻度中毒症状外，意识障碍表现为浅至中度昏迷，患者口唇黏膜呈樱桃红色，呼吸、血压、脉搏可有改变。经吸氧等抢救后恢复且无明显并发症。血碳氧血红蛋白浓度为 $30\% \sim 40\%$。

（三）重度中毒

患者表现为突然昏倒、惊厥或深昏迷，常并发脑水肿、休克、严重心肌损害、肺水肿、呼吸衰竭、上消化道大出血、脑局灶损害体征，死亡率高，抢救成活者多留有不同程度的后遗症。血碳氧血红蛋白浓度在 40% 以上。

（四）迟发性脑病

急性一氧化碳中毒患者在意识障碍恢复后，经过 $2 \sim 60$ 天的"假愈期"，再出现中枢神经系统损害症状称迟发性脑病，常有下列表现：①大脑皮质局灶性功能障碍，如失语、失明、不能站立及继发性癫痫；②意识障碍，谵妄、痴呆或呈现去大脑皮质状态；③锥体系神经损害，如偏瘫、病理反射阳性或大小便失禁等；④锥体外系神经障碍，出现帕金森病；⑤周围神经炎，皮肤感觉障碍或缺失、水肿、色素减退等。

Note

三、病情判断

（一）实验室检查

1. 血碳氧血红蛋白测定　血碳氧血红蛋白测定是诊断一氧化碳中毒的特异性指标。

2. 动脉血气分析　急性一氧化碳中毒患者 PaO_2 和 SaO_2 降低，中毒时间较长者常呈代谢性酸中毒，血 pH 值和剩余碱降低。

（二）CT 检查

脑水肿时，头部 CT 检查可见病理性密度减低区。

（三）脑电图检查

急性一氧化碳中毒患者脑电图可呈现中、高度异常波。

四、护理问题

1. 意识障碍　与大脑缺氧有关。

2. 知识缺乏　缺乏一氧化碳对人体毒性的认识。

3. 心排血量减少　与心肌缺氧有关。

4. 体液不足　与呕吐有关。

5. 潜在并发症　迟发性脑病。

五、救治与护理

（一）现场急救

立即将患者移至空气新鲜处，解开衣领、裤带，呼吸、心搏骤停者，立即行心肺复苏。

（二）纠正缺氧

目前高压氧是治疗一氧化碳中毒的重要方法，氧疗能加速碳氧血红蛋白解离和一氧化碳排出。呼吸新鲜空气时，一氧化碳由碳氧血红蛋白释放出半量约需 4 h；吸入纯氧时可缩短至 $30\sim40$ min；吸入 3 个大气压纯氧可缩短到 20 min。轻度中毒者可给予氧气吸入及对症治疗；中度及重度中毒者应积极给予常压口罩吸氧治疗或给予高压氧治疗。有条件者最好在 4 h 内尽快行高压氧治疗。疗程：一般轻度中毒需 $5\sim7$ 次，中度中毒需 $10\sim20$ 次，重度中毒需 $20\sim30$ 次。

知识拓展

高压氧治疗疾病基本原理

1. 压力作用　体内的气泡在压力升高时，其体积将缩小，缩小梗死的范围；利于气泡溶解在血液中。如治疗气栓症、减压病。

2. 血管收缩作用　高压氧有肾上腺素样的作用使血管收缩，减少局部的血容量，有利于减轻脑水肿、烧伤或挤压伤后的水肿，但通过血液带入组织的氧量却是增加的。

3. 抗菌作用　氧本身就是一种广谱抗生素，它不仅抗厌氧菌，也抗需氧菌。

Note

（三）防治脑水肿

重度中毒后 2～4 h，即可显现脑水肿，24～48 h 达高峰，并可持续数天。治疗时应及早采取脱水、激素治疗及降温等措施。目前最常用的是 20％甘露醇，静脉快速滴注，待 2～3 天后颅内压增高现象好转，可减量。也可注射呋塞米脱水。肾上腺糖皮质激素有助于缓解脑水肿，常用地塞米松或氢化可的松静脉滴注。

（四）促进脑细胞代谢

能量合剂（三磷酸腺苷、辅酶 A、细胞色素 C）；大量维生素 C；甲氯芬酯（氯酯醒）250～500 mg 肌内注射；胞二磷胆碱 500～1000 mg 加入 5％葡萄糖溶液 250 mL 静脉滴注，每日一次。对迟发脑病者，给予高压氧、糖皮质激素、血管扩张剂或抗帕金森病药物等治疗。

（五）护理措施

1. 一般护理

（1）病室环境：病室要保持安静，温度、湿度适宜，通风良好，空气新鲜。

（2）饮食护理：神志清醒者，给予清淡、易消化流质或半流质饮食，宜选用高热量、高蛋白、高维生素、少刺激性、少油腻的食物；神志不清者，可予以鼻饲营养，应进高热量、高维生素饮食。

（3）对症护理：呼吸停止时，使用呼吸兴奋剂并及早进行人工呼吸或使用人工呼吸机；昏迷、高热、频繁抽搐者可进行物理降温或用冬眠疗法等降温，防止自伤或坠伤；昏迷超过 24 h 需应用抗生素预防感染。

（4）预防感染：加强口腔、皮肤护理，督促患者刷牙、漱口；不能自理者，为患者进行口腔护理，每日 2 次。

2. 病情观察

（1）严密观察患者生命体征、神志、瞳孔变化。若发现呼吸衰竭、严重心律失常或心力衰竭表现，均应立即报告医生，并协助紧急处理。

（2）氧疗过程中注意随时清除口鼻腔及呼吸道分泌物、呕吐物，保持呼吸道通畅，以提高氧疗效果，防止发生窒息。严重中毒患者清醒后应继续高压氧治疗，密切监护 2～3 周，直至脑电图恢复正常为止，预防迟发性脑功能损害。

3. 用药护理　选用合适的药物，以营养脑神经和减轻脑水肿，用药期间应注意药物的不良反应，如应用甘露醇可出现电解质失调、糖皮质激素应用后可能出现免疫力低下并发感染等。

4. 心理护理　护理人员应有高度的同情心和责任心，多与患者交谈，建立良好的护患关系，增加患者的信任感和安全感，以消除不良的心理情绪，增强康复信心，以便更好配合护理和功能锻炼。

5. 健康指导

（1）生活指导：加强预防一氧化碳中毒的宣传，家庭用火炉要安装烟囱，烟囱要密闭不可漏气，保持室内通风。煤气炉和管道要经常维修以防漏气。易发生一氧化碳中毒的厂矿车间必须加强安全操作规程检查和监督，安置一氧化碳浓度的监测和报警装置。

（2）疾病知识指导：对留有后遗症者，应鼓励其继续治疗，增强战胜疾病的信心，并教会家属对患者进行语言或肢体功能训练的方法。

第五节　酒　精　中　毒

案例导入

患者,男性,32岁,下午6时约好友晚餐,饮52°白酒500 mL后开始出现兴奋、健谈,随后言语不清、行动笨拙,步态不稳、恶心、呕吐,被好友急送医院。查体:意识清楚,瞳孔散大,面色苍白,呼出气有酒味。查体:BP 92/60 mmHg,P 110次/分,R 16次/分,T 36.8 ℃。既往健康。给予10%葡萄糖溶液1000 mL,维生素C 1 g,维生素B₆ 100 mg,静脉滴注,病情好转。

(1)该患者的护理问题有哪些?

(2)针对这些护理问题应该采取哪些护理措施?

急性酒精中毒为一次饮入过量的酒精或酒类饮料引起的中枢神经系统由兴奋转为抑制的状态,俗称酒醉。各种酒类饮料中均含有不同浓度的酒精,其中白酒中含量最高,大多数成人致死量为纯酒精250～500 mL。

一、病因及中毒机制

(一) 病因

常为饮酒过量所致,也可由误服、误用引起。

(二) 中毒机制

1. 中枢神经系统抑制作用　酒精具有脂溶性,可迅速透过大脑神经细胞膜,并作用于膜上的某些酶而影响细胞功能。酒精作用于大脑皮质,导致皮层下中枢和小脑活动受损,随着剂量的增加,由大脑皮质向下,通过边缘系统、小脑、网状结构到延髓,继而影响延髓血管运动神经中枢,高浓度酒精抑制延髓中枢引起呼吸、循环功能衰竭。

2. 代谢异常　酒精在肝细胞内代谢生成大量还原型烟酰胺腺嘌呤二核苷酸(NADH),使细胞内还原氧化比值(NADH/NAD)增高,甚至为正常值的2～3倍,因而依赖于NADH/NAD正常的代谢发生异常。如乳酸增高、酮体蓄积,导致代谢性酸中毒,糖异生受阻可出现低血糖。

二、护理评估

酒精中毒主要表现为中枢神经系统症状,其程度因人而异,与饮酒量、血液酒精浓度及个人耐受性有关,常分为以下三期。

(一) 兴奋期

兴奋期表现为头昏、乏力、兴奋、自感欣快、健谈、情绪不稳、易激怒,颜面潮红或苍白,呼出气有酒味,也可能沉默不语或入睡。血液酒精浓度>500 mg/L。

（二）共济失调期

共济失调期表现为言语不清、视物模糊、眼球震颤、行动笨拙、步态蹒跚,出现明显共济失调,可有恶心、呕吐、困倦。血液酒精浓度＞1500 mg/L。

（三）昏迷期

昏迷期表现为昏睡、颜面苍白、皮肤湿冷、口唇微绀、瞳孔散大、血压降低、心率加快、体温降低、呼吸变慢并有鼾音,严重者出现呼吸、循环麻痹而危及生命。也可因咽部反射减弱,饱餐后呕吐,导致吸入性肺炎或窒息而死亡。酒精可抑制糖原异生,并使肝糖原明显下降,引起低血糖,加重昏迷。血液酒精浓度＞2500 mg/L。

小儿过量摄入酒精,一般无兴奋过程,很快沉睡甚至昏迷,可发生低血糖惊厥、休克、脑水肿等。老年人因肝功能减退,酒精在肝内代谢减慢,更易引起中毒,并易诱发心脑血管疾病。

三、病情判断

（一）实验室检查

血液酒精浓度升高,血液检查发现低血糖、低血钾、低血镁、低血钙及轻度代谢性酸中毒。

（二）心电图检查

心电图可见心律失常和心肌损害表现。

四、护理问题

1. 意识障碍　与酒精作用于中枢神经系统有关。

2. 低效性呼吸型态　与药物抑制呼吸中枢有关。

3. 组织灌注量改变　与药物作用于血管运动中枢有关。

4. 知识缺乏　缺乏酒精对人体毒性的认识。

5. 潜在并发症　休克。

五、救治与护理

（一）治疗要点

1. 轻症患者治疗　无须特殊治疗,让其卧床休息,保暖,饮浓茶或咖啡,注意观察。

2. 重症患者治疗

（1）维持生命脏器功能:保证气道通畅、供氧,必要时行气管内插管或切开,并行机械通气辅助呼吸;注意血压、脉搏,静脉输注5％葡萄糖生理盐水以维持有效循环容量。

（2）清除毒物:清醒者,应迅速刺激咽部催吐(禁用阿扑吗啡,以免加重酒精的抑制作用)。由于酒精吸收较快,一般洗胃意义不大,中毒后短时间内就诊,可先用胃管将胃内容物抽出,并用1％碳酸氢钠溶液或生理盐水等洗胃,操作应慎重,剧烈呕吐者可不洗胃。昏迷时间长、休克、呼吸抑制等严重病例,应尽早行透析治疗。

（3）应用纳洛酮:纳洛酮为纯阿片受体拮抗剂,能解除β-内啡肽对中枢神经系统的抑制作用,是一种安全性高、不良反应小的药物,可使血中酒精含量明显下降,使患者快速清醒。可用于昏迷、休克、呼吸抑制者。用法：0.4～0.8 mg，静脉注射，必要时 20 min 重复 1 次；或用 1.2～2 mg 加入 5％～10％葡萄糖溶液中持续静脉滴注，直至达到满意效果。

（4）促进酒精氧化代谢：50％葡萄糖溶液 100 mL 静脉注射或 10％葡萄糖溶液 500～1000 mL，加入大量维生素 C、胰岛素 10～20 U 静脉滴注，并肌内注射 B 族维生素（维生素 B_1、维生素 B_6）及烟酸各 100 mg，以加速酒精在体内氧化代谢。

（5）对症处理：烦躁不安、过度兴奋、惊厥者可酌情使用地西泮、氯丙嗪，勿使用吗啡及巴比妥类药物，防止加重呼吸抑制。必要时加以约束，防止发生外伤；注意液体补充，避免出现水、电解质紊乱。

（二）护理措施

1．一般护理

（1）病室环境：病室要保持安静，温度、湿度适宜，通风良好，空气新鲜。

（2）体位护理：卧床休息，注意保暖，避免受凉，根据病情选择适当体位，如仰卧位、侧卧位，昏迷者取仰卧位时头应偏向一侧。

（3）对症护理：烦躁不安者应加强巡视、使用床栏，必要时给予适当的保护性约束，防止意外发生；昏迷者应定时翻身、按摩，预防压疮的发生；呼吸困难者给氧，及时清除呼吸道分泌物，维持正常呼吸功能。

2．病情观察　对于神志不清者要细心观察意识状态、瞳孔及生命体征的变化，并做好记录。特别是有外伤史的患者，要加强对意识、瞳孔的观察，必要时行颅脑 CT 检查。密切观察有无消化道出血、急性肾衰竭等并发症的发生。

3．用药护理　按医嘱用药，应用纳洛酮时应注意患者用后清醒的时间，若超过平均清醒时间或用后昏迷程度加深，要追问病史，是否存在其他情况（如颅内血肿等）并及时对症处理。

4．心理护理　大多数患者清醒后常表现后悔，怕家人埋怨。护理人员应根据患者不同的心理情况及时与患者陪护人员进行思想交流，同时做好健康教育。

5．健康指导

（1）生活指导：向患者及家属讲解酒精及代谢产物乙醛可直接损伤肝细胞，经常过量饮酒会导致酒精性肝硬化。适量饮酒对心血管是有益的，有既往病史的患者要遵医嘱禁酒或适量饮酒，适量饮酒要求是每日不超过 15 mL 酒精量。啤酒 4％，限量 375 mL；红酒 12％，限量 125 mL；低度白酒 35％，限量 43 mL；高度白酒 60％，限量 25 mL。饮酒最好饮红葡萄酒、黄酒。

（2）疾病知识指导：①轻症患者，一般情况下无须药物治疗，让其安静入睡，自然清醒。②饮酒量大的清醒者，可催吐或到医院进行洗胃，以清除体内的过量酒精。③兴奋期或共济失调患者，要卧床休息，保持安静，注意保暖，避免受凉；催吐，以减少机体对酒精的吸收，并减轻不适感；进食梨、橘子、西瓜、萝卜等有解酒作用的水果，也可饮浓茶或柠檬汁等以稀释血液酒精浓度，使其多排尿。④昏睡期患者，应取侧卧位，以防舌后坠或呕吐造成窒息，注意保暖；发生心、脑、外伤等急症时，应迅速向急救中心"120"呼救或与当地的中毒咨询中心联系，以便尽早抢救。

（孙志强）

答案与解析

直通护考

选择题

A1 型题

1. 有机磷农药解毒，下列哪项未达到阿托品化指标？（　　）

A. 口干、皮肤干燥　　　　　　　　　　B. 颜面部苍白　　　　　　　　　C. 心率加快

D. 瞳孔较前明显散大　　　　　　E. 肺部啰音减少或消失

2. 关于洗胃，下列哪项不正确？（　　）

A. 凡吞服毒物均应尽早彻底洗胃

B. 插胃管时应避免误入气管

C. 洗胃液一般宜使用温水

D. 洗胃液每次注入量不宜超过 250 mL

E. 应反复灌洗

3. 接触性中毒，下列哪项抢救措施是错误的？（　　）

A. 立即除去被污染的衣物　　　　　　　　　　B. 用大量清水或肥皂水冲洗

C. 忌用热水　　　　　　　　　　　　　　　D. 将患者搬至上风方向

E. 眼部接触毒物冲洗时间不少于 5 min

4. 下列哪项不属于急性中毒时提供毒物鉴定的标本？（　　）

A. 呕吐物　　　　B. 胃液　　　　C. 剩余食物　　　　D. 尿与粪　　　　E. 脑脊液

5. 处理急性口服中毒昏迷患者不宜采取（　　）。

A. 催吐　　　　B. 洗胃　　　　C. 导泻　　　　D. 利尿　　　　E. 药物解毒

6. 强酸、强碱中毒时，下列哪种解毒剂最合适？（　　）

A. 氧化剂　　　　B. 还原剂　　　　C. 吸附剂　　　　D. 保护剂　　　　E. 沉淀剂

7. 口服中毒导泻剂一般不用油类泻药，其机制是（　　）。

A. 以免促进脂溶性毒物吸收

B. 以防肠黏膜吸附有机毒物

C. 防止毒物沉淀而加重中毒

D. 改变毒物的理化性质而增加毒性

E. 避免产生中枢抑制作用

8. 有机磷农药中毒时，瞳孔的变化是（　　）。

A. 瞳孔缩小　　　　　　　　　　　　　　　B. 瞳孔不等大

C. 双瞳孔直径为 4 mm　　　　　　　　　D. 瞳孔散大

E. 瞳孔正常

9. 一氧化碳中度中毒的典型体征是（　　）。

A. 四肢无力　　　　　　　　　　　　　　　B. 意识模糊

C. 口唇樱桃红色　　　　　　　　　　　　　D. 血压下降

E. 呼吸、循环衰竭

A2 型题

10. 患者，女性，48 岁。家住平房，生炭火取暖，晨起感到头痛、头晕、视物模糊而摔倒，被他人发现后送至医院。急查血碳氧血红蛋白实验呈阳性，首要的治疗原

则是(　　)。

　　A.纠正缺氧　　　　　　　　　　B.注意保暖

　　C.保持呼吸道通畅　　　　　　　D.静脉输液治疗

　　E.测量生命体征

　　11.患者,女性,45岁。因有机磷中毒住院,表现为轻度呼吸困难、大汗、轻度障碍、步态蹒跚、肺水肿、偶有惊厥、昏迷及呼吸麻痹。考虑为重度有机磷中毒。血胆碱酯酶活性为(　　)。

　　A.50%～70%　　　　　　　　　B.0%～50%

　　C.35%～60%　　　　　　　　　D.<35%

　　E.<30%

第八章　意外伤害患者的紧急救护

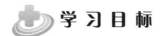

学习目标

1. 掌握：中暑、淹溺、电击伤、气管异物损害患者的急救方法和护理措施。

2. 熟悉：中暑、淹溺、电击伤、气管异物损害的发病机制和临床表现。

3. 能够：正确处理中暑、淹溺、电击伤、气管异物损害，并配合医生完成院内救护。

4. 具有同理心，理解患者及其家属的心情，耐心、细致地给予患者及时的救治与护理。

意外伤害是指因意外导致身体受到伤害的事件，具有突发性、非本意的特点，主要由人类所处的自然环境、生活环境和生产环境中存在的诸多危害身心健康的因素所致。此类事件常导致患者病情危急，要求施救者能快速而准确地判断病情并实施有效救护，是院前急救和临床急诊中的难题。意外伤害所涉及的疾病种类众多，本章仅对中暑、淹溺、电击伤、气管异物损害这几种常见的意外伤害进行重点阐述。

第一节　中暑患者的救护

案例导入

患者，女性，42岁，于高温天气在地里干农活时突然感觉头晕伴恶心，随后晕倒在地。邻居发现患者颜面潮红，大声呼之能醒，但反应迟钝，邻居视病重即送医院。查体：T 41 ℃，P 122 次/分，R 28 次/分，BP 130/80 mmHg；意识模糊，查体不合作，瞳孔稍大，对光反射迟钝；全身皮肤干燥无汗；神经系统检查各项反射存在，但减弱。辅助检查：血生化、动脉血气分析、尿常规未见明显异常，血糖 5.6 mmol/L。

（1）患者最可能发生了什么情况？

（2）如何进行现场救护？

（3）如何避免此类情况的发生？

中暑（heat illness）是指人体在高温环境下，由于水和电解质丢失过多、散热功能

148

障碍所引起的以中枢神经系统和心血管功能障碍为主要表现的热损伤性疾病。它是一种威胁生命的急症，可因中枢神经系统和循环功能障碍导致死亡、永久性脑损害或肾衰竭。根据临床症状轻重，中暑分为先兆中暑、轻症中暑和重症中暑。根据发病机制和临床表现不同，重症中暑又可分为热痉挛、热衰竭和热射病，但临床上常难以严格区分，可多种类型混合存在。

一、病因与发病机制

（一）病因

1. 机体产热增加　在高温或在强烈热辐射下从事长时间劳动，机体产热增加，容易发生热蓄积，如果没有足够的防暑降温措施，就容易发生中暑。

2. 机体散热减少　环境湿度较高，通风不良，皮肤汗腺散热功能障碍，导致机体散热减少。

3. 机体热适应能力下降　热负荷增加时，机体会产生应激反应，通过神经内分泌的各种反射调节来适应环境变化，当机体这种调节能力下降时，对热的适应能力下降，机体容易发生代谢紊乱而致中暑。

中暑的发生与 3 个环境因素密切相关：高温、高湿、无风环境。中暑的气象阈值：日平均气温＞30 ℃或相对湿度＞73％。当气温和湿度条件同时存在时，中暑的发生率明显增加；日最高气温≥37 ℃时，中暑人数急剧增加。中暑的常见诱因包括年老、体弱、营养不良、疲劳、肥胖、饮酒、饥饿、失水、失盐、最近有过发热、穿紧身不透气的衣服、水土不服、甲状腺功能亢进、心血管疾病、广泛皮肤损害、先天性汗腺缺乏症、应用阿托品等。热指数是利用温度和湿度运算得出的数值，和热射病的发病率呈正相关。当热指数＞41 ℃时，热射病发病率增高；当热指数＞54 ℃时，极易发生热射病。

（二）发病机制

正常人体在下丘脑体温调节中枢的控制下，体内产热与散热处于动态平衡，体温维持在 37 ℃左右。当环境温度低于 35 ℃时，通过辐射、传导与对流途径散发的热量约占人体总散热量的 70％。当空气干燥、气温超过 35 ℃时，蒸发散热几乎成为最重要也是唯一的散热方式。当机体产热大于散热或散热受阻时，体内热量过度蓄积，引起组织和器官功能受损。

当外界环境温度增高时，机体会大量出汗，导致失水、失盐。当机体以失盐为主或仅补充大量水而补盐不足会造成低钠、低氯血症，引起肌肉痉挛，发生热痉挛。丢失大量的液体会导致失水、血液浓缩、血容量不足，若同时发生血管舒缩功能障碍，则容易发生周围循环衰竭，导致热衰竭。当外界环境温度升高，而机体散热绝对或相对不足，汗腺疲劳时，会导致体温调节中枢功能障碍，引起体温急剧升高，产生严重的生理和生化异常而发生热射病。

二、病情评估与判断

（一）病情评估

1. 健康史　应重点询问患者是否有引起机体产热增加、散热减少或者热适应不良的原因存在，如在高温环境下进行长时间体力劳动、未补充水分等。

2. 临床表现

（1）先兆中暑：在高温环境中劳动一段时间后，出现头昏、头痛、口渴、多汗、全身疲乏、胸闷、心悸、恶心、注意力不集中、动作不协调等症状,体温正常或略有升高。应迅速使患者脱离高温环境,转移至阴凉通风处休息,并补充水和盐分,短时间内可恢复。

（2）轻症中暑:除上述先兆中暑症状加重外,往往伴随着体温的升高,体温升至38 ℃以上。表现为头晕眼花、面色潮红、出汗不止、皮肤灼热,或是四肢湿冷、面色苍白、血压下降、脉搏增快等。轻症中暑需要及时救治,否则很有可能会发展为重症中暑。但如能得到及时有效的救治,往往可于数小时内恢复。

（3）重症中暑:重症中暑是情况最严重的一种,如不及时救治将会危及生命。它又分为热痉挛、热衰竭、热射病三种类型,也可出现混合型。

① 热痉挛:在高温环境下强体力劳动或剧烈运动后大量出汗,随汗液排出过多盐分而引起的肌肉疼痛性痉挛。多发生在四肢肌肉,最常见于腓肠肌,呈阵发性、对称性痉挛伴剧烈疼痛,重者累及腹部肌肉甚至全身肌肉。常有衰弱无力、精神抑郁、头晕、恶心、呼吸急促、脉搏细弱、体温正常或轻微升高等表现,多见于健康青壮年人。

② 热衰竭:在高温环境下大量汗液分泌和血管扩张,导致血容量相对或绝对不足而出现的周围血管循环功能衰竭。临床表现为多汗、疲乏、头晕、头痛、恶心、呕吐和肌痉挛,可有明显脱水征、心动过速、脉弱而缓慢,低血压、神志改变和晕厥。体温轻度升高,无明显中枢神经系统损伤表现。热衰竭如得不到及时救治,很快发展为热射病。常发生于儿童、老年人和慢性病患者。

③ 热射病:中暑最严重的类型,亦称中暑性高热,是由于暴露在高温、高湿环境中导致机体核心温度迅速升高,达 40 ℃以上,伴有皮肤干热、无汗及不同程度的意识障碍,如谵妄、惊厥、昏迷等。

知识链接

在我国南方地区,中暑是夏季的一种常见病,尤其是在军事训练和高温作业中常有发生,可直接导致军事人员非战斗减员。据不完全统计,我国中暑平均病死率为 10%～15%,其中重症中暑的病死率达 40% 以上。

3. 辅助检查 中暑患者应紧急行血清电解质、动脉血气分析、肝肾功能与尿常规检查。血尿素氮、血肌酐可升高,血常规可出现白细胞总数和中性粒细胞比值升高,尿常规可有不同程度的蛋白尿、血尿、管型尿,血清电解质检查可有高钾、低钠、低氯血症。严重病例常出现肝、肾、胰脏和横纹肌损害的实验室改变。尿液分析有助于发现横纹肌溶解和急性肾衰竭,有凝血功能异常时应考虑到弥散性血管内凝血（DIC）。

（二）病情判断

根据患者的健康史和临床表现即可判断是否发生中暑。但重症中暑应注意与脑炎、脑膜炎、脑血管意外、脓毒血症、甲状腺危象、伤寒及中毒性痢疾等疾病相鉴别。

三、救治与护理

急救原则为尽快使患者脱离高温环境、迅速降温和保护重要脏器功能。

（一）现场救护

1．脱离高温环境　应立即将患者移至阴凉通风的地方或 20～25 ℃的空调房休息，使其平卧，抬高头部，松解衣扣。

2．降温　轻症患者可反复用冷水进行全身擦浴，直至体温低于 38 ℃，同时可使用扇子、电风扇或空调来加速散热。饮用一些含盐分的清凉饮料，或者淡盐水。降温应以患者感到舒适凉爽为宜。循环功能紊乱者，可经静脉补充 5% 的葡萄糖盐水，但滴速不宜过快，并加强病情观察，直至恢复。

先兆中暑和轻症中暑的患者经过现场救护后一般均可较快恢复正常。但疑为重症中暑者，应立即送往医院救治。其指征包括：①患者体温高于 40 ℃；②患者行降温措施（抬到阴凉地方、洒水、扇风等持续 15 min）后体温仍高于 40 ℃；③患者意识障碍无改善；④缺乏必要的救治条件。

（二）医院内救护

1．热痉挛　轻症者可口服补液盐，脱水者应静脉输注生理盐水补液。

2．热衰竭　迅速降温；静脉输液。失液量可在 48 h 内缓慢补充，过快纠正高钠血症可引起脑水肿，导致意识障碍或癫痫发作。

3．热射病　早期有效治疗是决定预后的关键。有效治疗的关键点：一是迅速降低核心温度；二是血液净化；三是防治 DIC。具体救治措施为"九早一禁"，即早降温、早扩容、早血液净化、早镇静、早气管插管、早纠正凝血功能紊乱、早抗感染、早肠内营养、早免疫调理，在凝血功能紊乱期禁止手术。

（1）降温：快速降温是治疗的首要措施，病死率与体温过高及持续时间密切相关。如果降温延迟，死亡率明显增加。当患者脱离高温环境后立即开始降温，并持续监测体温。降温目标：在 1 h 内使直肠温度降至 38 ℃左右。

（2）循环监测与液体复苏：循环监测包括连续监测血压、心率、呼吸频率、脉搏血氧饱和度（SpO_2）、血气，每小时尿量及尿液颜色，必要时监测中心静脉压（CVP）。液体复苏包括：①首选晶体液，如生理盐水、葡萄糖溶液、林格液，输液速度控制在使尿量保持 200～300 mL/h。②在尿量充足的情况下，第一个 24 h 输液总量可达 6～10 L。③利尿：早期充分补液扩容后，如尿量仍不达标，可给予呋塞米 10～20 mg 静脉推注，之后可根据尿量追加剂量。同时注意监测电解质，及时补钾。④碱化尿液：补充碳酸氢钠使尿 pH＞6.5。

（3）血液净化：严重感染、脓毒血症，合并多脏器损伤或出现多器官功能不全综合征（MODS）等情况下可考虑行连续肾脏替代疗法（CRRT）。如其他器官均恢复正常，仅肾功能不能恢复的患者，可考虑行血液透析或腹膜透析维持治疗。

（4）其他：保持呼吸道通畅，给予吸氧，昏迷或呼吸衰竭的患者行气管插管，呼吸机辅助呼吸；躁动、抽搐者可给予镇静药，如丙泊酚；纠正凝血功能紊乱，由于热射病早期可出现凝血功能紊乱，容易发生 DIC，因此应尽可能减少侵入性的操作，除非一些必要的操作，如血液净化置管、中心静脉置管。

（三）护理措施

1．即刻护理措施　心力衰竭患者取半卧位，血压过低患者取平卧位，昏迷患者要及时清除鼻咽分泌物、充分供氧，保持呼吸道通畅。

2．保持有效降温　①维持室温在 20～25 ℃；②冰敷，将冰块放置于散热较快的区域（如腹股沟和腋下）；③若体外降温效果不明显，可用 4 ℃冰盐水 200～500 mL

进行胃或直肠灌洗,或用 4 ℃冰的 5％葡萄糖盐水 1000～2000 mL 静脉滴注;④联合使用冬眠合剂;⑤可用血管降温仪或将患者浸入冷水中(水温为 15～20 ℃,头部除外)。

3. 密切观察病情变化

(1) 降温效果的观察:降温过程中应密切监测肛温,每 15～30 min 测量一次,根据肛温变化调整降温措施。观察末梢循环情况,以确定降温效果。如患者高热而四肢末梢厥冷、发绀,提示病情加重;如体温下降、四肢末梢转暖、发绀减轻或消失,则提示治疗有效。肛温降至 38 ℃ 左右时,应暂停降温。

(2) 并发症的监测:①监测尿液的量、颜色、比重,以观察肾功能状况,深茶色尿和肌肉触痛往往提示横纹肌溶解;②密切监测血压、心率、中心静脉压等,防止休克或指导合适补液,以防止补液过量而致肺水肿,降温时,收缩压应维持在 90 mmHg 以上,同时注意有无心律失常出现;③监测动脉血气、神志、瞳孔的变化;④密切监测凝血酶原时间、凝血活酶时间、血小板计数和纤维蛋白原,以防止 DIC;⑤监测有无水、电解质紊乱。

4. 对症护理

(1) 饮食护理:给予清淡、易消化、高热量、低脂肪的流质或半流质饮食。

(2) 口腔护理:高热患者应加强口腔护理,以防感染和溃疡。

(3) 皮肤护理:及时更换湿透的衣裤及被褥,注意皮肤清洁卫生、定时翻身,以防压疮。

5. 预防中暑的健康教育

(1) 避免在高温环境下活动或工作:高温环境下尽量避免作业,特别是 11 点至 15 点。

(2) 做好个人防护:外出时提前准备好遮阳伞、帽子,穿宽大浅色衣服,备十滴水、人丹、风油精等防暑降温药品。

(3) 补充水分:出汗较多时可以适当饮一些淡盐水。

(4) 保持饮食清淡、规律,多吃新鲜蔬菜水果。

(5) 体弱者在夏季高温时应尽量减少室外活动。

(6) 热适应:锻炼自己的耐热能力,学会适应热环境。

第二节　淹溺患者的救护

案例导入

患者,女性,66 岁,不慎跌入水中十余分钟后被人救起,当时患者意识模糊,口唇轻度发绀,呼吸微弱,口鼻有大量的泡沫溢出,面色苍白,全身湿冷。

(1) 该患者可能发生了什么? 如何对该患者实施现场救护?

(2) 院内救护时应该采取哪些主要措施?

(3) 患者的主要护理要点有哪些?

淹溺（drowning），又称溺水，是人淹没于水或其他液体中，由于液体、污泥、杂草等物堵塞呼吸道和肺泡，或因咽喉、气管发生反射性痉挛，引起窒息和缺氧，肺泡失去通气和换气功能，使机体处于一种极危状态。如果淹溺者被救，淹溺过程则中断，称为非致命性淹溺。如果是因为淹溺而在任何时候导致死亡的，则称为致命性淹溺。根据世界卫生组织（WHO）的统计，全球每年约有37.2万人死于淹溺，意味着每小时有40多人因淹溺而丧失性命。在美国，每年有4000人因淹溺死亡。而据不完全统计，我国每年约有5.7万人因淹溺死亡，在青少年意外伤害致死的事故中，淹溺事故是头号杀手。

一、病因与发病机制

淹溺多见于儿童、青少年和老年人，常见的原因有误落水、意外事故，如遇洪水灾害或不熟悉江河、池塘的水流和地形而误入险区等，偶有投水自尽者。

当人淹没于水中后，本能地出现反射性屏气和挣扎，避免水进入呼吸道，由于缺氧，不能坚持屏气而被迫深呼吸，从而使大量水进入呼吸道和肺泡，阻滞气体交换，引起全身缺氧和二氧化碳潴留，导致严重的高碳酸血症和代谢性酸中毒。

根据浸没的介质不同，淹溺主要分为淡水淹溺和海水淹溺。

1. 淡水淹溺　一般而言，江、河、湖泊、池中的水渗透压较血浆及其他体液渗透压低，属于淡水。浸没淡水后，通过呼吸道和胃肠道进入体内的淡水很快渗入肺部毛细血管内而进入血液循环，造成血容量增多致肺水肿及心力衰竭；并可稀释血液，引起低钠、低氯和低蛋白血症。同时低渗会使红细胞肿胀、破裂，造成红细胞破坏，发生溶血、高钾血症和脏器的组织细胞水肿、功能不全。高血钾可致心律失常，如心室颤动。溶血所致的血红蛋白在肾小管栓塞引起急性肾衰竭。

2. 海水淹溺　海水含钠量是血浆的3倍以上。因此，吸入海水后水分自血管渗入肺泡引起急性肺水肿，并使血液水分减少，而致血液浓缩，导致血容量不足，组织灌注不良。同时海水常并有钙盐、镁盐，高钙血症会导致心动过缓，传导阻滞，甚至心搏骤停，高镁血症则可抑制中枢神经及扩张血管，降低血压。

3. 其他　如不慎跌入化粪池、污水池和化学物储存池时，可附加腐生物和化学物的刺激、中毒作用，引起皮肤和黏膜损伤、肺部感染和全身中毒。

二、病情评估与判断

（一）健康史

应向淹溺者的陪同人员详细了解淹溺发生的时间、地点、水源性质及现场施救情况。

（二）临床表现

缺氧是淹溺者最重要的临床表现，可引起全身缺氧、脑水肿、肺部感染、呼吸停止、心脏停搏。在病情演变中可发生低氧血症、弥散性血管内凝血、急性肾衰竭和多器官功能障碍综合征等。如淹溺于污水池和化学物储存池，还会伴有相应的皮肤黏膜损伤和全身中毒。

1. 症状　非致命性淹溺者可有头痛或视觉障碍、剧烈咳嗽、胸痛、呼吸困难、咳粉红色泡沫痰。溺入海水者口渴感明显，最初数小时可有寒战、发热。

2. 体征　皮肤发绀、颜面肿胀、球结膜充血、口鼻充满泡沫或污泥。常出现精神状态改变，烦躁不安、抽搐、昏睡、昏迷和肌张力增加。呼吸表浅、急促或停止。肺部可闻及干、湿啰音，偶尔有喘鸣音。心律失常、心音微弱或消失。腹部膨隆，四肢冰冷。

（三）辅助检查

1. 血、尿检查 淡水淹溺者血钾升高，血和尿出现游离血红蛋白。海水淹溺者出现短暂性血液浓缩，轻度高钠血症或高氯血症、高钙血症、高镁血症。重者出现弥散性血管内凝血的实验室监测指标异常。

2. 心电图检查 窦性心动过速，严重时出现室性心律失常、完全性心脏传导阻滞。

3. 动脉血气分析 动脉血气分析和 pH 值测定显示低氧血症和酸中毒。

4. X 线检查 肺门阴影扩大和加深，肺间质纹理增深，肺野中有大小不等的絮状渗出或炎性改变，或有两肺弥漫性肺水肿的表现。但约有 20% 的病例胸片无异常发现。

三、救治与护理

（一）现场救护

淹溺所致死亡主要是因为缺氧。快速有效的现场救护、尽快对淹溺者进行通气和供氧是最重要的紧急抢救措施。2015 年欧洲《特殊场合的心肺复苏指南》的淹溺生存链（图 8-1）包括五个关键环节：①预防淹溺；②识别和求救；③提供漂浮救援物；④救离水中；⑤提供医疗救护。前面两个环节涉及淹溺预防和识别，以下主要介绍水中营救和救离后的复苏。

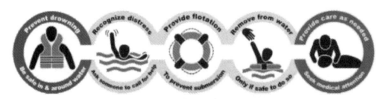

预防淹溺　识别和求救　提供漂浮救援物　救离水中　提供医疗救护

图 8-1　淹溺生存链

1. 水中营救 淹溺时，第一目击者在早期营救和复苏中发挥关键作用。但目击者也常常在尝试营救中受伤或死亡。因此，除非非常必要，否则非专业救生人员尽量不要妄自下水营救。可向淹溺者投递竹竿、救生衣、绳索、漂浮物等，并让其尽量抓住。如果不得不下水营救，应借助于专用的浮力救援设备或船接近淹溺者。施救者下水前应尽快脱去衣裤和鞋子，有条件者应尽可能携带漂浮物下水救人。切忌用手直接去拉淹溺者，否则会被淹溺者拖入水中，造成两个人都丧生的危险。接近淹溺者时一定要小心，最好从淹溺者的背后靠近，不要被其抓住，一手从淹溺者前胸伸至对侧腋下，使其面朝上并救至岸上。

2. 水中复苏 对于呼吸停止者，尽早开始人工呼吸可增加复苏成功率。专业救生人员可在漂浮救援设施的支持下实施水中通气。但不建议非专业救生人员在水中进行人工呼吸。

3. 初期复苏 淹溺者被救助上岸后，及时有效的现场急救对挽救其生命至关重要，即应按照标准基础生命支持顺序进行。

（1）开放气道：立即清理淹溺者口鼻中的泥沙和水草，有义齿者取出义齿；常用的是仰头举颏法，一手手掌放在前额，另一手上提下颌。

（2）心肺复苏：开放气道后应尽快进行人工呼吸和胸外按压。采用"ABC"策略。首先给予 5 次通气（欧洲复苏协会推荐首次给予 5 次人工呼吸，美国心脏协会和国际复苏指南仍为 2 次人工呼吸），每次吹气 1 s 左右，确保能看到胸廓有效地起伏运动。有时由于肺的顺应性降低以及较高的气道阻力，通常需要更长时间的通气。但通气压力越高则可能会造成胃的膨胀，增加反流，并降低心排血量。如果淹溺者对初次通气无反应，接下来应置其于硬平面上开始胸外按压，按压与通气比遵循 30∶2。

4．迅速转运　途中坚持救护。搬运过程中怀疑有颈部损伤者要用颈托给予保护。

（二）医院内救护

1．维持呼吸功能　有自主呼吸的患者，给予高流量吸氧。如果氧疗无效，则考虑早期气管插管，并给予正压通气。

2．维持循环功能　患者心跳恢复后，常有血压不稳定或低血压状态，此时应密切监测有无低血容量，掌握输液的速度和量。

3．防治低体温　低体温症是患者的核心温度下落到 35 ℃ 以下，但是目前尚无充分证据支持低体温的淹溺者需要立即给予复温。国际救生联盟建议体温非常低的淹溺者需要复温，但开始只需复温到 32～34 ℃。

4．纠正低血容量、水与电解质和酸碱平衡　淡水淹溺者应及时使用甘露醇进行脱水，防治脑水肿，适量补充氯化钠溶液、浓缩血浆和白蛋白，但要限制入水量。海水淹溺者由于大量体液渗入肺组织，血容量偏低，须及时补充液体，并注意纠正高钾血症和酸中毒。

5．对症处理　积极防治脑水肿、感染、急性肾衰竭等并发症的发生。据报道，体外膜肺氧合技术（ECMO）对于难治性心搏骤停、难治性低氧血症有一定效果。

知识链接

影响淹溺者预后的因素

　　根据临床研究，如果淹没时间少于 10 min，那么淹溺者预后良好的可能性非常高，而如果淹没时间超过 25 min 则预后极差。此外，年龄、急救系统响应时间、淡水或海水、水温、目击状况等都是影响预后的因素。

（三）护理措施

1．即刻护理措施　①迅速将患者安置于抢救室内，保持呼吸道通畅，给予高流量吸氧，根据情况配合气管插管并做好机械通气的准备；②立即建立静脉通路；③换下湿衣服，注意保暖。

2．输液护理　严格控制淡水淹溺者的输液速度，避免短时间内大量液体输入，加重血液稀释程度。而对海水淹溺者出现血液浓缩症状时应及时遵医嘱输入 5％ 葡萄糖和血浆液体等，切勿输入生理盐水。

3．复温护理　复温的方法分为两种：①体表复温法：以干爽的毛毯包裹全身予以复温。也可用热水浴法，水温从 34 ℃ 开始，5～10 min 后将水温提高到 42 ℃ 左右，待肛温升至 34 ℃，患者呼吸、心跳规则，可停止加温。②中心复温法：低体温严重者,除体表复温法外,还可用中心复温法,如温热林格液灌肠、加温加湿给氧等。需注意的是复温速度不能过快。

4．密切观察病情变化 观察患者的神志,呼吸频率、节律、深浅度,尿液的颜色、量,痰的性质和颜色,依据中心静脉压、动脉血压、尿量判断患者的补液量和血容量情况。

5．心理护理 缓解患者紧张焦虑的情绪,提高治疗的依从性。对自杀淹溺者应充分尊重其隐私权,并帮助其获得家属的关心与支持,引导其正确对待挫折的态度。

6．健康教育 宣传游泳安全知识,游泳前做准备活动避免腓肠肌痉挛,结伴下水活动,学会自救。加强海上作业人员的安全和急救知识教育。

第三节 电 击 伤

案例导入

患者,男性,38岁,1000 V高压交流电烧伤双上肢、腹部、右大腿及腹股沟区,局部创面炭化、肿胀。当时患者腹部及右大腿接触墙壁电流由双手进入,右大腿及腹部流出,伤后患者意识丧失,呼吸、心跳停止,双上臂肿胀较明显,左上肢近手腕处形成环形焦痂。立即送往医院急救。

(1)电击伤患者有哪些临床表现?

(2)电击伤后如何实施现场救护?

(3)院内应采取哪些救护措施?护理要点有哪些?

电击伤(electrical injury)也称触电,是指一定量的电流通过人体造成机体组织损伤和功能障碍,严重的可导致呼吸、心跳停止。电击包括低压电(≤380 V)击、高压电(>1000 V)击和超高压电击(或雷击)三种电击类型。

一、病因与发病机制

引起电击伤的原因主要是缺乏安全用电知识。安装和维修电器时不按规程操作,电线上挂吊衣物。高温、高湿和出汗使皮肤表面电阻降低,容易引起电击伤。意外事故中电线折断落到人体以及雷雨时在大树下躲雨,都可引起电击伤。

人体是一种很好的导电体,触电时即成为电路的一部分,电流通过入口迅速向人体内邻近组织扩散导电,电流可致细胞内外离子平衡失调,并产生电流、电渗、电热等一系列反应,从而导致组织器官的损害。电击对人体的损伤程度与接触电流的种类和强度、触电部位的电阻、电流通过人体的路径、触电持续时间长短以及当时所处的环境气象条件有密切关系。

(一)电流类型

人体对交流电的敏感性为直流电的3～4倍,所以交流电的危害性较直流电大。

当电压较高时,直流电会更危险,因其可导致肌肉强直性收缩,引起心搏骤停,致死率高。

（二）电流

不同强度的交流电,可产生不同的生理效应。一般而言,通过人体的电流越大,对人体造成的损害越严重,危害也越大。

（三）电压高低

人体能够承受的安全电压为 36 V,电压越高,流经人体的电流越大,机体受到的损害也越严重。高电压电流易引起深部灼伤,而低电压则易导致接触肢体被"固定"于电路。220 V 电压可造成心室颤动,1000 V 以上电压可使呼吸中枢麻痹而致死,220～1000 V 电压致死的原因两者兼有。

（四）电阻

在一定电压下,电阻越低,通电的电流越大,造成的损伤也越大。人体不同组织和器官的电阻不同,由大到小依次为骨、皮肤、脂肪、肌肉、血管和神经。皮肤电阻在冬季、干燥时高,出汗、潮湿时降低。电流在体内一般沿电阻小的组织前行,引起损伤。

（五）通电时间

电流对人体的损害程度与接触电源时间的长短有关。通电时间越长,对机体造成的损害也越重。

（六）通电途径

电流通过人体的途径不同,对人体造成的伤害也不同。如果电流通过心脏,就会引起心室颤动,进而中断血液循环,导致死亡。电流通过中枢神经,会引起中枢神经失调而导致死亡。电流通过人的头部会使人立即昏迷,如果电流过大,就会对人的大脑造成伤害,甚至死亡。电流从左手到胸部心脏的流通路径较短,这是最危险的电流途径。从一只手到另一只手或从手到脚也是很危险的电流途径。从一只脚到另一只脚的电流途径虽然危险性较小,但可能因痉挛而摔倒,导致电流通过全身造成二次触电事故。

二、病情评估与判断

（一）健康史

评估是否有直接或间接接触带电物体的病史。

（二）临床表现

1. 全身表现　当人体接触电流时,轻者立刻出现惊慌、呆滞、面色苍白,接触部位肌肉收缩,且有头晕、心动过速和全身乏力;重者出现昏迷、持续抽搐、心室纤维颤动、心搏和呼吸停止。有些患者触电后,心搏和呼吸极其微弱,甚至暂时停止,处于"假死状态",心电图可呈心室颤动状态,经积极治疗,一般可恢复。但心搏、呼吸骤停者,如不及时进行心肺复苏则会死亡。心室颤动是低电压电击后常见的表现,也是患者致死的原因。

2. 局部表现　高压电电击伤的特点:烧伤面积不大,但可深达肌肉和骨骼,引起坏死,甚至使皮肤炭化、骨骼断裂,有"口小底大,外浅内深"的特征;有一处进口和多处出口；电流可造成血管壁变性、坏死、血管栓塞，从而引起继发性出血或组织坏死。

低压电电击伤的特点：伤口较小，呈椭圆形或圆形，为焦黄色或褐色干燥灼伤，偶见水疱，与正常皮肤界限清楚，一般不损伤内脏，可出现与触电部位无关的大面积烧伤。

3. 并发症 电击伤后出现的并发症较多，大量组织的损伤和溶血可引起高钾血症；肌肉强烈收缩和抽搐可使四肢关节脱位和骨折；神经系统后遗症有失明、耳聋、周围神经病变、上升性或横断性脊髓病变和侧索硬化症，亦可发生肢体单瘫或偏瘫；肢体灼伤引起远端供血不足和发生组织坏死。少数受高压电损伤患者可发生胃肠道功能紊乱、肠穿孔、胆囊局部坏死、肝脏损害伴有凝血功能障碍、白内障和性格改变。

（三）辅助检查

早期可出现肌酸磷酸激酶及其同工酶、乳酸脱氢酶、丙氨酸转氨酶的活性不同程度升高；尿液检查可见血红蛋白尿和肌红蛋白尿；心电图可出现传导阻滞或房性、室性期前收缩等心律失常。

三、救治与护理

救护原则为迅速脱离电源，如患者昏迷，立即实施有效的心肺复苏术。

（一）现场救护

1. 迅速脱离电源 根据触电现场情况，施救者在保证自身安全的情况下，采用最安全、最迅速的办法帮助患者脱离电源。可通过拔除电源插头或拉下电源闸刀切断电源；应用绝缘物或干燥的木棍将电线挑开；或用干燥绝缘的木柄刀、斧头、锄头等工具将电线斩断，中断电流，并妥善处理残端。

2. 防止感染 保护好烧伤的创面，包扎伤口，用无菌巾覆盖创面，防止再污染。

3. 轻型触电者 应就地观察1～2 h，给予心理护理。

4. 重型触电者 对心搏、呼吸骤停的患者进行现场心肺复苏，如抢救效果不明显且时间较长时，应在转送的同时行心肺复苏及监护。

5. 转运 因触电后弹离电源或自高空跌下，常伴有颅脑伤、气胸、内脏破裂、四肢与骨盆骨折等，应注意患者有无其他合并伤存在。搬运患者过程中应注意有无头颈损伤和其他严重创伤，颈部损伤者要给予颈托保护，可疑脊柱骨折者应注意保护脊柱，使用硬板搬运。

（二）医院内救护

1. 维持有效呼吸 呼吸停止者应立即进行气管插管，给予呼吸机辅助呼吸。

2. 纠正心律失常 电击伤常引起心肌损害和心律失常。最严重的心律失常是心室颤动，心室颤动者应及时除颤。

3. 补液 对于严重电烧伤的患者，准确评估烧伤的面积，执行输液计划，并根据尿量调整输液速度和输液量。

4. 创面处理 积极清除创面的坏死组织，清创时应注意切开减张，包括筋膜切开减压；生命体征平稳后进行皮瓣移植修复。由于深部组织有损伤和坏死，注意预防厌氧菌感染，伤口需要开放治疗。

5. 其他对症处理 积极抗休克，预防感染，纠正水和电解质紊乱，防治脑水肿。

（三）护理措施

1. 即刻护理措施　心搏、呼吸停止者按心肺复苏指南的流程进行复苏，应尽早尽快建立人工气道和进行机械通气，充分供氧，配合医生进行抢救。

2. 用药护理　预防性给予抗生素，局部损伤广泛者，预防性使用破伤风抗毒素。

3. 严密观察病情变化　持续监测心率、血压、呼吸、血氧饱和度，密切注意患者的意识和末梢循环、尿量以及伤口创面的渗出情况，对合并脑外伤躁动的患者加强意识、瞳孔的观察。

4. 心理护理　由于事故突发，患者的精神和肉体都受到了巨大的创伤，所以护士应该与患者耐心沟通，使患者增强信心，积极接受治疗和护理。

5. 健康教育　最重要的是普及用电知识和重视安全用电教育。

（1）若遇到有人触电，应立即切断电源，不能直接用手去拉，要用干燥的木棍或其他绝缘物使人脱离带电体。

（2）生活中注意用电安全，遇雷雨时应关闭电扇、电视机等电器电源，不使用电话，不在树底下避雨，远离高压电线杆，不靠近铁栏杆、金属门窗等易受雷击的地方。不要用手触摸电器，不用湿布擦拭电器。电器设备线路经常进行检查，绝缘老化、损坏的要及时更换。

（3）家长要教导儿童预防触电的安全知识。

知识链接

室外避雷防险基本原则

（1）不宜躲在大树底下避雨，必须保持与树身和枝叶两倍树高的"安全距离"，并采取身体下蹲、向前弯曲的姿势。

（2）不宜在旷野高举雨伞等有金属的物体。

（3）不宜继续进行带金属的设备（如铁栏杆、铁门、变压器等）和通信、通电线路的安装工作。

（4）不宜在水面或水陆交界处、高空和空旷的田野作业，必须迅速离开水中（包括小船、水田）。

（5）不宜进行户外活动，也不要在户外旷野上奔跑或在屋顶、山顶、山脊上停留。

（6）不宜使用包括移动电话在内的各种户外电话。

第四节　气管异物损害患者的急救护理

 案例导入

　　患儿，男性，10月龄，既往体健，中午家长喂牛奶、小馒头及三瓣橘子后，突然出现呛咳、呃逆，继而出现口唇发绀、呻吟、呼吸困难、全身发凉、呼

 Note

之不应。家中未行特殊处理，急送当地医院，积极抢救无效死亡。

(1) 患儿发生了什么情况？现场应该采取哪些急救措施？

(2) 现实生活中应该如何避免此类事故的发生？

气管异物通常是指气管或支气管内进入外来物。气管是呼吸的通道，假如异物较大堵住气管，患者可在几分钟内因窒息而死亡，儿童常见。异物沉积最常见的部位是右下叶支气管，其次为左下叶支气管。在我国，气管异物损害占 0～14 岁儿童意外伤害的 7.9%～18.1%，约 80% 的患儿好发年龄在 1～3 岁。

异物的种类：根据异物的来源可分为内源性异物和外源性异物。内源性异物有伪膜、血块、痰痂、结石、干酪样坏死组织、肉芽、支气管塑形等；外源性异物占绝大多数。异物根据性质可分为植物性异物和动物性异物。植物性异物最常见，约占 92%，以可食性异物为主，如花生米、瓜子和豆类等坚果类；动物性异物约占 3%，其中骨头、肉类较常见；其他异物如弹簧、金属丝、硬币、纸片、口哨、发卡、小球等异物亦可出现。

一、病因病理

（一）病因

1. 儿童喜将小物置口中戏弄　每遇啼哭、欢笑、惊吓时突然吸气，将异物吸入呼吸道。

2. 异物本身光滑　如果冻、汤圆、瓜子、花生米、豆类等均易吸入呼吸道。

3. 工作时的不良习惯　如制鞋工人将针、鞋钉、纽扣等衔于齿间，一不小心或突然说话即将异物吸入。

4. 老年人及患某些疾病的患者　老年人及患某些疾病的患者（如脑血管疾病等）的生理调节机能减退，在进食及喝水时容易发生呼吸道异物；此外，在呕吐、麻醉、中毒或患有神经系统疾病，以致咽喉反射受到抑制时也可发生；口腔或上呼吸道手术时，器械折断，拔牙或治疗针头脱落。

5. 生活中的不良习惯　如边进食边说笑嬉戏、用口接抛出的食物等。

（二）病理生理

病理反应取决于异物在气道所处的位置、阻塞程度、异物种类、异物存留时间等因素。异物的类型不同所致的病理反应不同，植物性异物刺激性强，早期全身症状重，局部炎性反应渗出明显；尖锐异物可导致出血、肺气肿或气胸；化学腐蚀性异物容易导致气管食管瘘及全身中毒症状等。异物存留时间长可引起肉芽增生、肺炎、肺不张、呼吸窘迫、心力衰竭等。

二、病情评估与判断

（一）健康史

重点询问患者或家属异物吸入史。

（二）临床表现

气道梗阻分为不完全梗阻和完全梗阻。

1．气道不完全梗阻　患者可保持清醒，咳嗽（或咳嗽无力、无效咳嗽）、吸气时有高调的喘鸣音，可出现三凹征，剧烈呛咳，明显的呼吸窘迫，表情痛苦，不时搔抓喉部（呼吸窘迫手法），皮肤黏膜发绀甚至青紫。

2．气道完全梗阻　患者不能说话、不能呼吸、不能咳嗽，皮肤黏膜青紫，意识丧失。

（三）辅助检查

1．胸部透视　胸部透视可动态观察肺部情况。X线透视下可观察到纵隔摆动和心影反常大小，如右支气管异物可以出现吸气时纵隔右摆表现。

2．胸部 X 线片　胸部 X 线片可将异物分为不透 X 线和透 X 线两大类。直接征象：不透 X 线的异物本身显影，多见于金属、鱼刺、骨块等异物。间接征象：透 X 线的异物可通过间接征象来确定，如阻塞性肺气肿、肺不张、肺部片状影等。

3．胸部 CT　很多吸入的有机物在 X 线透视下不能显影，因而延误诊断。因此，对于可疑异物吸入者，胸部 CT 是必要的检查。

4．纤维支气管镜　若 CT 检查仍不能排除支气管异物，则需要行纤维支气管镜直接检视气道以明确诊断，同时可以尝试取出异物。

（四）病情判断

根据健康史和临床表现可判断患者是否发生气管异物损害，辅以必要的体格检查和影像学检查确诊。但应注意与呼吸道感染性疾病、喘息性疾病、呼吸道占位性病变，以及喉部、气管及支气管结构性畸形等疾病相鉴别。

三、救治与护理

（一）现场救护

遇到气管异物梗阻的患者，如神志清楚，应立即询问患者："气管被东西卡住了吗？"如患者点头确认，施救者不能干预患者主动排出异物，应鼓励患者继续咳嗽和呼吸，并守在患者身旁监护；如果患者咳嗽无力或不能说话，甚至神志丧失，必须立即现场急救，并尽快呼救。

1．海姆立克法（Heimlich 法）　此法又称为腹部冲击法，是解除成人和 1～8 岁的儿童气管异物梗阻的主要方法。它的作用机制是通过抬高膈肌，驱动肺内气体排出而形成人工咳嗽，最终使梗阻在气管的异物随气流排出。本法适用于异物梗阻者。操作时注意力度，可反复 5～10 次。每次冲击必须单独、有力地给予。此手法有引起内脏器官损伤的可能性，如可导致胸腔、腹腔内脏器的破裂或撕裂。还可能会引起胃内容物反流和误吸。为减少上述并发症发生的可能性，施救者应采取正确的手法，避免将手放于剑突或肋弓上。正确位置为脐与剑突连线的中点。

施救者站于患者身后，双手穿过其腰部，按以下方法操作：一只手握拳；握拳手拇指侧朝向患者腹部，取脐与剑突连线的中点；另一只手抓住握拳手，使用快速向上向内的力量冲击患者腹部；每一次冲击应单独、有力地进行，以使异物能排出（图 8-2）。

2．自我腹部冲击法　此为患者自救的方法，患者一只手握拳，用拳头拇指顶住腹部，另一只手紧握该拳，快速、用力向内、向上冲击腹部。如不成功，应该弯下腰去，靠在一固定的水平物体上，如桌子、栏杆、椅背，以物体边缘压迫上腹部，快速向上冲击，重复之，直到异物排出（图 8-3）。

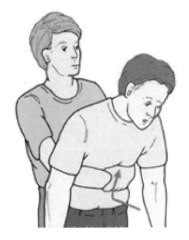

图 8-2　海姆立克法

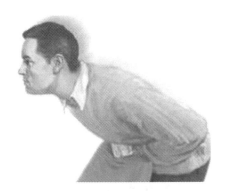

图 8-3　自我腹部冲击法

3. 拍背法　适用于 1 岁以下有意识的婴儿。施救者取坐位,前臂放于大腿上,将患儿俯卧于前臂,一只手手指张开托住患儿下颌并固定头部,注意头低于躯体,另一只手的掌根部在患儿背部肩胛区叩击 4～6 次,但需注意保护婴儿的颈部。小心将婴儿翻转过来,使其仰卧于一只手的前臂上,并将前臂置于大腿上,仍然保持头低位,将另一只手的示指和中指放在患儿剑突下和脐上的腹部,向上冲击 4～6 次,如能看到患儿口中异物,可小心将其取出;不能看到异物,可重复上述动作,直至异物排出(图 8-4)。

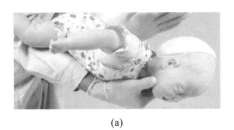

(a)　　　　　　　　　　　　　　　　(b)

图 8-4　拍背法

4. 意识丧失者的施救方法　对于意识丧失者,施救者应立即实施心肺复苏术,如通气时患者胸廓无起伏,重新摆放患者头的位置,充分开放气道,再次尝试通气。每次进行通气时,注意观察喉咙后面是否有异物存在,如果发现容易移除的异物,小心取出;如果异物清除困难,通气仍未见胸廓起伏,应考虑进一步开通气道的方法(如环甲膜穿刺等)。

5. 转运　如为儿童,一旦发生异物吸入则应迅速将患儿送至有条件取气管异物的医院。途中注意尽量减少各种刺激。

知识链接

　　幼儿气管异物自然咳出的机会较小,只有在医院手术室的条件下,用喉镜或气管镜才能取出异物,所以,家长应充分认识其危害性。一旦幼儿发生气管异物损害,家长不能存有任何侥幸心理,应争分夺秒送幼儿到医院治疗,万万不可延误时间,以免危及生命安全。

（二）医院内救护

应立即给予镇静、吸氧、心电监护（必要时行气管插管辅助机械通气），开放静脉通路，行急诊硬质气管镜手术，或纤维支气管镜手术治疗。

（三）护理措施

（1）开放静脉通路，密切观察呼吸变化，给予吸氧并进行血氧饱和度监测。

（2）协助完善辅助检查后立即护送至耳鼻喉科进行进一步的专科治疗。

（四）健康教育

1. 饮食注意　教育儿童不要养成口内含物的习惯；当口含食物时，不要引逗儿童哭笑；发生呕吐时，应把头偏向一侧，避免误吸；咽部有异物时设法诱导其吐出，不可用手指挖取；不足 3 岁的儿童应尽量少吃干果、豆类、鱼、辣椒等食物。要改掉边走边玩边进食的不良习惯，以免跌倒后不慎将口中食物吸入呼吸道。对于老年人及患某些疾病的患者，特别是脑血管疾病患者，饮水及进食时应特别注意，最好采取坐位或半卧位，切忌着急喂食，避免大口进食及饮水。

2. 家庭物品的安全摆放　小件物品应放在儿童拿不到的地方，幼儿需在监护下玩耍。发现儿童口中含有东西时要及时设法取出。但切不可强行夺取，以免哭闹后吸入。

3. 工作习惯　成年人应改掉工作时把针、钉等物咬在嘴里的习惯，以防发生意外。对于昏迷或全麻后未清醒的患者，要细心护理。预先取下义齿，呕吐时，头应转向一侧，以免呕吐物误吸。

（李磊）

直通护考

选择题

1. 下列哪项不是中暑的常见诱因？（　　）

A. 年老、疲劳　　B. 体弱　　　　C. 营养不良　　　D. 糖尿病　　　　E. 骨质疏松

2. 中暑时最易发生痉挛的肌肉是（　　）。

A. 腹直肌　　　　B. 腓肠肌　　　C. 胸大肌　　　　D. 咀嚼肌　　　　E. 咬肌

3. 中暑降温通常是在最短时间内将直肠温度将至（　　）℃左右。

A. 32　　　　　　B. 35　　　　　C. 37　　　　　　D. 38　　　　　　E. 39

4. 关于淡水淹溺的描述，不正确的是（　　）。

A. 可稀释血液，引起低钠、低氯和低蛋白血症　　　B. 可引起高钾血症

C. 心室颤动多发　　　　　　　　　　　　　　　　D. 很少发生红细胞损伤

E. 可引起急性肺水肿、急性脑水肿

5. 溺水进行现场急救时（　　）。

A. 首要措施是进行 CPR

B. 首要措施是电除颤

C. 首要措施是清除呼吸道内分泌物，保持呼吸道通畅

D. 给予 5% 葡萄糖静脉滴注

答案与解析

E. 以上都不对

6. 下列关于电击伤的说法错误的是（　　　）。

A. 交流电电击伤危害性较直流电电击伤危害大

B. 通电时间越长,机体造成的损害也越重

C. 50～60 Hz 低压交流电最易产生致命性的心室颤动

D. 雷击伤可造成鼓膜穿孔,视网膜剥离

E. 高压电电流易使接触肢体"固定"于电路

7. 电击伤患者正确的现场急救措施是（　　　）。

A. 立即使患者脱离电源

B. 如果患者仍抓着电线应立即推开

C. 及时抢救心搏、呼吸骤停的患者

D. 用水泼灭大火

E. 及时送医院抢救

8. 电击对人体造成的伤害程度与哪项因素无关？（　　　）

A. 电流大小　　　　　　　　　　　　　　　　B. 电流频率

C. 能量蓄积量　　　　　　　　　　　　　　　D. 通电时间

E. 电流途径

9. 患者,女性,50 岁,某日在烈日下劳动 4 h 后感到头晕乏力,随后昏倒在地,神志不清,急送医院,头颅 CT 检查未见异常。查体:T 41 ℃,HR 135 次/分,律齐,BP 90/60 mmHg,深昏迷,双下肢阵发性抽搐,大小便失禁。该患者属于中暑中的哪一种类型？（　　　）

A. 热射病　　　B. 热痉挛　　　C. 热衰竭　　　D. 先兆中暑　　　E. 轻症中暑

10. 患者,女性,60 岁,诊断为热射病,患者神志不清,处于昏迷状态。遵医嘱给予降温处理,以下哪项护理措施是错误的？（　　　）

A. 应密切监测肛温,每 15～30 min 测量一次

B. 安置在 22 ℃空调房

C. 大血管走行处放置冰袋

D. 在最短时间内将肛温降至 35 ℃

E. 遵医嘱给予氯丙嗪 25 mg 稀释于 4 ℃葡萄糖盐水静脉滴注

11. 患者,男性,70 岁,在烈日下行走,1 h 后出现头晕、胸闷、恶心,体格检查:意识清楚,肛温 38.5 ℃,呼吸急促,脉搏缓慢有力。以下哪项处理是错误的？（　　　）

A. 保持呼吸道通畅

B. 置于 22 ℃的空调房间

C. 4 ℃冰水浴

D. 头部降温

E. 吸氧

12. 患者,男性,45 岁,特殊工种。夏天在高温下工作数日,近日出现全身乏力、多汗,继而体温升高,有时可达 40 ℃,出现皮肤干热、无汗、谵妄和抽搐,脉搏加快,血压下降,呼吸浅快等表现,考虑可能是热射病（中暑高热）,热射病的三联征是指（　　　）。

A. 高热,无汗,意识障碍　　　　　　　　　　　B. 高热,烦躁,嗜睡

C. 高热,灼热,无汗　　　　　　　　　　　　　D. 高热,疲乏,眩晕

E.高热,多汗,心动过速

(13~15 题共用题干)

患者,女性,18 岁,不慎落入海里,10 min 后被他人救起,8 min 后"120"医护人员赶到现场,发现患者烦躁不安、抽搐、皮肤发绀、颜面肿胀,球结膜充血,口鼻充满泡沫、淤泥,双肺可闻及干、湿啰音。

13. 判断患者处于哪种情况?(　　　)

A.淹溺　　　　　B.脑血管意外　C.脑水肿　　　　D.气胸　　　　E.癫痫

14. 以下哪项病理变化不符合该患者的情况?(　　　)

A.血液稀释　　　　　　　　B.高钙血症　　　　　　　　C.高镁血症

D.高钠血症　　　　　　　　E.急性肺水肿

15. 针对该患者的护理措施,以下哪项不正确?(　　　)

A.碱化血液

B.畅通呼吸道

C.脑复苏

D.快速补充生理盐水或平衡液以稀释血液

E.给予低流量吸氧

第九章 常用救护技术

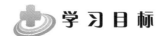
1. 掌握:球囊-面罩通气技术、心电监护、外伤止血、包扎、固定、搬运的操作方法、注意事项和护理要点。
2. 熟悉:气管插管术、气管切开术的操作方法、注意事项和护理要点。
3. 了解:口咽通气管置入术、环甲膜穿刺术的适应证、禁忌证及注意事项。
4. 具有现场救护能力、团队协作能力和爱伤观念。

第一节 人工气道的建立

人工气道(artificial airway)是指为保证气道通畅,在生理气道与空气或其他气源之间建立的有效连接。气道梗阻和缺氧是危重患者死亡的主要原因之一。因此,及时建立人工气道,保持呼吸道通畅,是抢救急诊患者的基本条件,是基本生命支持的重要措施。

一、口咽通气管置入术

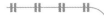

口咽通气管置
入术

口咽通气管置入术是将口咽通气管插入咽喉部使气道畅通的一种简便方法。

(一) 适应证

(1) 咳嗽或咽反射丧失的无意识患者。

(2) 舌后坠及上呼吸道肌肉松弛引起气道梗阻者。

(3) 手法开放气道无效者。

(4) 气管插管时代替牙垫。

(5) 癫痫发作抽搐时保护舌及牙齿。

(二) 禁忌证

口咽通气管不能应用于有意识或有部分意识的患者,因为可能会引起恶心呕吐甚至喉痉挛。

(1) 喉头水肿患者。

(2) 气管内有异物者。

(3) 咽部有占位性病变者。

(4) 频繁呕吐者。

166

（三）用物准备

口咽通气管、压舌板、手电筒、吸引器、胶布、手消毒液、护理记录单等。

（四）操作方法

（1）选择合适的口咽通气管（成人一般用 8～11 号），长度为门齿至耳垂。患者取仰卧位，头向后仰，清除口腔和咽部的分泌物，保持呼吸道通畅。

（2）右手持口咽通气管，使口咽通气管的凹面面向患者头部插入口腔，直至接近舌根时，将口咽通气管旋转 180°，向下推送口咽通气管远端至会厌上方。将手掌放于口咽通气管外口，感觉有气流呼出，即插入成功。

（五）注意事项及护理要点

（1）选择的口咽通气管不宜过长，避免通气管抵达会厌引起完全性梗阻。

（2）置入口咽通气管后立即检查自主呼吸，若自主呼吸不存在，应使用适当装置进行辅助通气。

（3）加强口腔护理，保持口腔清洁，及时清除口腔内的分泌物。

（4）口咽通气置入术是非确定性的紧急人工气道通气术，不能完全代替气管插管或气管切开。若口咽通气管放置失败或无效，应选择气管插管或气管切开。

二、气管插管术

气管插管术是指将一特制的导管经口或经鼻通过声门直接插入气管内的技术，是急救工作中的常用技术。其目的是清除呼吸道的分泌物，保持气道通畅，减小气道阻力，保证有效通气，为吸氧、加压人工呼吸、气管内给药等提供条件。

气管插管术根据插管途径可分为经口插管和经鼻插管；根据插管时是否用喉镜显露声门，分为明视插管和盲探插管。经口明视插管术是临床应用较广泛的一种气管插管方法。

气管插管（从口入路）如图 9-1 所示。

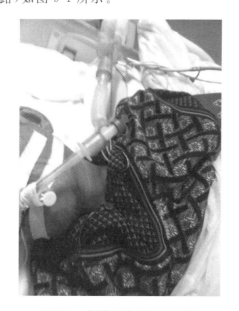

图 9-1　气管插管（从口入路）

（一）适应证

（1）呼吸功能不全或呼吸困难综合征。

（2）心肺脑复苏者。

（3）呼吸道分泌物不能自行咳出，需行气管内吸痰者。

（4）各种全身麻醉或静脉复合麻醉手术者。

（二）禁忌证

（1）喉头水肿、急性喉炎、喉头黏膜下血肿、插管创伤可致严重出血者。

（2）喉部烧灼伤、肿瘤或异物存留者。

（3）动脉瘤压迫气管者。

（4）下呼吸道分泌物淤集所致呼吸困难者。

（5）颈椎骨折或脱位者。

（三）用物准备

（1）气管插管、喉镜、气管导管、管芯、牙垫、喷雾器（内装 1‰丁卡因）、5 mL 注射器、开口器、听诊器、医用胶布、简易呼吸器、吸引器、吸痰管等。

喉镜

（2）喉镜镜片有直、弯两种型号，分成人、儿童、幼儿三种规格。成人常用弯型，使用前应检查镜片与镜体是否松动，光源是否明亮。

（3）术前检查喉镜是否明亮、套囊是否漏气。气管导管选择要合适。成人常用带气囊的硅胶管，婴幼儿常用无气囊导管。导管内径 2.5～11.0 mm，相邻两号之间内径相差 0.5 mm。选择导管内径时依据患者的身高、性别、体重等因素而定，成年男性通常用内径为 8.0～9.0 mm 的导管，成年女性通常用内径为 7.5～8.5 mm 的导管，2～12 岁儿童可利用公式初步估计：导管内径（mm）＝4＋（岁数/4）。

（四）操作方法

经口明视插管术在临床上最常用，借助喉镜在直视下暴露声门后，将导管经口腔插入气管内。经口明视插管术具体操作步骤如下。

（1）体位：患者取仰卧位，头后仰，清除口腔内分泌物，取出义齿。双手将下颌向前、向上托起，使口、咽和气管基本保持在一条直线上；如声门部暴露不理想，可在患者肩背部或颈部垫一小枕，使头尽量后仰。

（2）置入喉镜：用仰头抬颏法充分打开气道，左手持喉镜柄将喉镜片由右口角放入口腔，向左推开舌体后居中。

（3）显露声门：缓慢沿中线向前推进，暴露患者的悬雍垂，将镜片置于会厌与舌根交界处，左手上提，挑起会厌，声门即可显露。

（4）插入气管导管：右手以握毛笔状持气管导管中上段，由右口角进入口腔，将气管导管前端沿喉镜气管槽插入口腔，对准声门，旋转导管进入气管内。当导管插过声门 1 cm 左右，请助手拔除导管芯，将导管继续回旋深入气管，成人 4 cm，小儿 2 cm 左右，导管尖端至门齿的距离成年女性约 22 cm、成年男性约 24 cm、小儿约［（12＋年龄）＋2］cm。

（5）确认导管位置：确认导管是否进入气管内。确认方法：①挤压胸部时，导管口有气流；②吸气时管壁清亮，呼气时管壁可见明显的"白雾"样变化；③导管气囊注气后，人工通气时，可见双侧胸廓对称起伏，并可听到清晰的肺泡呼吸音。

（6）固定导管：放置牙垫，取出喉镜，用胶布固定导管和牙垫于面颊。

（7）记录：记录气管导管距门齿的刻度、双肺呼吸音听诊情况及患者病情变化。

（五）注意事项

（1）插管动作要轻柔、迅速，减少由操作不当引起的并发症。避免缺氧时间过长，30 s 内插管未成功应给予 100% 氧气吸入后再重新尝试。

（2）导管插入深度适当，太浅容易脱出，太深易插入右主支气管，导致单侧肺通气，影响通气效果。适宜的深度：自门齿起计算，男性 22～24 cm，女性 20～24 cm。每日更换固定带，监测导管深度，判断是否发生移位。

（3）导管插入后应立即检查两肺呼吸音是否对称，防止肺不张出现。妥善固定气管导管，避免导管随呼吸运动上下滑动和意外拔管。导管太长时气道阻力增加，也不利于充分清除气道深部的分泌物，可适当剪短口外留置的导管长度。

（4）导管留置时间不宜过长，导管留置时间超过 72 h 病情仍不见改善者，可考虑做气管切开术，以免引起喉头水肿或损伤。

（5）导管气囊管理：①用注射器向气管导管前端的套囊注入适量空气，一般注入 3～5 mL 以封闭气道。若充气过多或时间过长，可压迫气管黏膜导致缺血、坏死。②气囊充气要适当，以气囊恰好封闭气道不漏气为准。注气时采用最小漏气技术或最小容量闭合技术，将听诊器放在颈前气管处听漏气声，刚好听不到漏气声时说明气囊充气恰好封闭气道。

（六）护理要点

（1）评估患者意识状况，如患者清醒、嗜睡或浅昏迷，咽喉反应灵敏时，应行咽喉部表面麻醉，然后插管；呼吸困难严重者，插管前应先高浓度吸氧 1 min，改善缺氧和二氧化碳潴留状态。

（2）适时吸痰，保持气道通畅，注意湿化吸入气体，防止分泌物稠厚结痂堵塞气道。

三、气管切开置管术

气管切开置管术是切开颈段气管前壁，插入气管套管，建立新的呼吸通道的技术。其目的是保证有效的通气，也便于加压给氧、吸痰、气管内给药等。气管切开置管术分经皮穿刺气管切开置管术和常规气管切开置管术。常规气管切开置管术是比较复杂、费时的外科操作，在时间紧迫的情况下不宜使用。经皮穿刺气管切开置管术具有简便、快捷、安全、微创的特点，已部分取代常规气管切开术。

气管切开置管接呼吸机如图 9-2 所示。

（一）适应证

（1）喉阻塞严重，症状不能迅速解除者。

（2）需要长时间应用呼吸机辅助呼吸者。

（3）预防性气管切开者。如鼻咽部大手术、破伤风喉痉挛等。

（二）禁忌证

（1）严重出血性疾病者。

（2）下呼吸道占位所致呼吸困难者。

（三）用物准备

（1）气管切开包 1 个（内有治疗盘 1 个、注射器 1 支、7 号针头 2 个、刀柄 2 把、尖

经气管切开患者的护理

经气管切开吸痰

Note

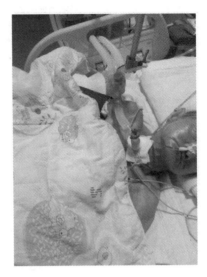

图 9-2　气管切开置管接呼吸机

刀片和圆刀片各 1 片、气管钩 2 把、气管撑开钳 1 把、有齿镊子 2 把、无齿镊子 1 把、止血钳 4 把、尖及弯头手术剪各 1 把、拉钩 4 个、持针钳 1 把、三角缝针 2 个、洞巾 1 块、治疗巾 4 块、缝合线及无菌纱布若干），气管套管（根据患者年龄、体形、病情选择套管种类和型号）等。

（2）气管套管有合金制成的，也有一次性使用的塑料制品。合金套管由外套管、内套管和管芯三部分组成，套管弯度与 1/4 圆周的弧度相同，套管内外配合良好，插入拔出灵活。目前多采用一次性气管套管。

（3）其他物品：无菌手套、皮肤消毒用品、生理盐水、局部麻醉药物（2%利多卡因或普鲁卡因）、吸引器和吸痰管、供氧设备、吸氧管、照明灯及抢救药品，必要时备电刀止血。

（四）操作方法

1. 经皮穿刺气管切开置管术

（1）体位：患者取仰卧位，肩部垫高，头后仰并固定于正中位，使下颌、喉结、胸骨切迹在同一直线上，气管充分暴露。

（2）定位：第 2~3 或第 3~4 气管环之间的正前方。

（3）切开：插管前吸纯氧，充分吸痰，并监测血氧饱和度、心电图和血压。皮肤消毒、铺巾。在皮肤上做一约 1.5 cm 的横行或纵行切口，钝性分离皮下组织。

（4）确认气管：注射器接穿刺套管针并抽吸生理盐水或 2%利多卡因 5 mL，沿中线穿刺，回抽见气泡，确认进入气管内。

（5）送入导丝：拔出针芯，送入穿刺套管。沿套管送入导丝，导丝进入 10 cm，抽出套管。

（6）扩张气管前壁：先用扩张器再用扩张钳顺导丝分别扩张气管前组织及气管前壁。气管前壁扩张后会有气体从皮肤切口溢出。

（7）置入气管套管：沿导丝将气管套管送入气管，拔出管芯和导丝，吸引管插入气管套管，证实气道通畅后，将气囊充气。

（8）固定：固定气管套管，包扎伤口，处理用物。

Note

2．常规气管切开置管术

（1）体位：患者取仰卧位，肩部垫高，头后仰，以便气管向前突出，暴露手术野。

（2）定位：第 2～3 或第 3～4 气管环之间的正前方。

（3）切开：皮肤消毒、铺巾。气管切开多采用纵行切口。沿颈前正中线做一 3～5 cm 长的切口，逐层暴露气管。切开第 2～3 或第 3～4 气管软骨环，撑开气管切口，吸出气管内分泌物及血液。

（4）置入气管套管：插入大小合适的气管套管，取出管芯，放入内套管。

（5）固定：气管套管插入后，将系带系于颈部，松紧适度，以插入一指为宜，避免脱出。

（6）术后处理：用无菌纱布垫入伤口和套管之间，再用一块单层无菌湿纱布盖在气管套管口外。

（五）注意事项

（1）术前不应过量使用镇静剂，以免加重呼吸抑制。

（2）皮肤切口要保持在前正中线上，防止损伤颈部两侧大血管引起出血。严禁切断第 1 气管软骨环和甲状软骨，以免引起喉腔狭窄。

（3）根据患者的年龄、性别选择合适的气管套管（小儿 0～3 号，成人 4～6 号），如需呼吸机辅助呼吸或有误吸可能者，应准备带气囊的气管套管。

（4）患者全身情况改善，如痰液减少、意识好转或能自行咳嗽等，即可考虑拔管。拔管前先试行堵管，即先半堵，后全堵各 24 h，若患者呼吸正常、排痰功能良好，即可拔管。拔管 24 h 内应严密观察呼吸情况，若发现呼吸异常或痰液增多时，应重新插管。拔管后，注意消毒伤口周围皮肤，通常 2～3 日后即可愈合。

（六）护理要点

（1）经常检查气管套管是否松紧适宜，一般松紧以能容纳一指为宜，气管套管太松容易脱出，太紧影响局部血液循环。

（2）保持气管套管通畅。内外套管保持清洁，根据分泌物多少和黏稠度，每隔 1～4 h 将内套管更换、清洗、消毒一次。从拔出内套管到重新放回，每次间隔时间不可超过 30 min，否则外套管管腔容易因分泌物干稠结痂而堵塞。

（3）保持呼吸道湿润通畅。不用机械通气者，用生理盐水湿纱布覆盖气管套管，每 2～4 h 向呼吸道内滴入湿化液。痰液黏稠不宜咳出时，行雾化吸入。

（4）室内温度保持在 18～22 ℃，相对湿度 60% 以上，如患者突然出现呼吸困难、发绀、烦躁不安时，应立即检查气道有无堵塞，并及时报告医生，配合处理。

（5）防止伤口感染。由于痰液污染，术后伤口易感染，故至少每日换药一次，遵医嘱使用抗生素。

（6）对小儿、不合作或意识障碍的患者应约束肢体，防止自行拔管造成窒息、大出血等意外情况发生。

（7）置管期间，密切观察患者有无皮下气肿、出血、脱管、肺部感染等并发症的发生，如有异常情况，应立即通知医生，及时处理。

（8）患者床旁应备有吸引器、氧气、气管切开包、气管套管、照明灯等抢救物品，以备急用。给氧时不可将导管直接插入内套管内，应该用面罩法给氧。

四、环甲膜穿刺术

环甲膜穿刺术是在确切的气道建立之前，迅速提供临时路径进行有效气体交换的一项急救技术。其目的是通过穿刺环甲膜，建立起一个临时的新的呼吸通道，以紧急缓解患者窒息、缺氧、呼吸窘迫等状况，为气管切开置管术赢得时间。

环甲膜穿刺术

（一）适应证

（1）急性上呼吸道严重梗阻，来不及实施气管切开者。如婴幼儿气道异物梗阻，实施海姆立克法未能成功，患者出现窒息表现时，应立即进行环甲膜穿刺。

（2）气管内给药、给氧者。

（3）牙关紧闭，经鼻气管插管失败者。

（二）禁忌证

（1）明确呼吸道梗阻发生在环甲膜水平以下者。

（2）有严重出血倾向者慎用。

（三）用物准备

环甲膜穿刺针或 16 号注射针头、注射器、"T"形连接管、供氧装置、氧气。

（四）操作方法

（1）体位：患者取去枕仰卧位，肩部垫一小枕，头尽量后仰。

（2）定位：在甲状软骨和环状软骨之间可触及一凹陷，即环甲膜，与呼吸道相通，为穿刺部位。

（3）穿刺：局部消毒、麻醉。用左手示指和拇指固定环甲膜两侧，右手持环甲膜穿刺针（或 16 号粗针头）从环甲膜处垂直刺入，针头刺入气道时会有落空感，回抽注射器有空气抽出，患者可出现咳嗽反射。

（4）供氧：固定针头，连接呼吸装置，持续给氧。

（五）注意事项及护理要点

（1）本技术属应急措施，实施时应争分夺秒，在万分紧急的情况下，可直接穿刺。

（2）穿刺针留置时间不宜太长，一般不超过 24 h。有条件时尽早行气管切开。

（3）穿刺针不要进针太深，避免损伤喉后壁，穿刺部位如有明显出血，应及时止血，以防血液流入气管内。

（4）如有血凝块或分泌物堵塞穿刺针头，可用注射器注入空气，或用少许生理盐水冲洗，以保证其通畅。

五、球囊-面罩通气术

球囊-面罩又称简易呼吸器（图 9-3），由球囊、储氧袋和面罩组成，可进行简易的人工通气，比口对口人工呼吸的供氧浓度高，尤其是病情危急来不及行气管插管时，可通过球囊-面罩直接给氧，改善缺氧状态。

（一）适应证

（1）现场呼吸功能衰竭或呼吸停止患者的抢救。

（2）临时代替呼吸机使用。

（3）转运患者时使用。

（4）手术患者麻醉期间的呼吸管理。

（二）禁忌证

（1）大量胸腔积液者。

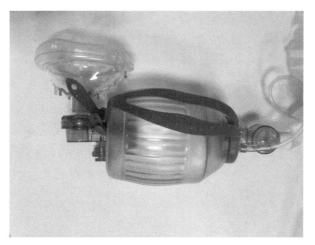

图 9-3　简易呼吸器

（2）严重活动性咯血者。

（3）颌面部严重损伤者。

（三）用物准备

呼吸球囊、面罩、储氧袋、输氧管、氧气。

（四）操作方法

（1）开放气道：患者取去枕仰卧位，头后仰，托起下颌，保持气道通畅。操作者站于患者头侧。

（2）固定面罩：将面罩与患者口鼻紧贴，勿漏气，固定好面罩。单人操作采用"EC"手法：一手拇指和示指呈"C"形压紧面罩，中指、无名指和小指呈"E"形紧提下颌下缘，将面罩紧密置于面部。双人操作时，一人双手采用"EC"手法固定面罩，即双手拇指和示指呈"C"形压紧面罩，中指、无名指和小指呈"E"形紧提下颌下缘，另一人挤压球囊。

（3）挤压球囊：单人操作时，一手固定面罩，另一手均匀挤压球囊，时间应大于 1 s，待球囊完全膨胀后再进行下一次挤压。双人操作时，由另一人挤压球囊。

（4）观察：观察患者胸部随挤压球囊的起伏情况、口唇与面色的变化情况。

（五）注意事项及护理要点

（1）呼吸频率：无脉搏者，按照 30∶2 按压-通气比例进行。有脉搏者，每 5～6 s 给予 1 次呼吸（10～12 次/分）。若已建立高级气道，则每分钟给予 8～10 次呼吸。患者有自主呼吸时，挤压气囊的频率应与患者自主呼吸的频率同步。

（2）通气量以见到胸廓起伏为宜，即 400～600 mL。

（3）密切观察患者生命体征、神志、呼吸型态。如有气道压力异常增高，提示呼吸道阻塞，应找出原因，立即吸痰，使气道通畅。

（4）使储氧袋充满氧气，调节氧流量（8～10 L/min）。

简易呼吸器的使用

第二节　呼吸机的使用

呼吸机（respirator）（图 9-4）是在临床医疗中进行肺通气的机械通气装置，是重

Note

症监护病房必备设备之一,其主要功能是借助呼吸机产生的机械动力,维持机体适当通气量,改善通气、换气功能,纠正缺氧或二氧化碳潴留,减少呼吸肌做功。

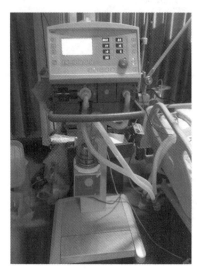

图 9-4　呼吸机

(一) 适应证

(1) 气体交换功能障碍:各种原因引起的急性呼吸窘迫综合征、心力衰竭、肺水肿等。

(2) 呼吸肌活动障碍:神经肌肉疾病、中枢神经功能障碍或药物中毒等。

(3) 全身麻醉及手术呼吸功能支持。

(4) 心肺复苏呼吸功能支持。

(二) 禁忌证

呼吸机的使用没有绝对禁忌证,任何情况下,对危重患者的抢救和治疗,均强调权衡利弊。以下列举的只为相对禁忌证。

(1) 张力性气胸、未经引流的气胸及严重肺大泡。

(2) 出现致命性通气或氧合障碍时,应积极处理原发病,同时也应不失时机地应用呼吸机,如大咯血气道未通畅前。

知识链接

呼吸机发展简史

18 世纪末期,由于风箱技术过于粗糙加上临床经验不足,导致许多使用人工通气后的患者出现气胸甚至死亡。19 世纪初期,气管插管后人工风箱通气的做法基本停止。医学界开始探索新的更为安全有效的人工通气方案。

1927 年,在哈佛大学,呼吸机"铁肺"问世。"铁肺"的工作原理类同打气筒。它由一个密闭的金属罩子和一个电动抽气装置组成。辅助通气时,患者将身体置于金属装置内(脖子在外,脖子以下密闭),启动抽气装置,制造瓶内人工负压,这样就可以通过患者的口鼻、气管吸入更多的空气。简言之,它是一个箱式的体外负压通气装置。

1948 年,美国工程师 Bennett 对"铁肺"进行改良,联合气管内插管实施正压通气,有力地提高了呼吸机的功用。

(三) 操作方法

1. 使用前准备

(1) 建立人工气道:急救时可采用经口腔插管;也可应用面罩,先给患者充分供氧,待缺氧状态改善后再考虑建立人工气道。

(2) 呼吸机准备:选择合适的呼吸机,接好电源、气源和呼吸机管路及湿化系统。

2. 开机自检,设置呼吸机模式、参数、报警上下限　根据患者的全身状况、血气分析结果选择合适的通气模式,调整呼吸机参数,以达最佳治疗效果,减少并发症。

(1) 确定通气模式:根据呼吸机为患者提供呼吸功的程度,可将通气模式分为完全通气和部分通气支持,前者包括 CV、AV、A-CV,后者包括 SIMV、PSV、BiPAP 等。

（2）通气参数的选择与调节:根据患者的体重、肺部基本状态、病情及病程设定通气参数,主要参数包括每分钟通气量、频率、潮气量、吸气时间和 FiO_2。

（3）设置报警界限和气道压力安全阀:按照呼吸机的报警参数,参照说明书,并根据患者情况进行调整。气道压力安全阀或压力限制一般设置在维持正压通气峰压之上 $5\sim10\ cmH_2O$。

3．调节湿化、温化器　温度一般控制在 $34\sim36\ ℃$。

4．调节同步触发灵敏度　根据患者自主吸气力量的大小调整。

5．测试呼吸机　用模拟肺测试呼吸机是否处于正常运行状态。

6．调整参数　呼吸机连接患者,观察 $0.5\sim1\ h$ 后依据血气分析结果调整参数。

（四）注意事项

1．呼吸机使用的注意事项　呼吸机安装完毕必须先自检,试机正常后再使用;呼吸机使用过程中必须严密观察病情变化,及时调整呼吸机各项参数;床边必须备有简易呼吸器,以备停电或呼吸机故障时使用;呼吸机报警时必须要有反应,分析报警原因并及时处理;必须坚持"患者第一"的原则,机器出现故障时,先处理患者,再处理呼吸机。

2．加强气道管理

（1）导管保护:①保持导管通畅:分泌物干结阻塞会导致导管不通畅,要注意预防性湿化气道,及时吸痰,清除管腔内的分泌物。痰液黏稠可通过雾化吸入等方法稀释痰液,使之易于排出。②防止导管脱出:患者在意识恢复中会烦躁不安,常会吐管或自行拔出导管,需加强护理观察,妥善固定气管导管,必要时对患者上肢予以约束,并适当使用镇静剂。

（2）导管套囊维护:掌握气囊的充气量能使气道密封更好,防止胃内容物及口咽分泌物的误吸。

3．及时处理人机对抗　自主呼吸和呼吸机的协调非常重要,一旦出现不协调危害很大,可增加呼吸功,加重循环负担和出现低氧血症,严重时可危及生命。人机对抗表现:①呼出气二氧化碳监测,二氧化碳波形可出现"毒箭"样切迹,严重时可出现冰山样改变。②无法解释的气道高压报警或低压报警,或气道压力表指针摆动明显。③潮气量非常不稳定,高低起伏,忽大忽小。④清醒患者出现烦躁不安、躁动,不能耐受。发现上述表现时应立即报告医生,紧急处置。

4．及时处理呼吸机报警　常见报警原因如下。

（1）气道高压报警:①气管、支气管痉挛。常见于过敏、哮喘、缺氧、湿化不足或湿化温度过高、湿度太大或气道受物理因素刺激(如吸痰、更换气管套管)等。处理方法:解痉、应用支气管舒张剂,对症处理。②插管位置不当。处理方法:矫正气管套管位置。③气道内黏液潴留。处理方法:充分、及时排痰,加强翻身、叩背和体位引流,应用祛痰剂,配合理疗等。④患者肌张力增加,刺激性咳嗽或肺部出现新合并症,如肺不张、肺炎、肺水肿、张力性气胸等。处理方法:查明病因,对因处理,合理调整呼吸机相关参数。⑤高压报警参数设置过低。处理方法:合理提高高压报警参数。⑥管道打折或受压。

（2）气道低压报警:最常见为患者脱机(如连接管脱落或漏气)和报警参数设置过高。处理方法:做好连接或密封好漏气位置,重新设置合理报警参数。

（3）通气不足报警：常见原因有机械故障、管道连接不良或人工气道漏气、患者与呼吸机脱离、氧气压力不足等。处理方法：维修和及时更换破损部件，或更换空气压缩机。正确连接管道，保证管道无受压、打折，及时倒掉储水瓶的积水。

（4）吸氧浓度报警：主要原因为设置氧浓度报警的上、下限参数有误，空气-氧气混合器失灵，氧电池耗尽等。处理方法为正确设置报警参数、更换混合器、更换电池。

（五）护理要点

1. 严密观察病情　应用呼吸机治疗的患者须有专人进行护理。密切观察患者的治疗反应和病情变化，并做好相关记录。除生命体征和神经精神症状外，重点观察患者的呼吸频率、呼吸运动、胸廓起伏幅度、有无呼吸困难、自主呼吸与机械呼吸的协调情况等，定时进行血气分析，综合患者的临床表现和通气指标判断治疗效果。

2. 一般生活护理　定时翻身、拍背，防止压疮形成和呼吸道分泌物排出不畅引起阻塞性肺不张或肺炎。对眼睑不能闭合的昏迷患者注意防止眼球干燥、污染或角膜溃疡，可用凡士林纱布覆盖眼部，每日定时用抗生素滴眼 2～3 次。常规口腔护理，预防口炎发生。

3. 心理护理　对患者说明呼吸机治疗的目的，取得患者的配合。询问患者的感受，可用手势、图片等多种方法进行沟通交流，鼓励患者，增强信心，增加患者舒适感。

第三节　创伤急救技术

止血、包扎、固定和搬运是创伤急救的四项基本处置技术。急救时应先维持生命体征，防治休克，对伤肢止血、包扎、固定后再将伤员安全、迅速地转运到医院接受进一步治疗。

一、止血

正常成人全身血量占体重的 7%～8%。若失血量≤10%（约 400 mL），可出现轻度头昏、交感神经兴奋症状或无任何反应；若失血量达 20%（约 800 mL）以上，可出现失血性休克的症状，如血压下降、脉搏细速、肢端厥冷、意识模糊等，若不及时抢救，可危及生命。因此，在保证患者呼吸道通畅的同时，应及时正确地止血。

（一）适应证

凡有外出血的伤口均应采取止血措施。

（二）操作方法

1. 指压止血法　用手指或手掌压迫近心端动脉，阻断血流，多用于头面部及四肢动脉出血的临时止血。

（1）头顶部出血：用拇指压迫耳屏前方与颧弓根部交界处的搏动点（颞浅动脉）进行止血。

（2）颜面部出血：面部血供主要来自两侧面动脉，手指对准伤侧下颌骨下缘与咬肌前缘交界处的面动脉搏动点，将面动脉压向下颌骨止血。

（3）头颈部出血：先将拇指或其他四指放在胸锁乳突肌内侧，再将颈总动脉向颈椎体上按压。禁止同时压迫两侧颈总动脉，以免造成脑缺氧。

（4）肩部、腋部、上臂出血：用拇指压迫同侧锁骨上窝中部，对准第1肋骨面，压住锁骨下动脉止血。

（5）前臂出血：用拇指压迫上臂肱二头肌内侧沟中部的搏动点，将肱动脉压向肱骨止血。

（6）手部出血：压迫患侧手腕横纹稍上方内外侧的尺、桡动脉止血。

（7）大腿出血：用双手拇指重叠用力压迫腹股沟韧带中点稍下方的搏动点（股动脉）止血。

（8）小腿出血：压迫腘窝中部的腘动脉止血。

（9）足部出血：用两手拇指分别压迫足背中部近足踝处的胫前动脉和内踝与跟腱之间的胫后动脉搏动点止血。

2．加压包扎止血法　用绷带用力包扎，以增大压力达到止血目的。此法适用于四肢、头颈、躯干等体表血管损伤时的止血，骨折或关节脱位时不宜使用。

先将无菌纱布或洁净敷料覆盖在伤口上，再用绷带或三角巾适当加压包扎，力量以能止血而肢体远端仍有血液循环为度。较深大的出血伤口，可先用敷料填充，再用绷带加压包扎。

3．止血带止血法

（1）橡皮止血带止血法：适用于四肢创伤经压迫止血不能控制的大出血，如腘动脉和肱动脉损伤引起的大出血。

操作方法：①在肢体伤口的上方加衬垫。②用左手的拇指、示指、中指持止血带的头端。③用右手持止血带的尾端绕肢体一周后压住头端，再绕肢体一周，然后左手示指、中指夹住尾端后，将尾端从止血带下拉出，打一活结。放松止血带时，将尾端拉出即可。

（2）充气压力止血带止血法：充气压力止血带主要用于出血量较大的四肢出血，使用时充气即可，压迫面积大，放松也方便。手术时可使手术视野清晰，便于手术操作。

操作方法：①使用前检查充气气囊是否漏气。②在肢体上加衬垫。③止血带与搭扣缠扎妥当后，应外加绷带固定，防止充气时松脱。④手术前先用驱血带将肢体驱血（肢体恶性肿瘤除外），立即充气加压到所需压力，一般上肢为300 mmHg，下肢为600 mmHg。⑤手术结束，旋开气阀慢慢放松，等指针降至"0"后，取下止血带。

（3）其他止血带止血法：有卡式止血带、全自动止血带、计时止血带、按压止血带等，新型止血带纠正了普通止血带的一些缺点，操作方便简单，止血效果更好。

（三）注意事项与护理要点

（1）止血带止血部位要正确，应扎在伤口的近心端。上肢出血时止血带扎在上臂的中上1/3处，因上臂中下1/3处有神经紧贴骨面，不宜扎止血带。下肢出血时止血带应扎在股骨中下1/3处。

（2）止血带下必须放衬垫，以防勒伤皮肤。

（3）止血带绑扎松紧要适宜，以刚好使远端动脉搏动消失为好。

（4）止血带绑扎后必须标记时间，一般每隔0.5～1 h放松止血带2～3 min。总时间不超过5 h。

（5）使用充气压力止血带止血时应正确记录充气时间，充气后可连续使用 1 h，最多不超过 1.5 h，必要时可放松一次，隔 5～10 min 再充气使用。

二、包扎

包扎是外伤急救常用的方法，目的是保护伤口、减少污染、固定敷料、压迫止血和减轻疼痛。

（一）适应证

体表各部位伤口一般均需要包扎。

（二）禁忌证

厌氧菌感染、犬咬伤等需要暴露的伤口。

（三）操作方法

1. 绷带包扎法

（1）环形包扎法：适用于四肢、额部、胸腹部等粗细相等部位的小伤口。操作方法：将绷带环形重叠缠绕，包扎完毕胶布固定或将带尾中间剪开分成两头，打结固定。

（2）蛇形包扎法：适用于由一处迅速延伸到另一处的伤口或做简单的固定。操作方法：将绷带从伤口远心端开始环形重叠缠绕两周，然后以绷带宽度为间隔斜形上缠，包扎完毕，绷带环形重叠缠绕两周后，将带尾中间剪开分成两头，打结固定。

（3）螺旋包扎法：适用于周径基本相同的上臂、大腿等部位的伤口。操作方法：将绷带从伤口远心端开始环形重叠缠绕两周，后一圈压住前一圈 1/3～1/2，伤口包扎完毕，绷带环形重叠缠绕两周后，将带尾中间剪开分成两头，打结固定。

（4）螺旋反折包扎法：适用于周径不相同的前臂、小腿等部位的伤口。操作方法：将绷带从伤口远心端开始环形重叠缠绕两周，后一圈压住前一圈 1/3～1/2 的同时反折成一等腰三角形，伤口包扎完毕，绷带环形重叠缠绕两周后，将带尾中间剪开分成两头，打结固定。

（5）"8"字包扎法：适用于关节、手掌、手背部位的伤口。操作方法：将绷带从伤口远心端开始环形重叠缠绕两周，后一圈压住前一圈 1/3～1/2 的同时按"8"字走行缠绕，伤口包扎完毕，绷带环形重叠缠绕两周后，将带尾中间剪开分成两头，打结固定。

（6）回反式包扎法：适用于残端或头部的伤口。操作方法：将绷带先环形重叠缠绕两周，然后从中间开始，前后来回反折，后一圈压住前一圈 1/3～1/2，伤口包扎完毕，绷带环形重叠缠绕两周，将带尾中间剪开分成两头，打结固定。

2. 三角巾包扎法 主要用于创伤后现场包扎伤口，将三角巾叠成带状、燕尾状、双燕尾状、蝴蝶形等，用于不同部位包扎。

（1）头顶部包扎法：将三角巾的底边向外向上反折 3 cm，正中置于前额处，高度齐眉，顶角经头顶垂于枕后，然后把两底角经耳后拉紧，在枕后交叉并把顶角压在下面，再拉两底角在前额打结。

（2）单肩包扎法：将三角巾折叠成燕尾状，尾角向上，放在伤侧肩上，大片向上盖住肩部及上臂上部，燕尾底边包绕上臂上部打结，两燕尾角分别经胸、背拉到对侧腋下打结。

（3）双肩包扎法：将三角巾折叠成燕尾角等大的燕尾巾，夹角朝上对准颈部，燕

178

尾披在两肩上,两燕尾角分别经左右肩拉到腋下与燕尾底角打结。

（4）胸部包扎法:将三角巾顶角越过伤侧肩部,垂于背后,使三角巾底边中央位于伤部下方,并在底部反折二横指,两底角拉至背后打结,再将顶角上的带子与底角结打在一起。

（5）背部包扎法:包扎背部方法与胸部相同,只是位置相反,结打于胸部。

（6）下腹、臀部包扎法:三角巾顶角朝下,底边横放于脐部,拉紧两底角至腰部打结,顶角经会阴部拉至臀上方,顶角带子与底角余头打结。

（7）上肢包扎法:将三角巾一底角打结后套在伤侧手上,另一底角沿手臂后侧拉至对侧肩上,顶角包裹伤肢,前臂屈至胸前,拉紧两底角打结。

（8）手（足）部的包扎法:将手（足）放于三角巾的中间位置,指（趾）尖对准顶角,将顶角提起反折覆盖于手（足）背上,然后将两底角绕过腕（踝）关节打结。

（四）注意事项与护理要点

（1）包扎时应先清创并加盖无菌敷料。

（2）选择宽度合适的绷带,包扎应松紧适度,用力均匀,以防滑脱或压迫神经血管,影响远端血液循环。

（3）包扎时方向应自下而上、由左向右、自远心端向近心端。四肢包扎要暴露出指（趾）末端,以便观察肢端血液循环。

（4）包扎时肢体保持功能位,皮肤皱褶处用衬垫保护。

（5）包扎结束时避免在伤口或易受压迫的地方打结。

（6）包扎的动作要轻、快、准、牢。避免触碰伤口,增加伤员的疼痛、出血和感染。

三、固定

固定是骨折急救中的常用技术。目的是减轻疼痛,限制骨折部位移动,避免骨折断端因移位摩擦而损伤周围血管、神经及重要脏器,也便于伤员的转运。最理想的固定用物是夹板,有木质夹板、金属夹板、塑料夹板等,现场抢救时亦可选用竹板、树枝、木棒等替代,亦可直接将患肢与健肢或躯干捆绑进行临时固定。

（一）适应证

四肢、脊柱骨折和骨盆骨折均应进行固定。

（二）操作方法

急救时通常有夹板固定和自体固定两种固定方法。夹板固定时,要根据骨折部位选择合适的夹板,并辅以棉垫、纱布、三角巾、绷带等。自体固定是用三角巾或绷带将健肢和患肢捆绑在一起,适用于下肢骨折固定,固定时应将下肢拉直,并在两下肢之间骨突出处放置衬垫,以防局部压伤。

1. 锁骨骨折固定　用毛巾垫于两腋窝前上方,将三角巾折叠成带状,两端分别绕两肩呈"8"字形,尽量使两肩后张,拉紧三角巾的两头在背后打结。

2. 肱骨骨折固定　用一长夹板置于上臂后外侧,另一短夹板放于上臂前内侧,在骨折部位上下两端固定,肘关节屈曲成90°,用三角巾将上肢悬吊,固定于胸前。

3. 前臂骨折固定　安置伤员于端坐位,使伤员屈肘90°,掌心向内,拇指向上,保持功能位。取两块夹板分别置于前臂的掌、背两侧,然后用绷带固定两端,再用三角巾将前臂悬吊于胸前。

前臂骨折固定包扎技术

颈托和躯干固定
带的使用

4. 股骨骨折固定　取一长夹板（长度自腋下或腰部至足跟）置于伤腿外侧,取另一夹板（长度自大腿根部至足跟）置于伤腿内侧,用绷带或三角巾分段将夹板固定牢靠。也可用自体固定法。

5. 小腿骨折固定　取两块夹板（长度自大腿至足跟）分别置于伤腿内、外两侧,用绷带分段将夹板固定牢靠。

6. 脊柱骨折固定　脊柱骨折后,不能轻易移动伤员。颈椎骨折时,伤员取仰卧位,尽快给伤者上颈托,无颈托时可用沙袋或衣服卷填塞头、颈两侧,防止头左右摇晃,再用布条固定。胸腰椎骨折时应平卧于硬板床上,用衣服等垫塞颈、腰部,用布条将伤员固定在木板上。

（三）注意事项与护理要点

（1）固定骨折部位前如有伤口和出血,应先包扎、止血,然后再固定骨折部位,如有休克应先抗休克。

（2）开放性骨折如有骨端刺出皮肤,切不可将其送回,以免发生感染。

（3）夹板与皮肤间应加棉垫,使各部位受压均匀且易固定。固定松紧要适度,固定过紧会影响血液循环,过松则起不到应有的作用。

（4）肢体骨折固定时,须将指（趾）端露出,以观察末梢循环情况,若发现指（趾）端苍白、发冷、麻木、疼痛、肿胀或青紫等情况,提示血液循环不良,应立即松开检查并重新固定。

（5）固定中避免不必要的搬动,不可强制伤员进行各种活动。

（6）夹板长度应超过骨折的上、下两个关节,骨折部位的上、下两端及上、下两个关节均要固定牢固。

四、搬运

现场搬运伤员的工具和方法应根据当地、当时的器材和人力而选定。搬运的目的是脱离危险环境,及时、迅速、安全地将伤员送达医院,接受进一步治疗。正确的搬运方法是急救成功的重要环节,而不恰当的搬运可能造成二次损伤。

（一）适应证

活动受限的伤病员。

（二）操作方法

1. 徒手搬运　适用于现场无担架、转运路途较短、病情较轻的伤员。

（1）单人搬运法:①扶持搬运法:适用于清醒并能够站立行走的伤员。救护者站在伤员一侧,使伤员靠近救护者,用一臂揽着救护者的颈部,救护者用外侧的手牵着伤员的手腕,用内侧的手伸过伤员背部扶持其腰部,使其身体略靠着救护者,扶持行走。②抱持搬运法:适用于体重较轻的伤员。如伤员能站立,救护者站于伤员一侧,一手托其背部,另一手托其大腿,将其抱起,伤员若意识清楚,可让伤员双手抱住救护者的颈部。③背负搬运法:适用于老幼、体轻、清醒的伤者。救护者站在伤员前面,微弯背部,将伤员背起,胸部创伤者不宜采用。④拖行搬运法:适用于体重较重的伤员,不能移动,现场又非常危险需立即离开者。拖拉时不要弯曲或扭转伤员的颈部和背部。

（2）双人搬运法:①椅托搬运法:两名救护者面对面站于伤员两侧,各以一手伸入伤员大腿之下而互相紧握,另一手交替支持伤员背部。②拉车搬运法:两名救护者,一人站在伤员头侧,两手插到腋前,将伤员抱在胸前,另一人站在伤员足侧,跨在伤员两腿中间,两臂环抱伤员两膝部,两人步调一致将伤员慢慢抬起。③平抬搬运法:两人平排将伤员平抱,亦可一左一右将伤员平抬。

（3）三人搬运或多人搬运法:适用于路程较近但体重较重的伤员,也适用于脊柱骨折的伤员。可以两人站在伤员一侧,第三人站在对侧,三人步调一致,同时抬起伤员。第四人可固定伤员头部,也可六人面对面从两侧将伤员抱起。

2. 担架搬运　方便省力,适用于病情较重、转运路途较远或不宜徒手搬运的伤员。担架种类如下:①四轮担架:可平稳地将伤员由现场推至救护车、飞机舱内,也可在医院内转接伤员。②铲式担架:适用于脊柱损伤等不宜随意翻动和搬运的危重伤员。③帆布折叠式担架:适用于一般伤员,不宜转运脊柱损伤的伤员。④楼梯担架:方便转运伤员上下楼梯。⑤脊柱板担架:用于搬运脊柱损伤的伤员。⑥船式担架:方便伤员在山区、水面或空中救援搬运。

担架搬运及脊柱板

操作方法:①2～4名急救人员组成一组,将伤员平稳托起移上担架,妥善固定,脚在前,头在后,以方便后面的担架员观察病情。②抬担架时要步调、行动保持一致,平稳前进。③向高处抬(如上台阶)时,前面的担架员要放低,后面的担架员则要抬高,以使伤员身体保持在水平状态。向低处抬(如下台阶)时,则相反。④后面的担架员应边走边观察伤员的病情(如神志、呼吸、面色等),如有病情变化,应立即停下抢救,放担架时要先放脚端后放头端。

3. 特殊伤员的搬运

（1）昏迷或有呕吐窒息危险伤员的搬运:使伤员侧卧或俯卧于担架上,头偏向一侧,在保证呼吸道通畅的前提下搬运。

（2）骨盆损伤伤员的搬运:用三角巾将骨盆环形包扎,搬运时使伤员仰卧于硬板或硬质担架上,双膝略弯曲,其下加垫。

（3）脊柱损伤伤员的搬运:①严禁使用抱持、拖拽、背驮等可能使脊柱弯曲、移位的搬运方法。②应采用脊柱板、门板、黑板等不变形的硬质器具搬运。③先将伤员四肢伸直,双上肢放于体侧,脊柱板放于伤员一侧,由3人或4人同侧托起伤员的头部、肩背部、腰臀部及双下肢,平放于硬质担架或硬板上。建议使用铲式担架。④整个搬运过程要求轻柔、协调、同步,以防躯干扭转。⑤颈椎损伤者,最好先用颈托固定,要有专人手锁固定伤者头颈部,保持颈部与躯干在同一轴线上,保证伤员平起平落,用沙袋、衣服卷、固定器固定在伤员的躯体两侧,或用大幅宽布将伤员与担架固定在一起,以防搬运途中因颠簸而导致肢体摆动,从而加重脊柱的损伤。⑥搬运时动作要协调一致,多人搬运可通过口令来保证步调一致。

颈椎损伤固定搬运技术

（三）注意事项与护理要点

（1）搬运时动作轻稳,协调一致,切忌生拉硬拽,以免损伤加重。

（2）搬运脊柱损伤者时,保持脊柱中立位,防止脊髓损伤。

（3）疑似脊柱骨折时禁忌一人抬肩、一人抱腿的错误搬运方法。

（4）转运途中要密切观察伤员的呼吸、脉搏、意识、面色等变化,适时调整固定物或止血带的松紧度,防止受压皮肤缺血坏死。

（5）应将伤员妥善固定在担架上,防止头颈部扭动、过度颠簸或其他意外的发生。如有颈托戴上为宜。

第四节　洗　胃　术

洗胃术是指将洗胃液注入胃内，混合胃内容物后再抽出，如此反复多次直到抽出液澄清为止。临床上将其分为口服催吐洗胃法和插管洗胃法。前者适用于神志清醒能配合操作者，后者适用于口服催吐失败或意识障碍或不合作者。目的是清除胃内未被吸收的毒物或清洁胃腔。服毒 6 h 以内洗胃效果最好，但即使超过 6 h，仍有部分毒物残留胃内，多数情况下仍需洗胃。

一、适应证与禁忌证

（一）适应证

（1）某些手术或检查前的准备。

（2）口服非腐蚀性毒物引起的急性中毒，如有机磷杀虫药、安眠药或其他有害物质。

（3）幽门梗阻伴有明显胃潴留扩张者。

（二）禁忌证

（1）吞服强酸、强碱等腐蚀性物质导致食管、胃黏膜损伤者禁忌洗胃，以免引起穿孔。

（2）上消化道出血、食管静脉曲张、食管阻塞、主动脉瘤、严重心脏病等患者。

（3）中毒诱发惊厥未控制者。

二、操作方法

（一）物品准备

型号合适的洗胃管、一次性 20 mL 注射器、治疗巾、液状石蜡、弯盘、纱布、张口器、听诊器、胶布、手套、电动洗胃机、清洁水桶、污物水桶等。

洗胃液的选用如下。

（1）不明原因急性中毒：选用清水、生理盐水。

（2）镇静催眠药、有机磷杀虫药、氰化物、蕈类中毒：1：5000 高锰酸钾溶液（乐果除外）。

（3）有机磷杀虫药、香蕉水、某些重金属（如汞、苯）中毒：2％碳酸氢钠（敌百虫除外）。

（4）重金属中毒：2％～4％鞣酸。

（5）腐蚀性毒物中毒：蛋清水、牛奶。

（6）河豚毒素、生物碱及其他多种毒物：10％活性炭混悬液。

（二）操作过程

检查患者口腔有无活动性义齿并取出，呼吸困难者可以吸氧。抬高床头，枕下铺一次性尿垫。

1．口服催吐洗胃法

（1）患者取坐位，快速口服洗胃液 200～500 mL 至饱胀感。

（2）在坐位姿势让患者身体前倾，双手支撑于膝盖，护士用压舌板压迫其舌根部或刺激咽喉部引起呕吐反射，使其吐出胃内容物，如此反复进行，直至呕吐液与洗胃液的颜色、澄清度相同为止。

2．插管洗胃法（以自动洗胃机为例）

自动洗胃机及其三接口

（1）备齐用物，置于患者床旁，向患者或家属解释操作目的及配合方法。取垫巾放于患者头部，弯盘置于患者口角处。右手示指分别按压双侧鼻翼查看鼻腔是否通畅。取棉签蘸取清水，清洁鼻腔。打开洗胃包，打开 20 mL 注射器置于包中，倒液状石蜡于纱布上，准备两条胶布。

（2）插胃管。戴手套，测量插入胃管长度，由耳垂经鼻尖到胸骨剑突下，长 45～55 cm。放置张口器，将涂有液状石蜡的洗胃管经患者口腔缓慢插入胃内，确认胃管在胃内后（取注射器连接胃管，抽出胃液证明胃管在胃内），用胶布固定。

（3）将洗胃管的三根硅胶管分别正确、紧密地与洗胃机各管道（进液管、接胃管、排污管）连接，将污水桶放于头部床下。

（4）按"手吸"键抽吸胃内容物，必要时留标本送检验。

（5）按"自动"键，机器即开始进行自动冲洗。每次注入液量 300～500 mL，反复灌洗，直至排出的液体澄清无味，按"停机"键结束。在洗胃过程中，如发现管道堵塞、水流不畅，可交替按"手冲"和"手吸"两键，重复冲吸数次，可使管道通畅。最后按"手吸"键吸出胃内存留液。

（6）洗毕，反折胃管末端迅速拔出，以防管内液体误入气管。

（7）协助患者清洁口腔及面部，取舒适卧位。整理用物，记录灌洗液及洗出液总量及性质。

（8）清理洗胃机：洗胃机用后应严格清洗、消毒。将洗胃机与胃管连接的胶管放在 1∶20 的"84"消毒液内浸泡消毒。在干净的桶内备足清水，让洗胃机开始工作，冲洗 20 次左右。清洗完毕，将三根管同时从水中提出，待机内的水排净后，按"停机"键关机。

三、护理要点

（1）插管洗胃前护士应评估患者的生命体征、中毒情况、有无禁忌证及其心理状态和配合程度等。

（2）洗胃时掌握"先吸后注、快出快入、出入量相当"的原则。每次灌入量以 300～500 mL 为限。如灌入量过多，液体可从口鼻腔内涌出而引起窒息，并使胃内压上升促进胃内容物排入肠道，增加毒物吸收，突然的胃扩张还可兴奋迷走神经，导致反射性心搏骤停。

（3）洗胃液的温度以 25～38 ℃ 为宜。

（4）洗胃过程中随时观察患者的呼吸、血压、脉搏、神志、瞳孔及吸出液的颜色、气味等的变化，并记录。

（5）洗胃过程中，如出现疼痛、流出液有较多鲜血或出现休克现象，应立即停止洗胃，对症处理。

（6）幽门梗阻患者洗胃，须记录胃内滞留量；服毒患者洗胃后，可酌情注入 20% 甘露醇 250 mL 或 50% 硫酸镁 30～50 mL 或 25% 硫酸钠 30～60 mL 导泻。

四、注意事项

（1）严格把握洗胃指征,勿因洗胃而并发其他严重疾病。

（2）选择的洗胃液应具有中和毒物、解毒或延长毒物吸收、保护消化道黏膜等作用。应根据不同的毒物种类选择合适的洗胃液。如吞服毒物性质不明,第一次吸出的胃内容物应立即送检,洗胃液应选用温开水,待查明毒物性质再更换恰当的洗胃液。

（3）若用自动洗胃机洗胃,使用前必须接好地线,以防触电,并检查机器各管道衔接是否正确、牢固,运转是否正常。

（4）急救人员操作应迅速、准确、轻柔、敏捷,尽最大努力抢救患者生命。

（5）凡呼吸停止、心脏停搏者,应先做心肺复苏(CPR),再行洗胃术。

（6）口服毒物时间过长(超过 6 h 者),可酌情采用血液透析治疗。

第五节　心电监护技术

心电监护仪(图 9-5)是对被监护者进行连续或间歇心电监测,及时反映心电改变及心律失常的医用仪器设备。心电监护系统通常配置于重症监护病房内,由一台中央监护仪和 4～6 台床旁监护仪组成,可持续显示和记录 24 h 心电波形、心率、呼吸、血压、体温和血氧饱和度等多参数监测数据,为医务人员及时了解和分析病情起到了重要的作用。

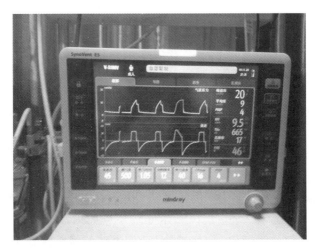

图 9-5　心电监护仪

一、适应证与禁忌证

（一）适应证

（1）心血管系统疾病:心肌梗死、严重的心律失常、心搏骤停、冠状动脉供血不足引起的恶性心绞痛、心肌病和心力衰竭等。

（2）手术患者的监护:全身麻醉后复苏期、中老年危重症患者术前和术中、器官移植术后和各种危重衰竭病患者的监护。

（3）其他：各种类型的休克、脑血管意外、张力性气胸、哮喘持续状态、严重的电解质紊乱、严重创伤和慢性阻塞性肺疾病等。

（二）禁忌证

心电监护仪的使用无绝对禁忌证。

二、心电监护电极安放位置

1．五导联电极安放位置

右上（RA）白——胸骨右缘锁骨中线第 1 肋间。

左上（LA）黑——胸骨左缘锁骨中线第 1 肋间。

左下（LL）红——左锁骨中线剑突水平处。

胸导（C）棕——胸骨左缘第 4 肋间。

右下（RL）绿——右锁骨中线剑突水平处。

2．三导联电极安放位置

右上（RA）白——胸骨右缘锁骨中线第 1 肋间。

左上（LA）黑——胸骨左缘锁骨中线第 1 肋间。

左下（LL）红——左锁骨中线剑突水平处（或腋前线第 5 肋间或左下腹）。

三、操作方法

心电监护仪常用监护参数有心电图、心率、呼吸、血压、血氧饱和度等。

（1）备物（心电监护仪、电极片、湿纱布）并携至床旁，查对，安置患者于舒适体位。

（2）将导联线与监护仪的心电、呼吸监护模块连接，连接电源。

（3）打开主机开关，连接导联线和电极片，依次将血氧饱和度监测、血压监测、心电监测的导联线与心电监护仪连接。暴露胸部，正确定位，用湿纱布清洁皮肤。正确安放五导联电极位置；将血氧分析仪指夹夹在左手示指末端；将袖带缠于右上臂，袖带气囊中间部位（记号 Φ）正好压住肱动脉，袖带下缘在肘窝横纹上 2.5 cm（两横指）处；测量血压；打开报警器；调节血压监测间隔时间，选择 Ⅱ 导联，调节波形，根据患者病情，设定各报警限，设置心率上下限、血氧饱和度上下限、血压（收缩压、舒张压）上下限。

（4）调至主屏，监测异常心电图。

（5）安置好患者，整理床单位，清理用物。

（6）洗手，记录。

四、注意事项

（1）电极片放置部位准确，尽量避开除颤时放置电极的位置，出汗时随时更换，各种导线妥善固定，不得折叠、扭曲、相互缠绕。

（2）血氧饱和度（SpO_2）仪、血压袖带放置位置正确，袖带松紧适宜（容纳一指），SpO_2 探头有灯泡（红光）一侧置于指甲背面。不要将血氧探头与血压袖带放在同一肢体上。

（3）及时处理异常监测值。

（4）定期维修和保养，显示器可用软布蘸清水擦拭，定期消毒袖带、导线等。

（5）关闭监护仪，依次撤除血氧分析仪、血压袖带和五导联，清洁皮肤，安置患者。

（郭杰、孙志强）

直通护考

一、选择题

1. 使用止血带时，应每隔 1 h 放松（　　　）。

A. 1～2 min　　B. 2～3 min　　C. 4～5 min　　D. 6～7 min　　E. 8～9 min

2. 气管切开的部位为（　　　）。

A. 1～2 气管软骨环　　　　　　　　B. 3～4 气管软骨环

C. 5～6 气管软骨环　　　　　　　　D. 7～8 气管软骨环

E. 9～10 气管软骨环

3. 气管插管留置时间不宜超过（　　　）。

A. 24 h　　　　B. 36 h　　　　C. 48 h　　　　D. 72 h　　　　E. 96 h

（4～6 题共用题干）

A. 环形包扎法　　　　　　　　　　B. 螺旋包扎法

C. 螺旋反折包扎法　　　　　　　　D. "8"字包扎法

E. 回反式包扎法

4. 截肢手术的残端包扎可用（　　　）。

5. 肘关节包扎可用（　　　）。

6. 大腿部包扎可用（　　　）。

7. 小明在打球时摔伤左臂，疼痛剧烈，经 X 线检查确诊为左侧桡骨骨折，须矫正后行绷带固定，应准备的绷带是（　　　）。

A. 纱布绷带　　B. 棉布绷带　　C. 弹性绷带　　D. 石膏绷带　　E. 三角巾

（8～11 题共用题干）

患者，男性，25 岁，因车祸造成脊柱损伤，小腿有开放性伤口。

8. 该患者小腿的伤口用下列哪种止血方法？（　　　）

A. 指压止血法　　　　　　　　　　B. 压迫止血法

C. 填塞止血法　　　　　　　　　　D. 止血带止血法

E. 钳夹止血法

9. 该患者小腿的伤口用下列哪种包扎法？（　　　）

A. 环形包扎法　　　　　　　　　　B. 螺旋包扎法

C. 螺旋反折包扎法　　　　　　　　D. "8"字包扎法

E. 回反式包扎法

10. 搬运患者时应选用下列何种方法？（　　　）

A. 抱持搬运法　　　　　　　　　　B. 背负搬运法

C. 软质担架搬运法　　　　　　　　D. 硬质担架搬运法

E. 拉车搬运法

答案与解析

11. 使用简易呼吸机时,患者的体位最好取(　　　)。

A. 仰卧位　　　　　　　　　　　　　B. 去枕仰卧位

C. 去枕仰卧位且头偏向一侧　　　　　D. 去枕仰卧位且头向后仰

E. 中凹卧位

附　　录

FULU

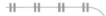

心肺复苏技术
国赛操作视频

全国职业院校技能大赛高职组
护理技能赛项技术操作流程与评分标准
心肺复苏技术操作流程及评分标准（完成时间：5 min）

项目名称	操作流程	技术要求	分值	扣分及说明	备注
		选手报告参赛号码，比赛计时开始			
操作过程（16分）	现场安全（0.5分）	• 确保现场对施救者和患者均是安全的	0.5		
	判断与呼救（1.5分）	• 检查患者有无反应	0.5		
		• 检查是否无呼吸（终末叹气应看作无呼吸），并同时检查脉搏。5～10 s完成	0.5		
		• 确认患者意识丧失，立即呼叫，启动应急反应系统。取得AED及急救设备（或请旁人帮忙获得）	0.5		
	安置体位（1.5分）	• 确保患者仰卧在坚固的平坦面上	0.5		
		• 去枕，头、颈、躯干在同一轴线上	0.5		
		• 双手放于两侧，身体无扭曲（口述）	0.5		
	心脏按压（6分）	• 在患者一侧，解开衣领、腰带，暴露患者胸腹部	0.5		
		• 按压部位：患者胸部中央，胸骨下半部	0.5		
		• 按压方法：手掌根部重叠，手指翘起，两臂伸直，使双肩位于双手的正上方。垂直向下用力快速按压	1		
		• 按压深度：5～6 cm	1		
		• 按压速率：100～120次/分	1		
		• 胸廓回弹：每次按压后使胸廓充分回弹（按压时间：放松时间为1∶1）	1		
		• 尽量不要中断按压：中断时间控制在10 s内	1		

Note

188

项目 名称	操作 流程	技 术 要 求	分值	扣分及 说明	备注
操 作 过 程 （16 分）	开放气道 （1 分）	• 如有明确呼吸道分泌物,应当清理患者呼吸道,取下活动义齿	0.5		
		• 仰头抬颏法（怀疑患者头部或颈部损伤时使用推举下颌法）,充分开放气道	0.5		
	人工呼吸 （2.5 分）	• 立即给予人工呼吸 2 次	0.5		
		• 送气时捏住患者鼻子,呼气时松开,送气时间为 1 s,见明显的胸廓隆起即可	0.5		
		• 施以人工呼吸时应产生明显的胸廓隆起,避免过度通气	0.5		
		• 吹气同时,观察胸廓情况	0.5		
		• 按压时间与人工呼吸时间之比为 30∶2,连续 5 个循环	0.5		
	判断复 苏效果 （3 分）	操作 5 个循环后,判断并报告复苏效果			
		• 颈动脉恢复搏动	0.5		
		• 自主呼吸恢复	0.5		
		• 散大的瞳孔缩小,对光反射存在	0.5		
		• 收缩压大于 60 mmHg（体现测血压动作）	1		
		• 昏迷变浅,出现反射、挣扎或躁动	0.5		
操 作 后 （1.5 分）	整理记录 （1.5 分）	• 整理用物,分类放置	0.5		
		• 六步洗手	0.5		
		• 记录患者病情变化和抢救情况	0.5		
		报告操作完毕（计时结束）			
综 合 评 价 （6.5 分）	复苏评价 （5 分）	• 正确完成 5 个循环复苏,人工呼吸与心脏按压指标显示有效（以打印单为准）	5		
	规范熟练 （1.5 分）	• 抢救及时,程序正确,操作规范,动作迅速	0.5		
		• 注意保护患者安全和职业防护	0.5		
		• 按时完成	0.5		
操作时间		_____ min			
总　　分			24		
得　　分					

心电监测技术
国赛操作视频

心电监测技术操作流程及评分标准（完成时间：10 min）

项目	操作流程	技术要求	分值	扣分及说明	备注
		选手报告参赛号码，比赛计时开始			
操作过程（52分）	评估解释（7分）	·核对患者	2		
		·解释目的并取得合作	1		
		·评估患者病情、意识状态、皮肤情况、指甲情况	1		
		·评估患者有无过敏史、有无起搏器	1		
		·评估患者周围环境、光照情况及有无电磁波干扰	1		
		·六步洗手、戴口罩	1		
	舒适体位（1分）	·安置患者于舒适的仰卧位	1		
	连接电源开机（4分）	·连接监护仪电源	1		
		·打开主机开关	1		
		·检查监护仪功能是否完好	2		
	连接导联和插件（4分）	·连接心电导联线，五导联电极连接正确	2		
		·连接血氧分析仪插件	1		
		·连接血压计袖带	1		
	心电监测（13分）	·暴露胸部，正确定位，清洁皮肤	2		
		·右上（RA）：胸骨右缘锁骨中线第1肋间	2		
		·左上（LA）：胸骨左缘锁骨中线第1肋间	2		
		·右下（RL）：右锁骨中线剑突水平处	2		
		·左下（LL）：左锁骨中线剑突水平处	2		
		·胸导（C）：胸骨左缘第4肋间	2		
		·为患者系好衣扣	1		
	SpO₂监测（4分）	·将 SpO₂ 传感器安放在患者身体的合适部位	2		
		·红点照指甲，与绑血压计袖带肢体相反	2		
	血压监测（12分）	·使被测肢体与心脏处于同一水平	2		
		·伸肘并稍外展，将袖带平整地缠于上臂中部	2		
		·袖带下缘应距肘窝2～3 cm	2		
		·松紧度以能放入一指为宜	2		
		·按测量键	2		
		·设定测量间隔时间	2		

续表

项目	操作流程	技 术 要 求	分值	扣分及说明	备注
操作过程（52分）	调节波形（4分）	・选择标准Ⅱ导联，清晰显示 P 波	2		
		・调节波形大小	2		
	设定参数（3分）	・打开报警系统	1		
		・根 据 患 者 情 况，设 定 各 报 警 上 下 限 参 数（正常成人±15％～20％）	2		
操作后（28分）	整理记录（6分）	・告知注意事项	2		
		・安置患者于舒适体位，放呼叫器于易取处	1		
		・整理床单位	1		
		・六步洗手	1		
		・在护理记录单上记录心率、SpO_2、呼吸、血压值	1		
	停止监测（17分）	・向患者解释	1		
		・关闭监护仪	1		
		・撤除 SpO_2 传感器	2		
		・撤除血压计袖带	2		
		・撤除心前区导联线、电极片	2		
		・清洁皮肤	2		
		・协助患者穿好衣服	1		
		・安置患者于舒适体位，询问患者需要	1		
		・整理床单位	1		
		・整理仪器	1		
		・处理用物（按医用垃圾分类）	1		
		・六步洗手、脱下口罩	1		
		・记录	1		
	异常心电图分析（5分）	・现场随机抽取心电图进行判读报告操作完毕（计时结束）	5		
综合评价（10分）	规范熟练（6分）	・程序正确，操作规范，动作熟练	2		
		・注意保护患者隐私	2		
		・用物准备齐全	1		
		・按时完成	1		
	护患沟通（4分）	・态度和蔼，自然真切，没有表演痕迹	2		
		・沟通有效，充分体现人文关怀	2		
	操作时间	_____ min			
总　　分			90		
得　　分					

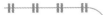

气管切开护理技术操作流程及评分标准（完成时间：10 min）

项目名称	操作流程	技术要求	分值	扣分及说明	备注
		选手报告参赛号码，比赛计时开始			
	评估解释（2分）	• 核对患者信息，向患者解释并取得合作	1		
		• 评估患者病情、意识、生命体征、SpO₂	0.5		
		• 评估气管切口敷料、气管套管固定情况	0.5		
	吸痰准备（4分）	• 给予患者高流量吸氧 3～5 min（口述）	0.5		
		• 检查吸引器各处连接是否正确、有无漏气	0.5		
		• 打开吸痰器开关，反折连接管前端，调节负压	0.5		
		• 六步洗手、戴口罩	0.5		
		• 检查药液标签、药液质量	0.5		
		• 打开瓶装生理盐水，倒生理盐水（瓶签向掌心，冲洗瓶口，从原处倒出）	1		
		• 注明开瓶日期和时间	0.5		
操作过程（19分）	吸痰操作（8分）	• 协助患者取去枕仰卧位，铺治疗巾于颌下	0.5		
		• 取下患者气管切开口处敷料	0.5		
		• 检查吸痰管型号、有效期	0.5		
		• 打开吸痰管包装，戴无菌手套，取出吸痰管	0.5		
		• 将连接管与吸痰管连接	0.5		
		• 试吸生理盐水，检查吸痰管是否通畅	0.5		
		• 阻断负压，将吸痰管经气管套管插入气管内，遇阻力后略上提	1		
		• 吸痰时左右旋转，自深部向上吸净痰液	1		
		• 每次吸痰＜15 s	0.5		
		• 吸痰过程中密切观察患者痰液情况、生命体征、SpO₂（口述）	0.5		
		• 吸痰后给予患者高流量吸氧 3～5 min（口述）	0.5		
		• 抽吸生理盐水冲洗吸痰管，将吸痰管与连接管断开	0.5		
		• 将吸痰管连同手套弃于污染垃圾桶内，关闭吸引器，将连接管放置妥当	0.5		
		• 六步洗手	0.5		

续表

项目 名称	操作 流程	技 术 要 求	分值	扣分及 说明	备注
操 作 过 程 （19分）	更换敷料 （3.5分）	• 取下开口纱布,评估气管切口伤口情况	0.5		
		• 用碘伏棉球擦拭气管套管周围皮肤消毒, 一次一个棉球,消毒直径超过8 cm,从内向 外,消毒两遍	1.5		
		• 重新垫入无菌开口纱布衬于套管和皮肤 中间	0.5		
		• 套管口覆盖湿润纱布并固定	0.5		
		• 检查气管套管的固定带松紧度	0.5		
	评价效果 （1.5分）	• 观察患者生命体征、SpO_2变化	0.5		
		• 肺部听诊判断吸痰效果（左右锁骨中线上、 中、下部）	1		
操 作 后 （2.5分）	整理记录 （2.5分）	• 安置患者于舒适体位,放呼叫器于易取处	0.5		
		• 整理床单位及用物	0.5		
		• 告知注意事项	0.5		
		• 六步洗手、取下口罩	0.5		
		• 记录痰液量、性状、黏稠度,气管切开伤口 情况	0.5		
		报告操作完毕（计时结束）			
综 合 评 价 （2.5分）	护患沟通 （0.5分）	• 沟通有效,充分体现人文关怀	0.5		
	关键环节 （2分）	• 无菌观念强	1		
		• 注意保护患者安全和职业防护	0.5		
		• 垃圾分类处理	0.5		
操作时间		_____ min			
总　　分			24		
得　　分					

头部外伤包扎技术操作流程及评分标准（完成时间：5 min）

项目 名称	操作 流程	技 术 要 求	分值	扣分及 说明	备注
选手报告参赛号码,比赛计时开始					
头部 外伤 包扎 技术 （10分）	评估 患者（1分）	• 评估模拟患者伤情、判断意识、报告结果	0.5		
		• 确认患者意识清楚能够配合护士工作	0.5		
	模拟患者头部有伤口,给予头部外伤包扎				

头部外伤包扎技
术国赛操作视频

193

续表

项目 名称	操作 流程	技 术 要 求	分值	扣分及 说明	备注
头部外伤包扎技术（10分）	评估解释 （1.5分）	• 患者的意识状况以及合作程度	0.5		
		• 伤口情况，包括伤口部位、前期处理等	0.5		
		• 向患者解释并取得合作；六步洗手	0.5		
	安置体位 （0.5分）	• 协助患者取坐位	0.5		
	包扎过程 （6分）	• 将三角巾底边折叠两层约二横指宽	1		
		• 将三角巾底边放于前额齐眉上	1		
		• 将三角巾两底角经两耳上方，拉向枕后	1		
		• 将三角巾两底角边于枕后交叉，再绕到前额中央打结固定	2		
		• 将三角巾顶角上翻塞入	1		
	安置整理 （1分）	• 撤除用物，安置好患者	0.5		
		• 六步洗手，记录伤口情况及包扎日期和时间	0.5		
操作时间		_____ min			
总　　分			10		
得　　分					

前臂骨折固定包扎技术操作流程及评分标准（完成时间：5 min）

项目 名称	操作 流程	技 术 要 求	分值	扣分及 说明	备注
		选手报告参赛号码，比赛计时开始			
前臂骨折固定包扎技术（9分）		模拟患者左前臂骨折，给予小夹板固定和三角巾包扎			
	评估患者 （1.5分）	• 判断意识，确认患者意识清楚能够配合护士工作	0.5		
		• 评估模拟患者伤情、有无肿胀、畸形、异常活动等，报告结果	0.5		
		• 向患者解释并取得合作	0.5		
	安置体位 （1分）	• 协助患者取坐位	0.5		
		• 六步洗手	0.5		
	小夹板固定 （1.5分）	• 放置合适的夹板于伤肢处，固定伤肢于功能位	0.5		
		• 用绷带把伤肢和夹板螺旋包扎固定，松紧适宜	1		

前臂骨折固定包扎技术国赛操作视频

续表

项目名称	操作流程	技术要求	分值	扣分及说明	备注
前臂骨折固定包扎技术（9分）	三角巾固定（3.5分）	·将三角巾顶角对着伤肢肘关节	0.5		
		·将三角巾一底角置于健侧胸部过肩于背后	0.5		
		·伤臂屈肘（功能位）放于三角巾中部	0.5		
		·将三角巾另一底角包绕伤臂反折至伤侧肩部	0.5		
		·将三角巾两底角在颈侧方打结，顶角向肘前反折，用别针固定	1		
		·将前臂悬吊于胸前	0.5		
	安置整理（1.5分）	·撤除用物，安置好患者	0.5		
		·六步洗手	0.5		
		·记录伤肢情况及包扎日期和时间	0.5		
操作时间		＿＿＿＿＿ min			
总　　分			9		
得　　分					

右踝关节扭伤包扎技术操作流程及评分标准（完成时间：5 min）

项目名称	操作流程	技术要求	分值	扣分及说明	备注
		选手报告参赛号码，比赛计时开始			
操作过程（6分）	评估患者（2分）	·判断意识，确认患者意识清楚能够配合护士工作	0.5		
		·评估患者伤情：有无肿胀、触痛、踝关节不稳定、畸形等，报告结果	0.5		
		·评估周围环境是否安全	0.5		
		·向患者解释并取得合作	0.5		
	安置体位（1分）	·协助患者取坐位、患肢抬高	0.5		
		·六步洗手	0.5		
	绷带"8"字包扎法（3分）	·绷带自患肢足背至足弓缠绕2圈	0.5		
		·经足背-足踝骨内侧、外侧-足背-足弓行"8"字形缠绕，如此再重复缠绕2次，每一圈覆盖前一圈的1/2～2/3	1		
		·在足踝骨上方、足腕部环绕2圈（注意不要压住足踝骨）	0.5		
		·固定好绷带	0.5		
		·检查确保包扎牢固且松紧适宜	0.5		

右踝关节扭伤包扎技术国赛操作视频

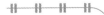

续表

项目名称	操作流程	技 术 要 求	分值	扣分及说明	备注
操作后 (2分)	安置整理 (2分)	·撤除用物,安置好患者(患肢抬高)并交代注意事项 ·六步洗手 ·记录伤肢情况及包扎日期和时间 报告操作完毕(计时结束)	1 0.5 0.5		
综合评价 (2分)	规范熟练 (1.5分)	·注意遵循节力原则 ·注意保护患者安全 ·患者肢体放置合理	0.5 0.5 0.5		
	护患沟通 (0.5分)	·沟通有效,充分体现人文关怀	0.5		
操作时间	_____ min				
总　　分			10		
得　　分					

参 考 文 献

CANKAOWENXIAN

[1] 张玲,张进军,王天兵,等.严重创伤院前救治流程:专家共识[J].创伤外科杂志,2012,14(4):379-381.

[2] 李亚敏.急危救治护士临床工作手册[M].北京:人民卫生出版社,2018.

[3] 刘静,郝艳华,吴群红,等.院前急救模式与急救人员岗位培训国内外比较分析[J].中国卫生资源,2013,16(1):30-32.

[4] 杜成芬,肖敏.院前急救护理[M].武汉:华中科技大学出版社,2016.

[5] 何美娟,许玲玲,马明丹,等.国内外院前急救的现状[J].护理管理杂志,2016,16(1):24-26.

[6] 冯庚.院前急救时的检伤分类——概述[J].中国全科医学,2012,15(18):231-232.

[7] 汪国珍,刘玲华.急救护理[M].北京:人民卫生出版社,2014.

[8] 李延玲.急救护理[M].2版.北京:人民卫生出版社,2014.

[9] 中国研究型医院学会心肺复苏学专业委员会.2016中国心肺复苏专家共识[J].中华灾害救援医学,2017,5(1):1-23.

[10] 陈灏珠,钟南山,陆再英.内科学[M].9版.北京:人民卫生出版社,2018.

[11] 郭艳芹,郭晓玲.神经病学[M].北京:中国医药科技出版社,2016.

[12] 吕传真.神经病学[M].3版.上海:上海科学技术出版社,2015.

[13] 尤黎明,吴瑛.内科护理学[M].6版.北京:人民卫生出版社,2017.

[14] 李乐之,路潜.外科护理学[M].6版.北京:人民卫生出版社,2017.

[15] 张波,桂莉.急危重症护理学[M].4版.北京:人民卫生出版社,2017.

[16] 李延玲.急救护理[M].2版.北京:人民卫生出版社,2014.

[17] 张波,桂莉.急危重症护理学[M].4版.北京:人民卫生出版社,2017.

[18] 全军重症医学专业委员会.热射病规范化诊断与治疗专家共识(草案)[J].解放军医学杂志,2015,40(1):1-7.

[19] Laosee O C,Gilchrist J,Rudd R A. Drowning—United States,2005—2009[J]. Mmwr Morbidity & Mortality Weekly Report,2012,61(19):344-347.

[20] 中国心胸血管麻醉学会急救与复苏分会,中国心胸血管麻醉学会心肺复苏全国委员会,中国医院协会急救中心(站)管理分会,等.淹溺急救专家共识[J].中华急诊医学杂志,2016,25(12):1230-1236.

[21] Kim K I, Lee W Y, Kim H S, et al. Extracorporeal membrane oxygenation in near-drowning patients with cardiac or pulmonary failure[J]. Scandinavian Journal of Trauma Resuscitation & Emergency Medicine,2014,22(1):1-7.

[22] Champigneulle B, Bellenfant-Zegdi F, Follin A, et al. Extracorporeal Life

Support（ECLS）for refractory cardiac arrest after drowning：An 11-year experience[J]. Resuscitation,2015，88：126-131.

［23］ 韩琨,项骁,王旸,等.北京市 7334 例住院儿童意外伤害流行病学特征分析[J].中华疾病控制杂志,2015,19(5):431-434.

［24］ 郭刚智,韦丹,2286 例儿童意外伤害的临床分析[J].中国小儿急救医学,2017,24(2):128-131.

［25］ 中华医学会耳鼻咽喉头颈外科学分会小儿学组.中国儿童气管支气管异物诊断与治疗专家共识[J].中华耳鼻咽喉头颈外科杂志,2018,53(5):325-338.

［26］ 周足力,杨锋,李运,等.成人支气管内异物的诊断与治疗[J].中国微创外科杂志,2018,18(6):491-493,500.

［27］ 翟嘉,邹映雪,郭永盛,等.儿童气管支气管异物 84 例临床分析[J].中国实用儿科杂志,2017,32(6):467-470.

［28］ 王惠珍.急危重症护理学[M].3 版.北京:人民卫生出版社,2014.

［29］ 王为民,来和平.急救护理技术[M].3 版.北京:人民卫生出版社,2015.

［30］ 邓辉,王新祥.急危重症护理学[M].北京:人民卫生出版社,2016.

［31］ 费素定.急重症护理实训指导[M].杭州:浙江大学出版社,2012.

［32］ 王丽华,高岩,王欣然,等.急危重症护理技能实训[M].北京:科学出版社,2016.